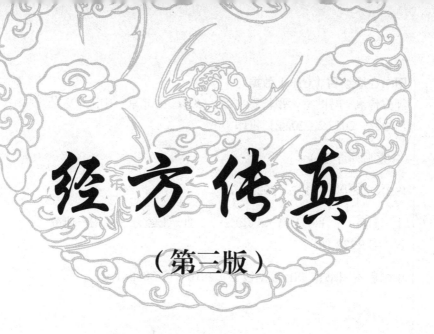

经方传真

（第三版）

主编　冯世纶　张长恩
编委　李惠治　张舒君　胡　耀
　　　段志钧　鲍艳举　樊正伦

中国中医药出版社
·北京·

图书在版编目（CIP）数据

经方传真 / 冯世纶，张长恩主编 . —3 版 . —北京：中国中医药出版社，2017.2（2024.12重印）

（中医师承学堂）

ISBN 978 – 7 – 5132 – 3925 – 7

Ⅰ . ①经… Ⅱ . ①冯… ②张… Ⅲ . ①经方—应用—研究 Ⅳ . ① R222.16

中国版本图书馆 CIP 数据核字（2016）第 309881 号

中国中医药出版社出版
北京经济技术开发区科创十三街 31 号院二区 8 号楼
邮政编码　100176
传真　010-64405721
廊坊市佳艺印务有限公司印刷
各地新华书店经销

开本 710×1000　1/16　印张 24.75　字数 335 千字
2017 年 2 月第 3 版　2024 年 12 月第 8 次印刷
书号　ISBN 978 – 7 – 5132 – 3925 – 7
定价　78.00 元
网址　www.cptcm.com

如有印装质量问题请与本社出版部调换（010 64405510）
版权专有　侵权必究

服务热线 010-64405510
购书热线 010-89535836
维权打假 010-64405753

微信服务号　zgzyycbs
书店网址　csln.net/qksd/
官方微博　http://e.weibo.com/cptcm
淘宝天猫网址　http://zgzyycbs.tmall.com

《胡希恕医学全集》总序

　　胡希恕先生（1898—1984）是现代经方大家，我们学习和整理其著作已走过40余年历程。值此胡老诞辰120周年前夕，我们编辑、刊出《胡希恕医学全集》以飨读者。

　　想当初，跟随先生抄方、聆听先生讲课、抄录先生笔记一段时间后，我们似感已了解老师学术的全部内涵。但随着学习的深入，我们才渐渐感悟到，自己对老师学术思想的认识、对经方医学的认识，尚只"登堂"，并未"入室"，这在我们已整理出版的胡老系列著作上有所体现。

　　早期，我们整理了胡希恕先生的临床验案及主要学术思想，发表于国内外期刊；并整理了胡老对《伤寒论》研究的笔记、胡老讲课录音等，出版了《经方传真》（初版）、《中国百年百名中医临床家·胡希恕》等，初步认识到胡希恕先生提出的"《伤寒论》的六经来自八纲"学术思想，理解了为何日本学者经考察后做出"胡希恕先生是有独特理论的、著名的《伤寒论》研究者、经方家"的高度评价。

　　胡希恕先生的著作刊出后，受到国内外医界的关注和热评，尤其是他提出"《伤寒论》的六经来自八纲"的思想，震撼了国内外医界，甚至被盛赞为"开启了读懂《伤寒论》的新时代"！随着医界同仁对胡老学说的重视，我们也进一步深入学习和探讨胡老学说的"学术轨迹"。2006年，我们看到了胡老更多的手稿笔记，并惊奇地发现：胡老于1982年讲完《伤寒论》《金匮要略》原文后，在病重期间还继续修改其"经方笔记"（如对《伤寒论》第214条进行了重新注解）。最值得注意的是，胡老对《伤寒论》第147条、148条的注解，不同时期的差别很大：1983年胡老对这两条的认识，与1982年的认识有明显不同。随后，我们再翻看胡老其他年代的相关笔记，竟然发现胡老对这两条的认识，大约10年就有一个变化！

对手稿笔记不厌其烦地反复修改，突显了胡希恕先生治学态度的严谨、对经方研究的执着，亦使我们通过胡老的"修改痕迹"，看到了经方医学发展的"学术轨迹"。《伤寒论》的每一条文、每一方证，均来自于临床的反复实践，是几代人、几十代人诊疗历史的循证结果。后来，我们通过对相关医史文献的学习，更加明确了胡希恕先生所倡导的经方体系、被赞誉的"独特理论"，是与以《内经》为代表的医经理论体系不同的经方医学。因此，我们又重新整理了先生的有关著作，出版了《经方医学：六经八纲读懂伤寒论》《胡希恕伤寒论讲座》《胡希恕金匮要略讲座》等多部著作。

通过几十年的整理、学习胡希恕先生的学术思想，我们明确了"《伤寒论》的六经来自八纲"的核心观点，理解了"六经是如何形成的"这个疑难谜题。通过进一步的学习和临床，我们在学术观念上有了重大突破，更加明确地提出：中医自古就存在两大医学理论体系，即以《内经》为代表的医经体系和以《伤寒论》为代表的经方体系。

值此胡希恕先生诞辰120周年前夕，我们经过反复研讨、精心编辑，终于推出《胡希恕医学全集》。全集重在整理胡希恕先生对经方医学的理论阐述和临床应用（含医案解析），尤其侧重胡老对《伤寒论》《金匮要略》条文的注解、对经方方证的研究。全集包罗万象、精彩纷呈：有以胡老讲课录音为主者，有以胡老手稿笔记为主者，还有录音笔记结合、胡老弟子整理的"精华版"，从各角度、各方面系统完整地反映了胡老对经方的研究成果和临床经验。需要说明的是，全集所刊内容，原则上以胡老笔记和授课的原始记录为主，以便体现胡老原原本本的学术风貌。

至于我们作为胡老亲授弟子对胡希恕学术思想的理解和注释，则以"解读"或"编者按"的方式进行附加说明。

全集试图展现胡希恕先生长期研究经方的思想历程，体现不同时期、不同阶段胡老对经方的认识。当然，全集之中的"解读"篇章，亦体现了胡老弟子继承和弘扬经方医学的心路历程。我们在继承胡老学说的基础上，也做了一些新的学术探讨：如在《胡希恕病位类方解》的基础上，我们探讨了如何把胡老对经方按照"表、里、半表半里"分类，进一步全部按照"六经"分类。后来，以"经方六经类方证"为特色的《经方传真（修订版）》出版后，受到了国内外经方同仁的青睐与好评，这使我们倍受鼓舞，促使我们更加精细地对《伤寒杂病论》的六经和方证进行新探讨。当然，我们对胡老学说所做的整理工作还有很多不足之处，对经方医学的研究尚待进一步深入。每当我们因工作疲劳，稍显倦怠之时，胡希恕先生严谨治学之语就在耳边响起——每每有人劝说胡老出书时，胡老总是说："我还没考虑好，等考虑好后再说吧！"

此次，我们编辑出版《胡希恕医学全集》，其目的除了让我们能够系统、完整地学习胡希恕"六经－八纲－方证"经方医学体系外，还希望广大读者能够通过全集有所感悟：胡希恕先生研究经方的成果，只是经方医学发展过程中的一小部分。对《伤寒杂病论》乃至"经方医学"的深度研究，需要下大力气进行继承和弘扬。"经方医学"仍然存在许多问题亟待研究、探讨和突破，需要一代又一代医家进行理论思考和临床实践！

让我们努力做一代经方传人吧！

冯世纶

2016 年中秋

第三版代序

如何"一通百通"用伤寒?

中国中医药出版社　刘观涛

无数中医学习者、临床者都会发出这样的感慨:对于《伤寒论》,所阅之书既多,但临床水平难以提高。那么,到底该如何"一通百通用伤寒"、亲身验证经方效如桴鼓之妙呢?

毕生研习、应用《伤寒论》的胡希恕先生,给后人留下了学伤寒、用伤寒的高效途径:先辨六经(八纲),后辨方证——方证是辨证的尖端!

胡希恕先生研究《伤寒论》,之所以能取得世人瞩目成就,是因重视原文分析、重视前后条文联系分析,"始终理会仲景书",同时重视密切联系临床,并重视文献考证及各注家见解,从而总结出:《伤寒论》的基本理论基于八纲,由八纲发展成六经辨证,因而果断提出:《伤寒论》的六经与《内经》本无关系。认为:经方临床的核心,是"六经八纲",以及由此细化的"方证对应"。

病位(表、里、半表半里)和病情(阴阳)的结合,则构成了"万病的总纲"——六经。

病位/病情	表	里	半表半里
阳	表阳/太阳病	里阳/阳明病	半表半里阳/少阳病
阴	表阴/少阴病	里阴/太阴病	半表半里阴/厥阴病

胡希恕先生告诉我们："六经八纲虽然是辨证的基础，但实际应用远远不够。例如，表阳证/太阳病，依法当发汗，但发汗的方剂为数很多，是否任取一种发汗药即可用之有效呢？我们的答复是不行，绝对不行。必须具体落实到某方，如桂枝汤或麻黄汤或桂枝加桂汤等才可以。而这就要从'六经八纲'继续辨证，直到辨到具体方药，即'方证对应'。"

冯世纶教授最初跟随胡希恕先生抄方时，常听胡老说"这个哮喘病人是大柴胡汤合桂枝茯苓丸证，这个肝炎患者是柴胡桂枝干姜汤合当归芍药散证"，并见其方总是《伤寒论》上原方、原剂量，很少加减，疗效却很好，感到很奇怪，于是请教胡老，胡老笑曰："方证是六经八纲辨证的继续，亦即辨证的尖端。中医治病有无疗效，其主要关键就是在于方证是否辨得正确。"

经方临床家胡希恕先生生前曾经撰写《伤寒约言录》《金匮约言录》《温病条辨评注》等大量伤寒临床的油印讲稿和笔记手稿，并留下《伤寒论》《金匮要略》的讲课完整录音。许多人劝他发表，但胡老总是笑答："我还没考虑成熟。"或说："轻易发表文章，易有谬误，害己害人，殃及后人，罪莫大矣！"当有人整理好他的临床经验，让他过目修改，他便会说："写得不错，我看一看再说吧！"但一放几个月、几年仍不拿出，示意不要发表。故胡老一生，教出了很多学生，仅发表了一篇文章，也是因一再恳求不得已写的。

对于未经千锤百炼、严谨无误的文章，胡老宁肯亲手毁弃而不愿流传后世。故胡老去世后，仅留下一篇公开发表的文章（内容已全部收入本书）和《伤寒约言录》这部他亲自审定的完整手稿，其他绝大多数都已毁佚，让诸多中医人士扼腕憾惜！

对胡老生前亲笔撰写、留存至今的部分散乱的笔记手稿，虽然极具实用价值，但胡老思路灵活，笔记屡屡改动，观点前后有显著变化（比如：对一个条文的解释，有时会前后有五六种不同的观点），且未经胡老亲自审定，胡老明言："没考虑成熟，不要发表。"所以，对于胡希恕的经方思想与实践的系统整理与总结，更多要借助于亲自聆听胡老教诲的弟子们的听课笔记和抄方记录。

冯世纶教授等胡老弟子们，为了让胡希恕先生的经方体系指导更多医生提高临床疗效，几十年如一日，扩充听课笔记，加入临床体验，陆续整理、出版《经方传真：胡希恕经方理论与实践》、《胡希恕伤寒论通俗讲话》（本书包含胡希恕先生生前亲自审定的全部文章和讲稿，并附有其弟子们抄录、整理的胡希恕临床各科医案）、《中国汤液经方》等代表性专著。冯世纶教授私下向笔者坦言："专著写作和联系出版的过程充满酸甜苦辣……但经过十多年的风风雨雨，胡希恕先生的经方体系终于得以出版。如果中医读者能够从中大受其益，那是胡希恕先师经方体系的精华所在；而如果书中个别内容有所失误，那我个人要背负全部指责。"

胡希恕先生提出"辨六经、辨病机、辨方证"的经方临床应用方法，但生前尚未对《伤寒杂病论》中的每个方剂都进行明晰地"辨六经，辨方证"。冯世纶等弟子根据胡希恕老师的学术思想，在本书（《经方传真》第三版）中，探索性地对全部经方都进行六经类证，为实现"方证是辨证的尖端"铺设了一条快捷通道！

具体而言，临床中碰到的病情，往往与《伤寒论》所叙述的条文不能严格对应。这就需要"观其脉证"，先进行辨证：从"六经"到"方证"，然后选择相对应的"方药"。如此一来，不管病情千变万化，都不会逃离"六经、方证"的组合了！"执简驭繁，以应无穷之变"，祝味菊先生在其代表作《伤寒质难》中所说的这句名言，我认为完全可以作为本书的评语。

特别值得一提的是：对于《经方传真》第三版，策划编辑特地邀请冯世纶教授对其师胡希恕先生的伤寒医案，按照"病机列举、综合分析、方证对应（药证对应）"的辨证论治步骤进行解析，让读者对具体而复杂的辨证流程、思考细节予以清晰地把握，这实为本次修订版的一大亮点也。

刘观涛

2016年10月　重订于北京

刘渡舟序

胡希恕先生为全国名医之一，系经方学派的大师。先生生前与陈慎吾先生为挚友，棋酒吟咏之余，则以研究仲景之学而共相劝勉。

每当在病房会诊，群贤齐集，高手如云，惟先生能独排众议，不但辨证准确无误，而且立方遣药，虽寥寥几味，看之无奇，但效果非凡，常出人意料，此皆得力于仲景之学也。

先生虽年届八旬，然对来诊群众，无不热情接待，在为人民服务上做出不可磨灭的贡献。

为了继承先生的医绩、传播先生的经验，其门人冯世纶、张长恩、胡跃、李惠治等整理了先生的医轶。几经寒暑，几经周折，终于写成了《经方传真》一书。

全书分析方证特点，并且有例有案，结合实践，使治病的思想方法，深入浅出跃于纸上，这不但为学习仲景学说开阔了眼界，同时也发展了经方治疗的经验，为研究胡老医学提供了有利条件。

余不敏，与先生为忘年交，在医学遇有疑难之处，每向先生请教，而先生必侃侃而谈，毫无保留，令我深感难忘。

胡老虽然离开了人世，然此书能风行于世，则胡老之学术思想因青春常在而永传人间也。

刘渡舟
1987年3月 写于北京中医学院

谢海洲序

胡希恕老大夫于新中国成立初期曾与陈慎吾老大夫共同约我参与办学，传授中医学术，1952年市卫生局批准作为中医教育试点，直至1956年北京中医学院成立，先后培养学员近千人，填补了中医教育这一阶段的空白。

我在此期间与胡、陈二老朝夕与共，耳濡目染，受益良多，堪称良师益友。

胡老理论基础坚深，临床经验丰富，对仲景之学研究有素，有个人独到见解，擅用经方，尤其对桂枝汤、小柴胡汤等的临床运用更有独到之处，除应用于伤寒温病外，尚有内、外、妇、儿各科杂病，每用必效，人所公认，堪称一绝。

冯世纶医师等于胡老亲炙襄诊多年，深得其三昧，可谓胡老之传人，使胡老多年积累的经验与临床心得体会得以发挥传播，亦仲景之功臣也。

胡老一生"含辛茹苦，潜心育才；喜得春风，桃李飘香"。胡老夙愿以偿，可以瞑目，含笑九泉矣。

中国中医研究院教授　谢海洲
1987年3月

目录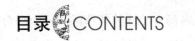

第一部分 太阳病（表阳证）篇

第一章 桂枝解外类方 ……………………………… 3
1. 桂枝汤方 ………………………………………… 3
2. 桂枝加桂汤方（桂枝汤加重桂枝用量）………… 15
3. 桂枝加葛根汤方（桂枝汤加葛根）……………… 17
4. 瓜蒌桂枝汤方（桂枝汤加瓜蒌根）……………… 18
5. 桂枝加黄芪汤方（桂枝汤加黄芪）……………… 19
6. 黄芪芍药桂枝苦酒汤方 ………………………… 22
7. 黄芪桂枝五物汤方（桂枝汤去甘草加黄芪增生姜）… 23
8. 桂枝加厚朴杏子汤方（桂枝汤加厚朴、杏仁）… 25
9. 桂枝甘草汤方（桂枝汤去芍药、大枣、生姜）… 26
10. 桂枝救逆汤方（桂枝去芍药加蜀漆、牡蛎、龙骨）… 27
11. 桂枝甘草龙骨牡蛎汤方（桂枝甘草汤加龙骨、牡蛎）… 29
12. 桂枝加龙骨牡蛎汤方（桂枝汤加龙骨、牡蛎）… 31
13. 桂枝去芍药汤方（桂枝汤去芍药）……………… 33
14. 桂枝去芍药加皂荚汤方（桂枝汤去芍药加皂荚）… 34
15. 小建中汤方（桂枝增芍药加饴糖）……………… 35
16. 当归建中汤方（小建中汤加当归）……………… 38
17. 黄芪建中汤方（小建中汤加黄芪）……………… 39

· 1 ·

18. 桂枝加芍药生姜各一两人参三两新加汤方（桂枝汤加芍药、生姜、人参）……………………………………………… 41

19. 桂枝人参汤方（桂枝甘草汤、理中汤合方）……………… 43

20. 当归四逆汤方（桂枝汤去生姜加当归细辛通草）………… 44

21. 当归四逆加吴茱萸生姜汤方（当归四逆加吴茱萸生姜）… 46

22. 苓桂术甘汤方（桂枝甘草汤加茯苓白术）………………… 47

23. 苓桂枣甘汤方（桂枝甘草汤加茯苓大枣）………………… 49

24. 茯苓甘草汤方（桂枝甘草汤加茯苓生姜）………………… 51

25. 茯苓泽泻汤方（茯苓甘草汤加泽泻白术）………………… 52

26. 苓桂五味甘草汤方（桂枝甘草汤加茯苓五味子）………… 53

27. 五苓散方（茯苓泽泻汤去生姜甘草加猪苓）……………… 54

28. 防己茯苓汤方（桂枝甘草汤加防己茯苓黄芪）…………… 58

29. 蜘蛛散方 ………………………………………………………… 59

30. 桂枝生姜枳实汤方 …………………………………………… 60

31. 桂枝茯苓丸方 ………………………………………………… 61

32. 半夏散及汤方（桂枝甘草汤加半夏）……………………… 63

33. 炙甘草汤方（桂枝去芍药汤加人参麦冬生地黄阿胶火麻仁）………………………………………………………… 64

第二章 麻黄解表类方 …………………………………………… 67

1. 麻黄汤方 ……………………………………………………… 67

2. 葛根汤方（桂枝汤加葛根麻黄）…………………………… 71

3. 甘草麻黄汤方 ………………………………………………… 74

4. 《千金》麻黄醇酒汤方 ……………………………………… 74

5. 半夏麻黄丸方 ………………………………………………… 75

6. 葛根加半夏汤方（葛根汤加半夏）………………………… 76

7. 麻黄加术汤方（麻黄汤加白术）…………………………… 77

8. 射干麻黄汤方 …………………………………………………… 78
9. 牡蛎汤方（甘草麻黄汤加牡蛎蜀漆）…………………………… 79
10. 桂枝麻黄各半汤方（桂枝汤麻黄汤合方）…………………… 80
11. 桂枝二麻黄一汤方（桂枝汤麻黄汤合方）…………………… 82
12. 小青龙汤方 …………………………………………………… 83
13. 《千金》三黄汤方 …………………………………………… 86

第三章　其他解表类方 ……………………………………… 88

1. 防己黄芪汤方 ………………………………………………… 88
2. 桂枝去桂加茯苓白术汤方（桂枝汤去桂枝加茯苓白术）…… 90
3. 葛根黄芩黄连汤方 …………………………………………… 92
4. 升麻鳖甲汤方 ………………………………………………… 93
5. 升麻鳖甲汤去雄黄蜀椒汤方（升麻鳖甲汤去雄黄蜀椒）…… 94

第二部分　阳明病（里阳证）篇

第四章　表里双解类方 ……………………………………… 99

1. 白虎加桂枝汤方（白虎汤加桂枝）…………………………… 99
2. 桂枝加芍药汤方（桂枝汤增量芍药）………………………… 99
3. 桂枝加大黄汤方（桂枝加芍药汤加大黄）…………………… 101
4. 防己地黄汤方（桂枝甘草汤加防己防风地黄）……………… 102
5. 竹皮大丸方 …………………………………………………… 103
6. 土瓜根散方 …………………………………………………… 103
7. 木防己汤方 …………………………………………………… 104
8. 木防己去石膏加茯苓芒硝汤方 ……………………………… 106
9. 厚朴七物汤方（桂枝去芍药汤合厚朴三物汤）……………… 106
10. 越婢汤方 ……………………………………………………… 107

11. 越婢加术汤方（越婢汤加白术） ………………………… 109

12. 越婢加半夏汤方（越婢汤加半夏） ……………………… 111

13. 大青龙汤方（麻黄汤合越婢汤） ………………………… 112

14. 文蛤汤方（麻杏石甘汤合越婢汤加文蛤） ……………… 114

15. 小青龙加石膏汤方（小青龙汤加石膏） ………………… 116

16. 厚朴麻黄汤方（小青龙加石膏汤去桂枝芍药加厚朴
    杏仁） ……………………………………………………… 117

17. 麻杏石甘汤方（麻黄汤去桂枝加石膏） ………………… 118

18. 桂枝二越婢一汤方（桂枝汤合越婢汤） ………………… 119

19. 麻黄杏仁薏苡甘草汤方 …………………………………… 120

20. 风引汤方 …………………………………………………… 122

21. 麻黄连翘赤小豆汤方 ……………………………………… 123

22. 竹叶石膏汤方（麦门冬汤去大枣加竹叶石膏） ………… 124

第五章　和解清里类方 …………………………………… **126**

1. 柴胡加芒硝汤方（小柴胡汤加芒硝） …………………… 126

2. 柴胡加龙骨牡蛎汤方（小柴胡汤去甘草加桂枝茯苓
   大黄龙骨牡蛎铅丹） ……………………………………… 127

3. 大柴胡汤方 ………………………………………………… 129

第六章　清里实热类方 …………………………………… **132**

1. 瓜蒂散方 …………………………………………………… 132

2. 一物瓜蒂汤方 ……………………………………………… 134

3. 白虎汤方 …………………………………………………… 135

4. 白虎加人参汤方 …………………………………………… 137

5. 调胃承气汤方 ……………………………………………… 141

6. 小承气汤方 ………………………………………………… 145

7. 厚朴三物汤方（小承气汤增厚朴枳实量） …… 150
8. 大承气汤方 …… 150
9. 大黄甘草汤方（调胃承气汤去芒硝） …… 161
10. 麻子仁丸方（小承气汤加火麻仁杏仁芍药） …… 162
11. 泻心汤方 …… 163
12. 大黄黄连泻心汤方（泻心汤去黄芩） …… 165
13. 附子泻心汤方（泻心汤加附子） …… 166
14. 大黄硝石汤方 …… 166
15. 茵陈蒿汤方 …… 167
16. 栀子豉汤方 …… 169
17. 栀子甘草豉汤方 …… 172
18. 栀子生姜豉汤方 …… 173
19. 枳实栀子豉汤方 …… 173
20. 栀子大黄汤方 …… 174
21. 栀子厚朴汤方 …… 175
22. 栀子柏皮汤方 …… 176
23. 栀子干姜汤方 …… 176
24. 黄连阿胶汤方 …… 177
25. 《千金》三物黄芩汤方 …… 178
26. 白头翁汤方 …… 179
27. 白头翁加甘草阿胶汤方 …… 180
28. 《千金》苇茎汤方 …… 181
29. 薏苡附子败酱散方 …… 182
30. 猪苓汤方 …… 183
31. 葵子茯苓散方 …… 185
32. 牡蛎泽泻散方 …… 186
33. 瓜蒌牡蛎散方 …… 187

- 34. 百合地黄汤方 …… 187
- 35. 百合鸡子汤方 …… 188
- 36. 百合知母汤方 …… 189
- 37. 百合洗方 …… 189
- 38. 百合滑石散方 …… 190
- 39. 滑石代赭汤方 …… 191
- 40. 蒲灰散方 …… 191
- 41. 滑石白鱼散方 …… 192
- 42. 茯苓戎盐汤方 …… 193
- 43. 猪膏发煎方 …… 193
- 44. 文蛤散方 …… 194
- 45. 矾石汤方 …… 194
- 46. 硝石矾石散方 …… 195
- 47. 苦参汤方 …… 196
- 48. 当归贝母苦参汤方 …… 196
- 49. 下瘀血汤方 …… 197
- 50. 桃核承气汤方（调胃承气汤加桂枝桃仁）…… 198
- 51. 大黄牡丹皮汤方 …… 200
- 52. 抵当汤方 …… 201
- 53. 抵当丸方 …… 204
- 54. 大黄䗪虫丸方 …… 205
- 55. 大陷胸汤方 …… 207
- 56. 大陷胸丸方 …… 209
- 57. 十枣汤方 …… 210
- 58. 甘遂半夏汤方 …… 213
- 59. 大黄甘遂汤方 …… 214
- 60. 己椒苈黄丸方 …… 214

61. 小陷胸汤方 …………………………………………………… 216
62. 葶苈大枣泻肺汤方 …………………………………………… 216
63. 枳实芍药散方 ………………………………………………… 217
64. 排脓散方 ……………………………………………………… 218
65. 雄黄熏方 ……………………………………………………… 219
66. 狼牙汤方 ……………………………………………………… 219
67. 大猪胆汁方 …………………………………………………… 220

第三部分　少阳病（半表半里阳证）篇

1. 小柴胡汤方 …………………………………………………… 223
2. 柴胡去半夏加瓜蒌汤方（小柴胡汤去半夏加瓜蒌根）…… 233
3. 柴胡桂枝汤方 ………………………………………………… 234
4. 四逆散方 ……………………………………………………… 235
5. 泽漆汤方 ……………………………………………………… 237
6. 黄芩汤方 ……………………………………………………… 238
7. 黄芩加半夏生姜汤方（黄芩汤合小半夏汤）……………… 239
8. 当归散方 ……………………………………………………… 240
9. 猪肤汤方 ……………………………………………………… 241
10. 奔豚汤方 ……………………………………………………… 242
11. 甘草汤方 ……………………………………………………… 242
12. 桔梗汤方 ……………………………………………………… 243

第四部分　太阴病（里阴证）篇

第七章　温中祛饮类方 …………………………………… 247

1. 干姜附子汤方 ………………………………………………… 247

2. 理中汤或丸（甘草干姜汤加人参白术）……………… 248
3. 四逆汤方 ……………………………………………… 250
4. 通脉四逆汤方（四逆汤增姜附用量）………………… 254
5. 通脉四逆加猪胆汁汤方 ……………………………… 255
6. 四逆加人参汤方（四逆汤加人参）…………………… 256
7. 茯苓四逆汤方（四逆加人参汤加茯苓）……………… 257
8. 附子汤方 ……………………………………………… 258
9. 附子粳米汤方 ………………………………………… 260
10. 大乌头煎方 ………………………………………… 261
11. 乌头赤石脂丸方 …………………………………… 262
12. 赤丸方 ……………………………………………… 262
13. 薏苡附子散方 ……………………………………… 263
14. 瓜蒌瞿麦丸方 ……………………………………… 264
15. 大黄附子汤方 ……………………………………… 264
16. 八味（肾气）丸方 ………………………………… 265
17. 小半夏汤方 ………………………………………… 268
18. 生姜半夏汤方 ……………………………………… 269
19. 小半夏加茯苓汤方 ………………………………… 270
20. 大半夏汤方 ………………………………………… 270
21. 半夏厚朴汤方（小半夏加茯苓厚朴苏叶）………… 271
22. 厚朴生姜半夏甘草人参汤方（生姜半夏汤加厚朴甘草人参）……………………………………………… 272
23. 大建中汤方 ………………………………………… 273
24. 半夏干姜散方（小半夏汤干姜易生姜）…………… 274
25. 干姜人参半夏丸方（小半夏汤合半夏干姜散）…… 275
26. 吴茱萸汤方 ………………………………………… 276
27. 生姜甘草汤方 ……………………………………… 279

28. 麦门冬汤方 …………………………………………………… 279
29. 甘草干姜汤方 ………………………………………………… 280
30. 甘草干姜茯苓白术汤方（甘草干姜汤加茯苓白术）…… 282
31. 苓甘五味姜辛汤方（苓桂五味甘草汤去桂枝加干姜
    细辛）………………………………………………………… 283
32. 苓甘五味姜辛夏汤方（苓甘五味姜辛汤加半夏）……… 284
33. 苓甘五味姜辛夏杏汤方（苓甘五味姜辛夏汤加杏仁）… 285
34. 苓甘五味姜辛夏杏大黄汤方（苓甘五味姜辛夏杏汤
    加大黄）……………………………………………………… 286
35. 茯苓杏仁甘草汤方 …………………………………………… 287
36. 旋覆代赭汤方 ………………………………………………… 288
37. 橘皮汤方 ……………………………………………………… 289
38. 橘皮枳实生姜汤方 …………………………………………… 290
39. 橘皮竹茹汤方（橘皮汤加竹茹甘草人参大枣）………… 291
40. 《外台》茯苓饮方（橘皮枳实生姜汤加人参茯苓
    白术）………………………………………………………… 291
41. 甘草小麦大枣汤方 …………………………………………… 293
42. 苦酒汤方 ……………………………………………………… 293
43. 甘草粉蜜汤方 ………………………………………………… 294
44. 排脓汤方（桔梗汤加生姜大枣）………………………… 295
45. 枳术汤方 ……………………………………………………… 296
46. 瓜蒌薤白白酒汤方 …………………………………………… 297
47. 瓜蒌薤白半夏汤方（瓜蒌薤白白酒减薤白量加半夏）… 298
48. 枳实薤白桂枝汤方（瓜蒌薤白白酒汤加枳实厚朴
    桂枝）………………………………………………………… 299
49. 猪苓散方 ……………………………………………………… 300
50. 泽泻汤方 ……………………………………………………… 300

51. 皂荚丸方 ... 301

52. 蜀漆散方 ... 302

53. 柏叶汤方 ... 303

54. 蛇床子散方 ... 303

55. 肘后獭肝散方 ... 304

56. 诃梨勒散方 ... 305

57. 鸡屎白散方 ... 305

58. 蜜煎导方 ... 306

59. 烧裈散方 ... 307

60. 头风摩散方 ... 308

61. 《外台》走马汤方 ... 308

62. 三物备急丸方 ... 309

63. 桔梗白散方 ... 310

64. 赤石脂禹余粮方 ... 311

65. 桃花汤方 ... 312

第八章 养血利水类方 ... 314

1. 当归芍药散方 ... 314

2. 温经汤方 ... 315

3. 薯蓣丸方 ... 317

4. 胶艾汤方（胶艾四物汤） ... 318

5. 当归生姜羊肉汤方 ... 320

6. 赤小豆当归散 ... 321

7. 芍药甘草汤方 ... 322

8. 芍药甘草附子汤方 ... 323

9. 酸枣仁汤方 ... 323

10. 红蓝花酒方 ... 325

11. 旋覆花汤方 ·· 325

第五部分　少阴病（表阴证）篇

1. 麻黄附子甘草汤方（甘草麻黄汤加附子）················· 329
2. 麻黄附子汤方（麻黄附子甘草汤增量麻黄）············· 330
3. 白通汤方 ·· 331
4. 白通加猪胆汁汤方 ··· 332
5. 麻黄附子细辛汤方（麻黄附子甘草汤去甘草加细辛）··· 334
6. 桂枝去芍药加麻黄附子细辛汤方 ····································· 336
7. 桂枝芍药知母汤方 ··· 337
8. 桂枝加附子汤方（桂枝汤加附子）································· 338
9. 乌头汤方 ·· 339
10. 乌头桂枝汤方（大乌头煎合桂枝汤）····························· 341
11. 桂枝去芍药加附子汤方 ··· 342
12. 桂枝附子汤方 ·· 343
13. 桂枝附子去桂加白术汤方 ··· 344
14. 甘草附子汤方（桂枝甘草加白术附子）························· 345
15. 天雄散方 ·· 346
16. 真武汤方（附子汤去人参加生姜）································· 347

第六部分　厥阴病（半表半里阴证）篇

1. 乌梅丸方 ·· 353
2. 柴胡桂枝干姜汤方 ··· 355
3. 黄连汤方（半夏泻心汤去黄芩增量黄连）····················· 358
4. 干姜黄连黄芩人参汤方 ··· 358

5. 半夏泻心汤方 …………………………………… 359

6. 甘草泻心汤方（半夏泻心汤增量甘草）………… 361

7. 生姜泻心汤方 …………………………………… 363

8. 六物黄芩汤方 …………………………………… 364

9. 麻黄升麻汤方 …………………………………… 365

10. 鳖甲煎丸方 ……………………………………… 366

11. 侯氏黑散方 ……………………………………… 367

12. 黄土汤方 ………………………………………… 368

13. 王不留行散方 …………………………………… 370

第一部分
太阳病（表阳证）篇

经方大师胡希恕老师指出,"六经来自八纲"。以八纲分析太阳病可知,人患病初始,症状反应多在表,且多为阳热实者,这即是太阳病。判定太阳病主要依据的经文有:《伤寒论》第1条:"太阳之为病,脉浮,头项强痛而恶寒。"《伤寒论》第7条:"病有发热恶寒者,发于阳也;无热恶寒者,发于阴也。"《伤寒论》第2条:"太阳病,发热,汗出,恶风,脉缓者,名为中风。"《伤寒论》第3条:"太阳病,或已发热,或未发热,必恶寒,体痛,呕逆,脉阴阳俱紧者,名为伤寒。"《伤寒论》第6条:"太阳病,发热而渴,不恶寒者,为温病。若发汗已,身灼热者,名风温。"

《伤寒论》把表证分为阴阳两类,表阳证为太阳病,表阴证为少阴病(参见《中国汤液经方》一书)。病在表,法当以汗解之,凡自汗出的中风型,须用桂枝汤法,《伤寒论》称为解外;无汗出的伤寒型,须用麻黄汤法,《伤寒论》称为解表。临床上据证候的出入变化,行方药的加减,因而形成桂枝汤类和麻黄汤类两大系列的发汗方剂,但还要注意葛根、生姜、葱白、蜀椒等的解表剂。这里探讨的是有关表阳证的解表方剂。

第一章　桂枝解外类方

1. 桂枝汤方

【辨证要点】表阳证汗出、恶风、发热、脉浮缓者。

【歌诀】桂枝汤方中风证，发热汗出又恶风，

　　　　芍姜草枣饮热粥，调和营卫建奇功。

【方剂组成】桂枝（去皮）9克，芍药9克，甘草（炙）6克，生姜（切）9克，大枣（擘）4枚。

【用法】上五味，水煎温服，服已须臾，进热稀粥一碗，以助药力，同时盖棉被床上而卧，使身体似有微汗出，不宜出大汗。服一煎汗出病解，则不再服药。若不见汗出，可依前法再服，如不见汗，可照服三四剂。禁生冷、黏滑、肉面、五辛、酒酪、臭恶等物。

按：《医宗金鉴》曰："桂枝汤，桂枝下有去皮二字，夫桂枝气味辛甘，全在于皮，若去皮，是枯木矣，如何有解肌发汗之功？宜删此二字。"后世注家皆认为是去皮外之粗皮，宜从后世注家。

注：方剂中的各药物剂量，皆遵张仲景原著，参考汉代原量折合现代用量，并用现代剂量单位名称。煎服法亦用近代习惯用法。

【方解】桂枝汤的发汗作用，主要在桂枝、生姜，二者均属辛温发汗药，有健胃作用，并且伍以大枣、甘草纯甘之品，益胃气而滋津液，增强荣卫之气。这里要特别注意，桂枝降气冲，生姜治呕逆，可见二药都有下达的性能，升发之力不强，合起来用，不至大汗。芍药微寒而敛，既用以制桂枝、生姜的辛散，又用以助大枣、甘草的滋津。对于精气虚，

不足以祛邪，虽汗出而邪不去者，用之最当，使邪不复留于肌表。少食稀粥，更有益精祛邪之妙。所以本方既是发汗解热汤剂，又是安中健胃滋液、调和营卫之方，也就是后来医家所说的"甘温除热"的良方。

甘温除热之热不是一般的热，而是胃气不振、津血有所伤致使营卫不和之热。有关汗出身热的机理在《内经》有类似论述。如《素问·评热病论》曰："有病温者，汗出辄复热，而脉躁疾不为汗衰，狂言不能食，病名为何？岐伯对曰：病名阴阳交，交者死也……人所以汗出者，皆生于谷，谷生于精。今邪气交争于骨肉而得汗者，是邪却而精胜也。精胜则当能食而不复热。复热者邪气也，汗者精气也，今汗出而辄复热者，是邪胜也，不能食者，精无俾也。"这里是说，邪气与精气、正气交争于体表的骨肉间，原是机体欲借发汗而解除病邪，故一般说，能得汗出者，大都是病邪却而精气胜。因精气来自谷气，化生于胃，如果精气真胜，则其人当能食。邪气使人发热，如果邪气真却，则必不复热，若复热，为邪气还在，汗出身热，是邪气盛，精气虚，汗出为精气外溢，此时邪乘虚入于肌表。正气为阳，邪气为阴，正气与邪气交争于肌表故称阴阳交。此时精气流于外，邪气入于里，则精气断绝而邪气独留，故不免于死。桂枝汤证虽不完全同于《黄帝内经》（以下简称《内经》）所说的阴阳交之证，但陶弘景在《辅行诀脏腑用药法要》记载有"治天行病发热（传染病、瘟疫）"，其正邪相争于肌表、汗出身热的病机是相同的。桂枝汤的主要作用是甘温健胃，通过调和营卫使精气胜而表固，邪气不再入侵，故使汗止而热除，即发汗止汗、甘温除热。由桂枝汤方药组成可知，本方药力微薄平稳，既非大热，又非大汗之药，是一种养胃增液的发汗、止汗法，是祛邪不伤人的。清代陈修园时期，南方人认为桂枝辛温大热而畏用桂枝，后陈氏大胆应用，疗效非凡，世人皆效仿之，桂枝用至4～5钱（今12～15克）之多，亦不再畏惧。

原文注释

《伤寒论》第12条：太阳中风，阳浮而阴弱，阳浮者，热自发；阴弱者，汗自出。啬啬恶寒，淅淅恶风，翕翕发热，鼻鸣干呕者，桂枝汤主之。

注解：张仲景论脉，外为阳，内为阴，阳浮而阴弱者，是说脉有浮于外而弱于内的形象。也就是轻取为浮，重按为弱。"阳浮者热自发"，是说阳浮的脉，为发热的脉应。"阴弱者汗自出"，是说阴弱的脉，为汗出的脉应。"啬啬恶寒"是说恶寒有缩缩之形。"淅淅恶风"，是说恶风有洒淅之状。"翕翕发热"是说热郁于表，有合而不开之情。"鼻鸣干呕者"，是说表不解，气上冲也。这是典型的太阳中风证，为桂枝汤的适应证，故可用桂枝汤主治。

按：关于中风的定义，《伤寒论》第2条说："太阳病，发热，汗出，恶风，脉缓者，名为中风。"因有汗出，津液有损伤，而成太阳表虚证，与之相对的是，无汗出津液充实的表实证称之为伤寒，即《伤寒论》第3条所说："太阳病，或已发热，或未发热，必恶寒，体痛，呕逆，脉阴阳俱紧者，名为伤寒。"中风和伤寒，为太阳病两类不同的病证。中风由于汗出而恶风，因名之中风；伤寒由于无汗而不恶风，或少恶风，但重于恶寒，因名之伤寒。不过于风曰中，而于寒曰伤，实亦不无深意。太阳病，原是人体欲借发汗从体表以解除其病邪，但受身体功能所限，或虽得汗出而邪反乘汗出之虚深入于肌腠。中者，指中于肌腠内，名曰中风，以示在表之邪深入了肌腠；或不得汗出，病邪郁积于肤表，只是不得其汗而出。伤者，伤于外，名为伤寒，以示邪浅在表。中风、伤寒都属病证名，不要以为中风即真的中于风，伤寒真的伤于寒。至于"风伤卫""寒伤营"之说，是违背张仲景观点的，不足为凭。桂枝汤治疗中风，也就是治疗太阳病的表虚证，并不是治伤于风或伤于寒。

这里要注意：桂枝汤源于《汤液经法》中的小阳旦汤，原仅有适应证，没有"太阳中风"概念，可知是张仲景方以类聚产生了六经概念。

《伤寒论》第13条：太阳病，头痛，发热，汗出，恶风，桂枝汤主之。

注解： 这里的"太阳病"，是指症状具备太阳病提纲特征者。如果见有头痛、发热、汗出、恶风的表现，即可用桂枝汤来主治。这里未说太阳中风，言外之意，不要以为桂枝汤是只限于治疗中风证的专用方。

按： 头痛、发热、汗出、恶风是桂枝汤正证，这类证在临床常见，凡病（不论急性病、慢性病）见之，即宜桂枝汤主之，无不验。

《伤寒论》第15条：太阳病，下之后，其气上冲者，可与桂枝汤。方用前法。若不上冲者，不得与之。

注解： 太阳病为病在表，宜汗不宜下，用下法治疗太阳病是错误的。如误下后，患者感到有气自小腹上冲胸的症状，说明未因误下而邪内陷，病还在表，这种情况可服桂枝汤，用食热稀粥，温覆取微汗方法解之。若无气上冲感觉者，说明邪已陷于里，此时就不能服桂枝汤了。

《伤寒论》第16条：太阳病三日，已发汗，若吐、若下、若温针，仍不解者，此为坏病，桂枝不中与之也。观其脉证，知犯何逆，随证治之。

注解： 太阳病三天，已经发过汗，而病未解，医者未详细检查为什么不解，误用吐、下、温针等治疗，病仍不解，于是形成逆治的坏病，此时已没有桂枝汤证，所以不可再与桂枝汤，应详审其脉证，辨明其所犯何逆，随证治之。

按： 观其脉证的"证"，是指个别的症状说的；随证治之的"证"，是指辨明的方证说的。也就是说，通过对脉证的综合分析，从而辨明其究竟是属于什么证，然后随证选择适当的方剂进行治疗。

《伤寒论》第 16 条（续）：桂枝本为解肌，若其人脉浮紧，发热，汗不出者，不可与之也。常须识此，勿令误也。

注解：桂枝汤本来是为解肌而设，与麻黄汤专用于发表大异其趣。若脉浮紧、发热、汗不出者，是表实证，则宜用麻黄汤以发其表，慎不可用桂枝汤以解其肌。医者务必认识和记住这一点，不得弄错。

按：精气虚，力不足以胜邪，虽得汗出，邪反乘汗出之虚而盘踞于肌腠之内。桂枝汤能促进胃气，加强精气，把盘踞肌腠之邪驱除于外，故称为解肌。如果精气充实，能够胜邪，只是不得汗出，而致脉浮紧、发热、汗不出的表实证，则须麻黄汤发汗解表，邪随汗一起排出体表、体外，此称解表、解外。这种表实证若误与桂枝汤，必致实实之祸，故特告医家，常须识此，勿要妄施。

《伤寒论》第 24 条：太阳病，初服桂枝汤，反烦不解者，先刺风池、风府，却与桂枝汤则愈。

注解：太阳病，如为桂枝汤证，应当表解热除而不复烦。今反烦不解者，是由于邪气郁滞，药力受阻所致，宜先刺风池、风府穴以疏通郁滞的邪气，再与桂枝汤，就可获得痊愈。

按：初服桂枝汤，反烦不解者，有先刺风池、风府穴辅助的一法，这是病重药轻，针药并行的方法，不可不知。

《伤寒论》第 25 条：服桂枝汤，大汗出，脉洪大者，与桂枝汤，如前法；若形似疟，一日再发者，汗出必解，宜桂枝二麻黄一汤。

注解：脉洪大，当是脉浮。脉洪大为里热盛，则不可用桂枝汤发汗，可能是白虎加人参汤条的脉洪大，必是传抄有误，错乱于此。使用桂枝汤不但要认准适应证，还必须注意服法，使其漐漐微汗出，使荣卫调和邪去病愈。如服桂枝汤不得法，而致大汗出，则病必不解。如患者脉见浮，为病仍在外，可再与桂枝汤如前面所讲的服用方法服用；若形如疟状，而一日再次变寒热者，则微使汗出必解，宜用桂枝二麻黄一汤。

《伤寒论》第42条：太阳病，外证未解，脉浮弱者，当以汗解，宜桂枝汤。

注解：外证未解者，即表证未解。脉浮弱者，为表虚，故宜桂枝汤以汗解之。

按：麻黄汤与桂枝汤，虽然都是太阳病的发汗剂，但麻黄汤作用为发表，而桂枝汤作用为解肌，论中为了区别，对麻黄汤证常叫作表证，桂枝汤证常称为外证，宜注意。

《伤寒论》第44条：太阳病，外证未解，不可下也，下之为逆；解外宜桂枝汤。

注解：太阳病外证未解者，是说桂枝汤证仍在，当用桂枝汤发汗解，慎不可用攻下的方法，下则为逆治，欲想解除外证，宜用桂枝汤。

《伤寒论》第45条：太阳病，先发汗不解，而复下之，脉浮者不愈。浮为在外，而反下之，故令不愈。今脉浮，故在外，当须解外则愈，宜桂枝汤。

注解：先发汗不解，是指先用麻黄汤发其汗，而病不解。此时医者不详审其原因，却又错误用下法治疗，若当时脉见浮，则病必然未愈。因为脉浮为病在外，法宜汗解，而反用下法，故使病不愈。今脉见浮，故知病还在外，宜用桂枝汤解外即愈。

按：这里要注意，太阳病，发汗或下后，而表未解者，不可与麻黄汤，而宜与桂枝汤，此属定法。

《伤寒论》第53条：病常自汗出者，此为荣气和，荣气和者，外不谐，以卫气不共荣气谐和故尔。以荣行脉中，卫行脉外，复发其汗，荣卫和则愈，宜桂枝汤。

注解：病常自汗出者，其原因不在脉内的荣气，而谓此为荣气和，是指在脉外的卫气不与荣气保持协调，荣气自行于脉中，卫气自行于脉外。卫失荣则不固，荣失卫则不守，故常自汗出，宜用桂枝汤复发汗，使荣卫调和，则痊愈。

按：古人把人体的体液分为两类，行于脉中为荣血，行于脉外为卫气。荣血的作用叫作荣，卫气的作用称为卫。前者是就本体说的，后者是就作用说的。不要以为血气之外，另有荣卫的存在，它们来自于饮食，化生于胃，机体赖之生存，故又统称为精气。脉内之荣和脉外之卫经常保持和谐，本条即论述卫不和于外的证。

《伤寒论》第54条：病人脏无他病，时发热自汗出而不愈者，此卫气不和也。先其时发汗则愈，宜桂枝汤。

注解：脏无他病者，是说内脏无病，言外之意是说病在外。时发热、自汗出者，谓发热、自汗出有定时，这也是卫气不和所致，宜在发热、自汗出之前，用桂枝汤发汗，即愈。

按：以上两条，说明桂枝汤有调和荣卫的作用。病常自汗出，时发热、自汗出，皆是荣卫不和的表现，是临床常见病，用桂枝汤多效，应当注意。

《伤寒论》第56条：伤寒不大便六七日，头痛有热者，与承气汤；其小便清者，知不在里，仍在表也，当须发汗；若头痛者必衄，宜桂枝汤。

注解：伤寒已六七天不大便，头痛有热者，显系里热成实上攻所致，当用承气汤攻下里热实，不过还应当辨其小便，小便若短赤的，才是里热实；若小便清长的，知病不在里，而仍在表，当须发汗解表。必见之头痛而鼻衄者，方可用桂枝汤治之。

按：本条首冠以"伤寒"，是说身无汗，为表实证，即便病在表也不可与桂枝汤，必须见头痛而鼻衄，属表虚证，始可用桂枝汤。桂枝甘温，益中滋液，其应用当以津血有所伤失为先决条件，这里的鼻衄与有汗表虚同理。前条（55条）脉浮紧，不发汗，因致衄者，虽衄表仍实，故仍用麻黄汤。本条脉浮弱可知，临证时必须细辨。又本条之"若头痛者必衄"句，宜作"必头痛而衄"者解，不能解释为"若头痛者，则必衄"。

《伤寒论》第57条：伤寒发汗已解，半日许复烦，脉浮数者，可更发汗，宜桂枝汤。

注解：太阳伤寒，服麻黄汤发汗后，证已解，约有半天时间又见心烦、脉浮数等症，为表邪未尽，或调护不周，复感外邪，这种情况可再用微发汗的方法治疗，宜用桂枝汤。

按：太阳病服麻黄汤后，表未尽解，不可再用麻黄汤，而宜用桂枝汤；服桂枝汤后，如表未尽解，亦宜再与桂枝汤，而不可与麻黄汤，这被视为经方的定法，须记。

《伤寒论》第91条：伤寒，医下之，续得下利，清谷不止，身疼痛者，急当救里；后身疼痛，清便自调者，急当救表。救里宜四逆汤，救表宜桂枝汤。

注解：伤寒，治当发汗，而医误用下法，造成患者连续腹泻，清谷不止，使病由表传里，转变为虚寒在里的太阴病，此时，虽身疼痛表未罢，亦宜用四逆汤急救其里，而后再治身疼痛。若误下后，没有出现下利清谷，只见身疼痛者，可用桂枝汤急救其表。

按：表里并病，若里虚寒，宜先救里，而后救表，此为定法。又服四逆汤后，下利清谷止，而身疼痛不解者，当然也应用桂枝汤，自在言外。

《伤寒论》第95条：太阳病，发热汗出者，此为荣弱卫强，故使汗出，欲救邪风者，宜桂枝汤。

注解：太阳病，发热汗出者，是中风证。荣弱于脉内，卫强于脉外，荣卫不和，故使汗出不已，桂枝汤调和荣卫而解除外邪，故能治疗发热汗出。

按："欲救邪风"，有语病，后世"风伤卫之说"，可能缘此，应做欲祛外邪解。古人在与疾病的长期斗争中，虽然能总结出证治的规律，但限于当时的科技水平，对于病理的解说往往主观臆测，当注意客观对待。

《伤寒论》第164条：伤寒大下后，复发汗，心下痞，恶寒者，表未解也。不可攻痞，当先解表，表解乃可攻痞。解表宜桂枝汤，攻痞宜大黄黄连泻心汤。

注解：太阳病，伤寒证，应当发汗解表，本不宜下，而反大下之，下后表不解，当与桂枝汤以解肌，切不可与麻黄汤复发汗。今一再误治，因邪气内陷致心下痞，同时见有恶寒，知表还未解。对于这种情况，宜先与桂枝汤以解表，表解后，再与大黄黄连泻心汤以攻痞。

按：表里并病，若里实应攻下者，宜先解表而后攻下，此亦是经方定法，须牢记。

《伤寒论》第234条：阳明病，脉迟、汗出多、微恶寒者，表未解也，可发汗，宜桂枝汤。

注解：阳明病，常汗多而不恶寒，今虽汗出多，但仍微恶寒，提示表未解，可知脉迟是因表虚，故仍宜桂枝汤，以调和营卫的小发汗来解表。

《伤寒论》第240条：病人烦热，汗出则解，又如疟状，日晡所发热者，属阳明也。脉实者，当下之；脉浮虚者，宜发汗。下之与大承气汤；发汗宜桂枝汤。

注解：病人烦热，汗出则解者，暗示为不汗出而烦躁的大青龙汤证，服大青龙汤则汗出烦热解后，但不久又如疟状，日晡所发热，此时发热属阳明。如其脉沉实，已传入阳明无疑，宜大承气汤下之；若脉浮虚，则为发热汗出的桂枝汤证，宜桂枝汤以发汗。

按：这里仅见日晡所发热、脉实，为何即用大承气汤攻之？这是因为大青龙汤为发汗重剂，服后，有可能因热盛再加汗出津伤而直传阳明，来势迅猛，正在发展变化甚明，故应当头痛击，此正其时，医者不但要知常规，更须知应变，可与后之急下各条互参自明。

《伤寒论》第276条：太阴病，脉浮者，可发汗，宜桂枝汤。

注解：此所谓太阴病，当指自下利而言。下利而见脉浮，为欲自表解之势，故顺其势治之，宜桂枝汤。

按：下利脉浮，无非表里合病之属，本条所述脉当浮弱或自汗出。若脉浮紧无汗，则宜葛根汤，不可与桂枝汤。葛根汤条谓为太阳阳明合病，而此则谓太阴病脉浮者，以证有虚实不同耳，其他皆表里合病之意，宜与葛根汤条互参自明。

《伤寒论》第372条：下利、腹胀满、身体疼痛者，先温其里，乃攻其表。温里宜四逆汤，攻表宜桂枝汤。

注解：下利腹胀满，为里虚寒。身体疼痛，为表未解，表里并病，里虚寒者，法当先救里，而后攻表，故宜四逆汤先温其里，而后再用桂枝汤以解其表。

按：表里并病，里实热宜攻下时，当先解表，而后攻里。里虚寒须温里者，宜先救里而后攻表，此为定法，张仲景在太阳病篇有多次说明，宜注意。

《伤寒论》第387条：吐利止，而身痛不休者，当消息和解其外，宜桂枝汤小和之。

注解： 吐利止，是说服理中丸后，霍乱吐利即止。而身痛不休者，为外未解也，故当和解其外。宜桂枝汤小和之，是说不可用大剂量，以防患者汗出过多。

《金匮要略·妇人产后病脉证治》第8条：产后风，续之数十日不解，头微痛，恶寒，时时有热，心下闷，干呕，汗出。虽久，阳旦证续在耳，可与阳旦汤（即桂枝汤，方见下利中）。

注解： 产后风，即指妇女产后患太阳中风证。因产后体虚难愈，而连绵数十日不解，今仍头微痛、恶寒、时时有热、心下闷、干呕、汗出，这是桂枝汤证还存在的表现，既有其证，当用其方，病不论多久，皆用桂枝汤治疗。

按： 桂枝汤源于《汤液经方》的小阳旦汤，故本条的阳旦汤，当指小阳旦汤桂枝汤。

【临床应用】《伤寒论》对桂枝汤论述最多，也说明桂枝汤的临床应用面是很广的。如读懂这22条论述，临床应用桂枝汤当没什么问题了，但初读是书，尤其是联系西医诊断病名、病因，往往不得其要，因此，这里需再说明：桂枝汤不但应用于急性病，而且也应用于慢性病；不但应用于常见的感冒、内伤杂病、急慢性发热、头疼、身疼痛、风湿病等，也应用于疟疾、肺关、霍乱、伤寒等急性传染病。陶弘景在《辅行诀脏腑用药法要》中说，小阳旦汤（桂枝汤）"治天行病发热"，古代所称"天行病"即现代的急性传染病、瘟疫。不过要清楚，只有当症状反应为桂枝汤证时才可用桂枝汤。中医与西医的主要不同是，中医是根据患者症状特点用药，即有是证，用是方。桂枝汤是用于疾病反映为在表的太阳病表虚证，功在发汗解热，其药物偏于甘温，有益胃滋液作用，其特点谓之调和营卫、解肌，与麻黄汤专于发汗解表不同。依据表证的有汗与无汗，《伤寒论》论述了以桂枝汤和麻黄汤加减变化的两大系列方剂和适应证。桂枝汤为病后经治疗，或未经治疗、正确治疗或误治，出现津液伤失，再加上合并痰饮、瘀血、传变等原因，使得桂枝汤加减变化的方剂和方证更加多见。

有关张仲景运用本方的具体适应证，可归纳为以下几点：

（1）太阳病，发热、汗出、恶风而脉浮弱者。

（2）病常自汗出或时发热汗出者。

（3）发汗或下之，而表未解者。

（4）太阳阳明并病，汗多，脉迟，表未罢者。

（5）病下利，而脉浮弱，或自汗出者。

（6）霍乱吐利止，而身痛不休者。

经方大师胡希恕医案

例1 熊某，女，56岁，1964年8月20日初诊。3个月来，每日下午3～5点发热，两臂时发紧，肩背拘急，热后汗出，舌苔薄白润，脉缓。给服桂枝汤：

桂枝9克，白芍9克，生姜9克，大枣4枚，炙甘草6克。

结果：服2剂而解。

例2 贺某，男，8岁，1965年10月23日初诊。外感发热1周不退，每日上午11点30分出现发热（体温38℃左右），汗出，12点后热自退，饮食、精神均好，大便隔日一行，他无不适，舌苔白润，脉虚数。

证属太阳之表虚证，主在荣卫失调，治以调和荣卫，与桂枝汤。

桂枝9克，白芍9克，生姜9克，大枣4枚，炙甘草6克。

结果：上药服2剂，上午已无发热，下午1点后尚有低热（37.2～

37.5℃），舌苔薄黄，脉稍数。继与桂枝合小柴胡加生石膏汤，服3剂，诸症解。

例3 谢某，女，51岁，2004年9月26日初诊。雨淋后，发热（38.6℃），恶寒，头剧痛，全身酸胀、疼痛，鼻流清涕。经西药治疗1周后，仍低热（37.5℃），且汗出恶风，动则汗出明显，头隐隐作痛，鼻流清涕遇风寒加重，舌苔白，脉浮弱。

西医诊断为上呼吸道感染。中医辨证为太阳表虚中风证，与桂枝汤。

桂枝9克，白芍9克，生姜9克，大枣4枚，炙甘草6克。

结果：服1剂药后，体温降至正常。又继服2剂，症已。

2. 桂枝加桂汤方（桂枝汤加重桂枝用量）

【辨证要点】桂枝汤证又见气上冲者。

【歌诀】桂枝加桂治上冲，用量不同治不同，
　　　　汗出上虚是主因，桂枝降逆要记清。

【方剂组成】桂枝15克，芍药9克，生姜（切）9克，甘草（炙）6克，大枣（擘）4枚。

【用法】上五味，水煎温服。

【方解】本方于桂枝汤加重治气上冲的桂枝用量，故其适应证为桂枝汤证而气上冲剧烈者。

原文注释

《伤寒论》第117条：烧针令其汗，针处被寒，核起而赤者，必发奔豚。气从少腹上冲心者，灸其核上各一壮，与桂枝加桂汤更加桂二两也。

注解：《金匮要略·奔豚气病脉证治》有"奔豚病，从少腹起，上冲咽喉，发作欲死，复还止"的论述，可见奔豚是一种发作性的、自我感觉的症状。由烧针令其汗来看，是说原本为无汗的太阳表实证，病在表，

治当发汗，但用烧针的方法迫使患者出大汗，是不得法的治疗，不但使病不能解除，而且若针眼不慎受寒被感染，会出现红肿如核状，则更易导致气从少腹上冲心的奔豚证。这时宜用灸法，于每个核肿上各灸一壮，来治疗针处肿赤，同时给服桂枝加桂汤，治疗奔豚并亦解外。

按：奔豚，是发作性神经症，以剧烈的气从少腹上冲心为特征。关于奔豚的成因，该篇有"皆从惊恐得之"，很难理解。经多年的研究和临床体验，乃知所谓惊恐，并非指外来的可惊可恐的刺激，而是指自身发惊、发恐的神心症。例如痰饮、瘀血等常可引发惊恐证候，如治疗不正确，更易导致惊恐的发作。《伤寒论》中也有多处提到这种情况，如"少阳中风，两耳无所闻，目赤，胸中满而烦者，不可吐下，吐下则悸而惊"，"太阳伤寒者，加温针必惊也"。奔豚多在这些惊恐神心症的基础上发生。本条所述的"烧针令其汗"，亦正犯"太阳伤寒者，加温针必惊也"的错误，再加上针处感染，给人体以强烈刺激，很易促使惊恐发作。由于烧针迫汗太过，更易导致急剧的气上冲，故称必发奔豚。临床上亦常见练气功不得法使气上逆，也可引发奔豚。

《金匮要略·奔豚气病脉证治》第3条：发汗后，烧针令其汗，针处被寒，核起而赤者，必发奔豚，气从少腹上至心，灸其核上各一壮，与桂枝加桂汤主之。

注解：本条是上条在《金匮要略》重出，而在前加"发汗后"三字，是衍文，应去之。

【临床应用】张仲景关于本方的论治仅此一条，但已很清楚说明，桂枝加桂汤证，是治疗桂枝汤证又见气上冲剧烈者。张仲景书中提出"烧针令其汗"，是举例说用烧针大发汗，造成津液伤、上虚、气上冲的病因病机，不要以为病因只限于烧针发汗，而是多种病因。本证在现代医学中常见于神经症、冠心病心律失常、室性期前收缩等。

张某，女，1965 年 12 月 13 日初诊。因练气功不得法，出现气从脐下上冲至胸已半年多，伴见心慌、汗出、失眠，舌苔白润，脉缓。

证属荣卫不和，汗出上虚，因致气上冲逆，治用桂枝加桂汤。

桂枝 15 克，白芍 10 克，生姜 10 克，大枣 4 枚，炙甘草 6 克。

结果：上药服 3 剂，气上冲已，但有时脐下跳动。上方加茯苓 12 克，服 3 剂，脐下跳动已，睡眠仍差。继服酸枣仁汤加减善后。

3. 桂枝加葛根汤方（桂枝汤加葛根）

【辨证要点】桂枝汤证又见项背强几几者。

【歌诀】桂枝又加葛根汤，表虚更显项背强，
　　　　葛根解肌有特能，加强解热略清凉。

【方剂组成】葛根 9 克，桂枝（去皮）9 克，芍药 9 克，生姜（切）9 克，大枣（擘）4 枚，甘草（炙）6 克。

【用法】以水先煮葛根数沸，去上沫，再内余药，煎取一杯，温服。

【方解】葛根甘平，《神农本草经》谓其"主消渴，身大热"，可见其是一清润性的解热药，而有解肌及缓解筋脉拘急的作用，尤其有解项背强急的特点，今加味于桂枝汤中，故治桂枝汤证而项背强急者。

原文注释

《伤寒论》第 14 条：太阳病，项背强几几，反汗出恶风者，桂枝加葛根汤主之。

注解："几几"是形容短羽之鸟，尚不能飞腾，动则先伸其颈之状。项背强几几者，即项背强急，俯仰不能自如的样子。太阳病汗出恶风，是桂枝汤证，今又见项背强几几，故加葛根来主治。

按： 葛根汤，治太阳病项背强几几、无汗恶风者，这里的"反汗出恶风者"是对葛根汤证而言，暗示两方在应用上的主要鉴别点，而以一"反"字传其神。

【临床应用】本方证是桂枝汤方证的延伸，即以桂枝汤方证为主，以项背强几几为辅，因此，当见项背强几几时，要详审是葛根汤方证还是桂枝汤方证，这样才能确定本方证。

经方大师胡希恕医案

任某，女，21岁，1965年12月10日初诊。昨日感冒，头痛，头晕，汗出恶风，肩背疼痛，头向左顾则左项发紧且痛，舌苔薄白，脉浮稍数。

此属太阳表虚兼见项背强几几，为桂枝加葛根汤方证，治用桂枝加葛根汤：

桂枝10克，白芍10克，生姜10克，大枣4枚，炙甘草6克，葛根12克。

结果：服1剂，症大减，2剂症已。

4. 瓜蒌桂枝汤方（桂枝汤加瓜蒌根）

【辨证要点】桂枝汤证又见拘急痉挛者。

【歌诀】瓜蒌桂枝治拘急，是因津虚不养肌，
　　　　桂枝汤本调营卫，花粉强壮补津虚。

【方剂组成】瓜蒌根9克，桂枝（去皮）9克，芍药9克，生姜（切）9克，大枣4枚，甘草（炙）6克。

【用法】上六味，水煎温服。

【方解】瓜蒌根亦称天花粉，性味苦寒，《神农本草经》谓："主消渴，身热，烦满，大热，补虚安中，续绝伤。"可见是一强壮性的滋润解热药。本方取其滋润枯燥组织的作用，以治桂枝汤证而身拘急者。

【原文注释】

《金匮要略·痉湿暍病脉证治》第 11 条：太阳病，其证备，身体强，几几然，脉反沉迟，此为痉，瓜蒌桂枝汤主之。

注解："太阳病，其证备"，是说太阳病桂枝汤证俱备的意思。"身体强，几几然"，是说全身有强直性痉挛的自觉症或他觉症。太阳病脉当浮，今脉见沉迟故称反，由此可知为组织枯燥的痉病，应以瓜蒌桂枝汤主之。

按：张仲景论述痉有刚、柔之分，《金匮要略·痉湿暍病脉证治》谓："太阳病，发热汗出，而不恶寒，名曰柔痉。"本条所述，当是柔痉的证治，此可对照葛根汤条分析。

【临床应用】不论急慢性鼻炎、咽炎、风湿病、骨质疏松症、钙缺乏症、强直性脊柱炎等，皆可出现本方证，但先要排除表实葛根汤证及表虚桂枝加葛根汤证而确认为本方证。

经方大师胡希恕医案

冯某，女，35 岁。低热已 1 年余，近 1 周来头痛、身痛、汗出恶风、低热、面赤、口渴、两上肢拘急、肩背酸痛、舌苔薄白、脉沉细。

证属津液本虚，复受外邪，而致表虚肌不和，是为瓜蒌桂枝汤证，治以瓜蒌桂枝汤：

瓜蒌根 12 克，桂枝 10 克，白芍 10 克，生姜 10 克，大枣 4 枚，炙甘草 6 克。

结果：1 剂瘥，3 剂已。

5. 桂枝加黄芪汤方（桂枝汤加黄芪）

【辨证要点】汗出恶风比桂枝汤证更明显或见黄汗者。

【歌诀】桂枝汤本治表虚，营卫不和是病机，汗出恶风表虚甚，益气固表加黄芪。

【方剂组成】 桂枝9克，白芍9克，生姜9克，大枣4枚，炙甘草6克，黄芪6克。

【用法】 上六味，水煎温服同桂枝汤。

【方解】 黄芪，味甘微温，《神农本草经》谓："主痈疽久败疮，排脓止痛，大风癞疾……补虚。"从所主来看，均属肌肤间病，也可知补虚主要是补表气的不足，故若表气虚衰、邪留肌肤不去，为湿、为水、为黄汗以及上述诸病，均有用本药的机会。加于桂枝汤中，更治表气虚弱。故本方用于桂枝汤证更见表虚明显者。

原文注释

《金匮要略·水气病脉证并治》第29条：黄汗之病，两胫自冷，假令发热，此属历节；食已汗出，又身常暮卧盗汗出者，此劳气也；若汗出已反发热者，久久其身必甲错；发汗不止者，必生恶疮。若身重汗出已辄轻者，久久必身瞤，瞤即胸中痛，又从腰以上，必汗出，下无汗，腰髋弛痛，如有物在皮中状，剧者不能食，身痛重，烦躁，小便不利，此为黄汗，桂枝加黄芪汤主之。

注解： 本条可分五段解析。

（1）黄汗由于表虚，表虚则气上冲而气虚于下，故两胫自冷。假如发热而历节黄汗出者，此属历节而非黄汗。

（2）食已汗出和暮卧盗汗出，均属表虚失固、津液亡失之证，故称之为劳气。

（3）汗出不应发热，汗出而复发热，故谓反发热，这是精却邪气留的证候。长久不好转，则组织枯燥，其身必出现甲错。发热不止日久，更必伤及荣血而出现恶疮。

（4）身重汗出辄轻者，为有水气，日久天长必身瞤，瞤即所谓水气相击冲逆，病犯经脉的证候。水气攻冲胸中则胸中痛，故即瞤胸中痛。

（5）气冲于上，故从腰以上有汗而下无汗。湿著于下，故腰髋弛痛。水气在皮中，故如有物在皮中。若证之剧者，以至其人不能食，不但腰髋痛，而且全身痛重，烦躁不安，小便不利，这也是气上冲的结果，此为黄汗证，无论症状轻还是重，宜用桂枝加黄芪汤治疗。

《金匮要略·黄疸病脉证并治》第 16 条：诸病黄家，但利其小便；假令脉浮，当以汗解之，宜桂枝加黄芪汤主之。

注解： 诸黄疸证，多为瘀热在里所致，故宜利其小便除湿去热，但若见脉浮，为病在表，这时宜用桂枝加黄芪汤汗以解之。

按： 由本条可知，黄芪有利湿祛黄作用甚明。但黄疸脉浮者，亦有用麻黄连翘赤小豆汤的机会，临证时宜适证选用之，不可不知。

【临床应用】张仲景书中用于黄汗，但临床本方用于表虚的痹痛更为多见。凡不论是风湿、类风湿、强直性脊柱炎、产后中风、骨质疏松等症，但必见有本方证者，方可用之。

经方大师胡希恕医案

韩某，女，41 岁，哈尔滨人，以"肝硬化"来门诊求治。其爱人是西医大夫，检查详尽，诊断肝硬化已确切无疑。但黄疸指数、胆红素皆无异常，皮肤、巩膜皆无黄染。其人面色黧黑，肝脾肿大，常有胸胁窜痛，曾经多年服中西药不效，特来京求治。初与疏肝和血药不效。后见其内衣领黄染，细问乃知其患病以来不断汗出恶风，内衣每日更换，每日黄染，伴见腰髋痛重，行动困难，必有人扶持，舌苔白腻，脉沉细。经复诊确认为黄汗。

证属表虚湿盛，为桂枝加黄芪汤证，该方以益气固表、利湿祛黄为治。

桂枝 10 克，白芍 10 克，炙甘草 6 克，生姜 10 克，大枣 4 枚，生黄芪 10 克。嘱其温服之，并饮热稀粥，盖被取微汗。

结果：上药服3剂，汗出身痛减，服6剂汗止，能自己走路。继依证治肝，逐渐恢复健康，返回原籍。2年后特来告知仍如常人。

本例是肝硬化并见黄汗之证，黄汗不去，则肝病长期治疗不效，当把黄汗治愈后，再治肝病，则肝病很快好转。提示了仲景学说的"先表后里"治则的正确性、重要性。又此案是黄汗的正证、正治，对其变证、变治也当熟悉。还应注意，本案虽是肝病、黄汗并见，但黄疸指数、胆红素等皆无异常，黄汗之黄的原因，有待进一步研究。

6. 黄芪芍药桂枝苦酒汤方

【辨证要点】黄汗、汗出口渴者。

【歌诀】芪芍桂酒治黄汗，身肿痹痛亦可见，
　　　　黄芪补虚在实表，米醋救液功在敛。

【方剂组成】黄芪15克，芍药9克，桂枝9克，苦酒20毫升。

【用法】上四味，水煎温服。

【方解】本方是桂枝加黄芪汤去甘草、大枣、生姜，而加黄芪、苦酒而成。去甘草、大枣因味甘易致壅满，去生姜因辛温偏辛散，增黄芪为补虚实表，加苦酒为敛汗救液，故治黄汗表虚多汗以至口渴者。

原文注释

《金匮要略·水气病脉证并治》第28条：问曰：黄汗之为病，身体肿，发热汗出而渴，状如风水，汗沾衣，色正黄如柏汁，脉自沉，何从得之？师曰：以汗出入水中浴，水从汗孔入得之，宜芪芍桂酒汤主之。

注解：状如风水，是说身体肿、发热汗出，与风水的证候表现很相似，但风水脉浮，而黄汗脉沉。最不同的是，黄汗所出之汗，色黄如柏汁，且质黏沾染衣服，这就是黄汗的特征。由于汗出多而津伤，故口渴明显，此种黄汗，宜用芪芍桂酒汤治疗。

按：文中所说"以汗出入水中浴，水从汗孔入得之"，是略举黄汗的原因之一，并不是说患黄汗者都是由汗出入水中浴所致。这里实际是在说明，这种黄汗为表虚水气外郁之证，故以黄芪为治此证的主药。而又据渴否治疗，不渴者，用桂枝加黄芪汤；渴者，用本方。苦酒，即指米醋，有酸敛阻止汗出的作用，初服故烦，服六七日后邪退身和，故烦自已。

【临床应用】本方与桂枝加黄芪汤皆用于黄汗，本方更常用于风湿痹痛、口渴明显者。

经方大师胡希恕医案

李某，女，30岁，北京市工人。因长期低热来门诊治疗，屡经西医检查未见任何器质性病变，经服中药亦未效。症见口渴、汗出黄黏、恶风、虚极无力、下肢浮肿、自感身重、舌苔薄白、脉沉细。查黄疸指数正常，身体皮肤无黄染。

此为黄汗表虚津伤甚证，拟以黄芪芍药桂枝苦酒汤：

生黄芪15克，白芍10克，桂枝10克，米醋30克。

结果：上药服6剂，诸症尽除。

7. 黄芪桂枝五物汤方（桂枝汤去甘草加黄芪增生姜）

【辨证要点】身体麻木、疼痛而见汗出恶风者。

【歌诀】黄芪桂枝五物汤，桂枝去草增生姜，

散寒固表调营卫，麻木不仁可调畅。

【方剂组成】黄芪9克，桂枝9克，芍药9克，生姜18克，大枣4枚。

【用法】上五味，水煎温服。

【方解】本方是由桂枝加黄芪汤去甘草增生姜而成。生姜辛温，增加用量则加强散寒作用；去甘草，因无急迫而有利于阳气外发。因此本

方适用于荣卫外虚，风寒内侵而致的血痹、身体麻木不仁者。

原文注释

《金匮要略·血痹虚劳病脉证并治》第2条：血痹，阴阳俱微，寸口关上微，尺中小紧，外证身体不仁，如风痹状，黄芪桂枝五物汤主之。

注解：阴阳俱微，是指浮沉俱微的脉象，说明荣卫俱虚。关前（寸脉）以候表，荣卫虚于外，所以寸口关上脉微。脉小主虚，脉紧为寒，关后（尺脉）以候里，里虚则寒邪内侵，故尺中脉紧。身体不仁，即身体麻木不仁，类似于今之所称知觉神经麻痹症。本条所述是由荣卫气虚所致，此外还有因瘀血或湿气所致者，宜随证加减治之。外证身体不仁如风痹状者，是说身体麻痹不仁，不知痛痒好像风痹的样子，而实际是血痹，这种血痹宜用黄芪桂枝五物汤治疗。

【**临床应用**】本方证多见于慢性病，如脑动脉硬化、脑栓塞后遗症，也见于风湿病等引起的神经麻痹症。

经方大师胡希恕医案

马某，女，65岁，1965年10月31日初诊。1965年8月1日跌倒1次，出现四肢不能活动，10多天后恢复活动，但右臂无力，两手麻木不能紧握，口干不思饮，舌苔白少津，脉弦数。

证属荣卫气血俱虚之血痹，与黄芪桂枝五物汤：

生黄芪15克，桂枝10克，生姜10克，白芍10克，大枣4枚，生石膏30克。

结果：上药服6剂，两手麻木减轻，但仍握不紧。上方增黄芪为24克，因脉仍数，故仍加生石膏30克。继服6剂，两手麻木又减，左手已能正常握拳，继续调理之。

8. 桂枝加厚朴杏子汤方（桂枝汤加厚朴、杏仁）

【辨证要点】汗出恶风咳喘者。

【歌诀】桂枝汤中加厚杏，外寒内饮表虚证，
　　　　咳喘新久若如此，解表化痰皆能胜。

【方剂组成】桂枝（去皮）9克，芍药9克，生姜（切）9克，甘草（炙）6克，大枣（擘）4枚，厚朴（炙，去皮）6克，杏仁（去皮、尖）6克。

【用法】上七味，水煎温服如桂枝汤。

【方解】杏仁主咳逆上气，厚朴理气化痰、消胀除满。此两味加于桂枝汤中，故治桂枝汤证兼见咳逆喘满者。

原文注释

《伤寒论》第18条：喘家作，桂枝加厚朴、杏子佳。

注解：喘家，是指素有咳喘的患者，如慢性支气管炎、支气管扩张等患者，当其反复发作，表现为太阳中风桂枝汤证时，用桂枝汤治疗则宜加厚朴、杏仁兼治咳喘为佳。

《伤寒论》第43条：太阳病，下之微喘者，表未解故也，桂枝加厚朴杏子汤主之。

注解：微喘是气上冲的证候。太阳病宜汗不宜下，下之后微喘，知是表未解，依法当与桂枝汤，但因有微喘之症，故以桂枝加厚朴杏子汤主之。

【临床应用】咳喘患者不论新久，不论是慢性气管炎、咽喉炎，还是感冒等病，如排除热实证，再审有本方证则可用之。

张某，男，38岁，1966年4月4日初诊。近1周来，咳嗽吐白痰，鼻流清涕，汗出恶风，腰痛，胃脘动悸，舌苔薄白，脉浮缓。

此属表虚气逆，治当调和营卫、理气化痰，与桂枝加厚朴杏子汤：

桂枝10克，赤芍10克，生姜10克，大枣4枚，炙甘草6克，杏仁10克，厚朴10克。

结果：1966年4月23日告知，上方服2剂咳即止。

9. 桂枝甘草汤方（桂枝汤去芍药、大枣、生姜）

【辨证要点】心下悸欲得按者。

【歌诀】桂枝甘草汤方简，二味量大而力专，

　　　　汗出过多心下悸，温阳降逆证能痊。

【方剂组成】桂枝36克，甘草（炙）18克。

【用法】上二味，以水三杯，煮取一杯，去滓，顿服。

【方解】本方为桂枝汤的简化方，即去芍药、大枣、生姜，增用量而成。去芍药、大枣则不治腹挛痛，去生姜则不治呕，但二味加重用量，则治气上冲力专。虽解外作用较逊于原方，但加重二物的用量，降冲镇悸而缓急迫，则又远非原方所及，故特作用于心下悸欲得按者。

原文注释

《伤寒论》第64条：发汗过多，其人叉手自冒心，心下悸欲得按者，桂枝甘草汤主之。

注解：夺汗者亡血，发汗过多，血不足以养心则悸，汗多出于上体部，上下体液骤然失调，导致急剧的气上冲出现，此时患者不得不交叉其手按冒于心部，抑制其心下的冲悸，对于这种情况，宜用桂枝甘草汤

来主治。

按：前 15 条有下之后，其气上冲者，可与桂枝汤的论述，后第 65、67、117 等条有"发汗后，其人脐下悸者，欲作奔豚，茯苓桂枝甘草大枣汤主之"，"伤寒若吐、若下后，心下逆满，气上冲胸，起则头眩……茯苓桂枝白术甘草汤主之""……气从少腹上冲心者……与桂枝加桂汤更加桂二两也"的论述，都是在强调用桂枝汤的适应证，即汗、下、吐等各种误治造成的津液大伤，气上冲是用桂枝重要的特征。值得注意的是，一些人误认为桂枝辛温发汗，津伤后出现阴虚证，则不能再用桂枝，此为未能真正理解《伤寒论》。

【临床应用】急性病可见于高烧汗后、感冒后，慢性病可见于冠心病心律失常。本方治疗心悸确实有效，但要注意，二味用量小则无效。当然外证明显时用于解外宜减量。如心悸明显者，桂枝多用在八两（24 克）以上。

经方大师胡希恕医案

李某，男，30 岁，心慌惊悸已三四年，眠差易醒，常自汗出，舌苔薄白，舌尖红，脉浮弦数。

证属心气不足、水气凌心，治以温阳降逆，与桂枝甘草汤加茯苓：

桂枝 30 克，炙甘草 15 克，茯苓 15 克。

结果：上药服 3 剂，诸症减。继服 3 剂，心慌惊悸全消。

10. 桂枝救逆汤方（桂枝去芍药加蜀漆、牡蛎、龙骨）

【辨证要点】汗出恶风、心悸、心神不安者。

【歌诀】桂枝救逆治惊狂，痰饮阻滞津血伤，
　　　　桂枝去芍加蜀漆，牡蛎龙骨来敛阳。

【方剂组成】桂枝（去皮）9 克，甘草（炙）6 克，生姜（切）9 克，

大枣（擘）4枚，牡蛎（熬）15克，蜀漆（洗，去腥）9克，龙骨12克。

【用法】上七味，水煎温服。

【方解】本方是由桂枝去芍药加蜀漆、牡蛎、龙骨而成。蜀漆为常山的嫩枝叶，苦辛温，有毒，有祛痰作用。牡蛎、龙骨皆敛汗涩精、镇惊安神，因此适用于桂枝去芍药汤证有痰饮而惊狂不安者。

原文注释

《伤寒论》第112条：伤寒脉浮，医以火迫劫之，亡阳必惊狂，卧起不安者，桂枝去芍药加蜀漆牡蛎龙骨救逆汤主之。

注解：伤寒脉浮，治疗应当考虑用麻黄汤发汗，而医者用火烤、火熏、火灸、火针等强迫使出大汗。这种错误的治疗，造成大汗出、亡津液，不但达不到解表目的，而且因汗出多而上虚，造成气乘虚上冲，并激动里饮上蒙清窍而发惊狂，以至卧起不安等症。此时，治疗宜用桂枝去芍药加蜀漆牡蛎龙骨救逆汤。

按：《伤寒论》第119条说："太阳伤寒者，加温针必惊也。"是论述惊狂的成因，本条是详述其证治。伤寒本是热证，用火逼迫汗出，火能助热，使热更盛，同时造成气冲饮逆，因而形成惊狂奔豚等证。本方能治疗因火劫亡阳的逆治证，故特意把本方命名为救逆汤。

这里要特别注意"亡阳"二字，是指亡津液。后世一些注家认为是亡心阳，并认为和少阴证的亡阳不同。少阴亡阳是冷汗出、肢冷、筋惕肉瞤的证候；火邪的亡阳，则是惊狂卧起不安。前者所伤是肾阳，后者所伤是心阳。惊狂的发生，是因"火邪逼迫，心神耗散以致惊狂不安"。这些解释很难自圆其说。《素问·至真要大论》说："诸躁狂越，皆属于火。"《难经·二十难》说："重阳者狂，重阴者癫。"可见《内经》《难经》把狂归为火热盛，而《伤寒论》则归结为亡阳。两者概念相反，如果不从两者有着不同理论体系来理解，是很难自圆其说的。

《金匮要略·惊悸吐衄下血胸满瘀血病脉证治》第12条：火邪者，桂枝去芍药加蜀漆牡蛎龙骨救逆汤主之。

注解：火邪，是指有表证时，用火烤、熏蒸、火针等逼迫出大汗，这种错误的治疗如同外来火邪一样使人致病。《伤寒论》第114条说："太阳病，以火熏之不得汗，其人必躁，到经不解，必清血，名为火邪。"这是对火邪的说明。

按：火邪可使津伤、亡阳，因此这里只提火邪，是简略了惊狂、心悸、卧起不安等症。

【临床应用】急性热性病治疗不得法，或慢性病、内分泌功能紊乱、冠心病心律失常、神经等症皆可出现本方证。凡外有表证的桂枝去芍药汤证兼有痰饮的惊狂者，皆可用本方治之。

经方大师胡希恕医案

王某，女，26岁，空军翻译。旁观修理电线而受惊吓，出现惊悸心慌、失眠、头痛、纳差、恶心，有时喉中痰鸣，每有声响则心惊变色，躁烦而骂人不能自控，身体逐渐消瘦，由两人扶持来诊，舌苔白腻，脉弦滑寸浮。

此寒饮郁久上犯，治以温化降逆，与救逆汤加减：

桂枝10克，生姜10克，炙甘草6克，大枣4枚，半夏12克，茯苓12克，生牡蛎15克，生龙骨15克。

结果：上药服3剂，心慌、喉中痰鸣减轻；服6剂，纳增，眠好转；继服10剂，诸症皆消。

11. 桂枝甘草龙骨牡蛎汤方（桂枝甘草汤加龙骨、牡蛎）

【辨证要点】汗出恶风、心悸烦者。

【歌诀】桂枝甘草龙牡汤，证治相似救逆汤，躁烦惊悸痰饮轻，因此不用漆枣姜。

【方剂组成】 桂枝（去皮）12克，甘草（炙）6克，牡蛎（熬）15克，龙骨15克。

【用法】 上四味，水煎温服。

【方解】 本方是桂枝甘草汤加龙骨、牡蛎而成。本方的组成和证治皆与救逆汤相似，即都是桂枝甘草汤加龙骨、牡蛎，都治疗外邪内饮的躁烦惊悸。不同的是，救逆汤有蜀漆、大枣、生姜，因痰饮重而见发狂；而本方证痰饮轻以惊悸烦为主。

原文注释

《伤寒论》第118条：火逆下之，因烧针烦躁者，桂枝甘草龙骨牡蛎汤主之。

注解： 太阳表证，治疗应用发汗的方法。用火烤、火熏、火针等治疗，使邪不得外出，而且伤害人体津液，因此这种治疗称火逆。火逆后如表证不解仍应用桂枝汤治疗，但又错用下法更伤津液，导致患者烦躁不安，这种情况宜用桂枝甘草龙骨牡蛎汤治疗。

按： 此烦躁，既有表不解之烦，又有亡阳欲惊之躁。

【临床应用】 本方证常见于神经症，当见心悸烦等，呈现外寒内饮证时，可与本方治之。

经方大师胡希恕医案

刘某，男，30岁，1966年4月5日初诊。东北泰来地区出现一条疯狗，到处咬人。一次患者遇到疯狗，虽未被咬伤，但被吓而致病，自感心慌、惊悸、恐惧等症。用中西药治疗不效而来京求治。诊其脉弦数，舌苔白腻。

脉证合参，知为外寒内饮、水气上犯之证，与桂枝甘草龙骨牡蛎汤加味：

桂枝 12 克，炙甘草 6 克，生龙骨 30 克，生牡蛎 30 克，茯苓 15 克。

结果：上药服 6 剂，诸症已，高兴回原籍，并来信告知 1 年多也未复发。

12. 桂枝加龙骨牡蛎汤方（桂枝汤加龙骨、牡蛎）

【辨证要点】桂枝汤证兼见津液虚惊悸不安者。

【歌诀】桂枝龙骨牡蛎敛，惊悸梦遗不得眠，
　　　　皆因汗出伤津液，调营和卫使其安。

【方剂组成】桂枝 9 克，芍药 9 克，生姜 9 克，甘草 6 克，大枣 4 枚，龙骨 15 克，牡蛎 15 克。

【用法】上七味，水煎温服。

【方解】用桂枝汤和营以调气血，加龙骨、牡蛎镇动悸而敛浮越。龙骨、牡蛎均为强壮性的收敛药，治疗烦惊、不眠、多梦等心神症，尤其有治胸腹动悸的特点，故本方的适应证，为桂枝汤证又见胸腹动悸、烦惊不安、梦交失精等。

按：后世注家如魏念庭认为："失精家肾阳大泄……而精失血亡，阴阳俱尽矣。"因而遇本方证治疗时，大补肾之阴阳，多致罔效。要知本方的主要作用是：桂枝汤调和营卫，生龙骨、生牡蛎敛浮越，才是治疗这类虚劳的关键。

原文注释

《金匮要略·血痹虚劳病脉证并治》第 8 条：夫失精家，少腹弦急，阴头寒，目眩，发落，脉极虚芤迟，为清谷、亡血、失精。脉得诸芤动微紧，男子失精，女子梦交，桂枝龙骨牡蛎汤主之（《脉经》：桂枝后有"加"字）。

注解：久病津虚、精气虚，大都呈现上实下虚证候，后世称之心肾

不交证。下虚则寒，故少腹弦急、阴头寒；上实则热，故目眩发落。脉极虚芤迟，为清谷、亡血、失精等症之脉应，皆为虚损的证候。因此，在临床上脉见芤动微紧，则可知男子患梦遗失精，女子患梦交。此是桂枝龙骨牡蛎汤的适应证。

按：失精、梦交，多由情欲妄动，神志不宁，因生梦幻所致。其病也基于汗出津伤、荣卫不和。龙骨、牡蛎之用，不只为固精，还重在敛神定志而止胸腹动悸，合于桂枝汤调荣卫和气血，本方是该证的正治。《小品》云："虚弱浮热汗出者，除桂加白薇、附子各三分，故曰二加龙骨汤。"是该证的变治。用此二方加减，确有奇效。

【临床应用】梦遗失精，常见于未婚青壮年男子，也多见于慢性前列腺炎患者，多宜用本方治疗。又本方证，还常见于不论男女老幼出现的神心症、尿闭或遗尿，亦可用本方治之。值得注意的是，本方证又往往被认为是虚劳，治用大补而使症状加重或长期不愈，其主要原因是，没有首先看到其主证是桂枝汤方证。治疗上用生龙骨、生牡蛎补涩是重要的，用桂枝汤调和荣卫则是关键。值得说明的是，胡希恕老师常用二加龙骨汤加用桂枝，亦可知临证须桂枝汤调和营卫者多。

经方大师胡希恕医案

蒲某，男，33岁，某厂会诊病例，1966年3月25日初诊。遗精已数年，常以补肾治疗无效，近年来加重，每周1～3次。常有汗出恶风，腰酸痛，舌苔白，舌尖红，脉浮而虚。与二加龙骨牡蛎汤：

桂枝10克，赤芍10克，生龙骨15克，生牡蛎15克，生姜10克，大枣4枚，炙甘草6克，川附子6克，白薇12克。

结果：1966年4月8日复诊，上药服6剂，遗精未作。

13. 桂枝去芍药汤方（桂枝汤去芍药）

【辨证要点】桂枝汤证又见寸脉独浮、胸满者。

【歌诀】桂枝去芍腹中虚，外有表证并未止，

　　　　去芍因无腹满痛，重在辛温把邪驱。

【方剂组成】桂枝（去皮）9克，甘草（炙）6克，生姜（切）9克，大枣4枚。

【用法】上四味，水煎温服同桂枝汤。

【方解】桂枝汤加芍药，用以桂枝汤证有腹满痛者，今去芍药，可知是因为有桂枝汤证而无满痛，而且腹中必虚。

原文注释

《伤寒论》第21条：**太阳病，下之后，脉促胸满者，桂枝去芍药汤主之。**

注解：本是太阳病，不应用下法而医者用下法治疗，治后症见气上冲胸以至胸满，则可知病还在表。但下伤胃气、中气，而成上实下虚之证，故脉表现为促。下虚不宜用芍药，原方桂枝汤已不适用，而适用桂枝去芍药汤治疗。

按：本条的脉促，是指寸脉浮，关以下沉之脉，即反映上实下虚之脉。注家认为是"数中一止"，这是宗王叔和的《脉经》之说。就本条而论，气冲胸满，是表未解，故寸脉现浮。误下使里虚、下虚，故关尺脉现沉。腹满痛加芍药（见桂枝加芍药汤条），今腹中虚故去芍药。芍药是桂枝汤中唯一偏凉之药，如脉数当是有热，治疗当用芍药之凉。因此去芍药不是因脉数，即不是"数中一止"。经方的脉促，用王叔和的《脉经》的概念是解释不通的（请参见专篇说明），望进一步研讨。

【临床应用】本方证多见于感冒、发热后，凡胸满、寸脉独浮者，

皆可适证用之。

冯世纶医案

张某，女，28岁，延庆农民，1967年8月3日初诊。由于心情不佳，疲劳受凉，出现感冒发热，服复方阿司匹林片后，热退而胸闷、汗出、恶风、身微痛，口中和，不思饮，舌苔薄白，脉沉细，左寸浮。

此为太阳表虚证未解，应与桂枝去芍药汤治之：

桂枝10克，生姜10克，大枣4枚，甘草6克。

因家住山区，买药不方便，问知家中有桂皮，即将桂枝改用桂皮1小片（1～2克），甘草由东山坡自挖如筷子粗，约20厘米，又加生姜3大片、红枣4枚合为1剂煎服。

结果：晚服1煎，眠中微汗出，诸症已。

14. 桂枝去芍药加皂荚汤方（桂枝汤去芍药加皂荚）

【辨证要点】外有桂枝汤证，里有寒饮者。

【歌诀】桂枝去芍加皂荚，咳吐涎沫用温法，
　　　　辛温解表兼排痰，治疗肺痿肺冷家。

【方剂组成】桂枝9克，生姜9克，大枣4枚，甘草6克，皂荚（去皮子，炙焦）1枚。

【用法】上五味，水煎温服。

【方解】本方是由桂枝汤去芍药加皂荚而成。皂荚辛温，有温化寒饮、排痰排脓功能，加于桂枝去芍药汤中，则有解表化痰作用，适用于痰涎壅盛的咳喘、肺痿等证。

原文注释

《金匮要略·肺痿肺痈咳嗽上气病脉证并治》附方（四）：《千金》桂

枝去芍药加皂荚汤治肺痿，吐涎沫。

注解：《金匮要略·肺痿肺痈咳嗽上气病脉证并治》说："寸口脉数，其人咳，口中反有浊唾涎沫者何？师曰：为肺痿之病。"本方所治，是指上述的肺痿吐涎沫多者，当属肺中冷一类。

【临床应用】慢性气管炎、支气管扩张、慢性鼻炎等出现表虚而咳吐涎沫多时可用本方。若虚热的肺结核病，皂荚辛燥不宜用之。

15. 小建中汤方（桂枝增芍药加饴糖）

【辨证要点】桂枝汤证兼见胃腹痛或心悸而不呕者。

【歌诀】小建中本桂枝汤，芍药增倍加饴糖，
　　　　甘温补中兼解外，胃腹满痛力能攘。

【方剂组成】桂枝（去皮）9克，甘草（炙）6克，大枣（擘）4枚，芍药18克，生姜（切）9克，胶饴45克。

【用法】上五味，水煎汤成，饴糖烊化分冲，分两次温服。

【方解】桂枝加芍药汤原治腹满痛，今加大量甘温补虚缓急的饴糖，虽然仍治腹痛，但已易攻为补，故名之为建中。谓之小者，以其来自桂枝汤，仍兼解外，与专于温里祛寒的大建中汤则比较为小也。

原文注释

《伤寒论》第100条：伤寒，阳脉涩，阴脉弦，法当腹中急痛，先与小建中汤，不差者，小柴胡汤主之。

注解：脉涩为津血虚，阳脉涩，即浮取见涩，为表虚荣卫不利。弦为寒，阴脉弦，即脉沉弦，为里虚有寒。伤寒得此脉，常是腹中急痛的反映，治疗宜首先考虑用小建中汤。不差者，是说服小建中汤后，而病未全解除，这时病多转属少阳小柴胡汤证，故不应再用小建中汤，而宜用小柴胡汤治疗。

按：脉浮涩而沉弦，为小建中汤与小柴胡汤共有的脉象，但腹中急痛，为小建中汤所属，而柴胡汤证不常见。先与小建中汤，不只是治腹中急痛，而且也因表里实，津液自和，使表证自汗出而解。假如症状没全消除，知已转属少阳，当用小柴胡汤治疗。这里要注意，"不差者，小柴胡汤主之"，是强调有小柴胡汤方证时，方可用小柴胡汤。

《伤寒论》第102条：**伤寒二三日，心中悸而烦者，小建中汤主之。**

注解：血少心气虚则悸，外邪不解则烦。小建中内能补虚，外能解表，故能主治此证。

按：伤寒二三日，即见心中悸，是营虚血少，此时虽有表证不可发汗。当宜首先建中，中气建，营血充足，津液自和，则汗自出表自解。小建中内能补虚，外能除邪，故主之。

《金匮要略·血痹虚劳病脉证并治》第13条：**虚劳里急，悸，衄，腹中痛，梦失精，四肢酸痛，手足烦热，咽干口燥，小建中汤主之。**

注解：虚劳，为古人对虚损不足之病的通称。里急、腹中痛，即腹中痛的互词。悸者，为血少心气不足。衄者，为气冲热亢。梦失精者，为下焦虚，精不内守。四肢酸痛者，为荣卫不利，外邪未解。手足烦热者，为虚热。咽干口燥者，为津液枯燥。

按：腹皮弦急，按之腹筋不松软而拘挛，即里急腹急的证候，里急腹中痛者，即小建中汤适应证的主症。以上所述为小建中汤证，故以小建中汤主之，但不能认为小建中汤可治一切虚劳、腹痛。

《金匮要略·妇人杂病脉证并治》第18条：**妇人腹中痛，小建中汤主之。**

注解：腹中痛，即腹中急痛的简词。妇女腹中急痛者，当以小建中汤主之。

按：这里虽举妇人腹中痛，实际男子有是证，也可用本方。

【**临床应用**】本方是治胃腹痛的常用方，多用于胃溃疡、胃炎、胃黏膜脱垂，还常见于肠炎、痢疾、前列腺炎、盆腔炎等病，如辨证准确，则其效如神。但要注意，实热性腹痛是不能用的。

经方大师胡希恕医案

例1 刘某，男，46岁，1965年11月30日初诊。十多年来胃脘疼痛，近来加重，在当地中西医治疗无效，中药多是温中理气、活血祛瘀之品。西药治疗无效，动员其做手术，因惧怕手术而来京治疗。近症：胃脘刺痛，饥饿时明显，背脊发热，午后手心发热，有时烧心、心悸、头晕、身冷畏寒，汗出恶风，口中和不思饮，大便微溏，舌苔白，舌尖红，脉细弦。X线钡剂造影检查：十二指肠球部溃疡，溃疡面积0.4cm×0.4cm。与小建中汤：

桂枝10克，白芍18克，生姜10克，大枣4枚，炙甘草6克，饴糖（分冲）45克。

1965年12月3日二诊：疼减，手足心热亦减，仍有时胃脘刺痛，背脊发热，大便日一行。上方加炒五灵脂6克，元胡粉（分冲）2克。

1965年12月9日三诊：胃脘疼已不明显，唯食后心下堵满，四肢发凉，夜寐欠安。将返东北原籍，改服茯苓饮（茯苓15克，党参10克，枳壳10克，苍术10克，生姜10克，陈皮30克，半夏12克），带方回家调理。

例2 张某，男，42岁，某厂门诊病例，1966年6月10日初诊。胃脘隐痛反复发作已5年，经检查诊为"胃黏膜脱垂"。近症：常于饥饿时胃脘疼，恶寒怕冷，口中和不思饮，无恶心吞酸，大便微溏，日行两次，下肢酸软。先与附子理中汤治之不效，后细问症，据有汗出恶风、脉缓，知为表虚中寒之证，故与小建中汤：

桂枝10克，白芍18克，生姜10克，大枣4枚，炙甘草6克，饴糖

（分冲）45克。

结果：上药服6剂，胃脘疼已，但饥饿时仍感胃脘不适，大便溏好转仍日两行。仍服上方。1966年7月1日复诊，除大便微溏外，他无不适。

16. 当归建中汤方（小建中汤加当归）

【辨证要点】小建中汤证更见血虚者。

【歌诀】当归建中补血虚，小建中加当归齐，
　　　　不论男女腹中痛，适证应用效神奇。

【方剂组成】当归12克，桂枝9克，芍药18克，生姜9克，甘草6克，大枣4枚，饴糖45克。

【用法】上七味，其中六味水煎汤成，饴糖烊化分冲，分两次温服。

【方解】此于桂枝加芍药汤或小建中汤中加补血作用的当归，故治疗该方证而有血虚证候者。

原文注释

《金匮要略·妇人产后病脉证治》附方（二）:《千金》内补当归建中汤，治妇人产后虚羸不足。腹中刺痛不止，吸吸少气，或苦少腹拘急，挛痛引腰背，不能食饮，产后一月，日得四五剂为善。令人强壮，宜。

注解：吸吸少气，指吸气性的呼吸困难。

按：腹中急痛有实有虚，如腹痛血虚明显者，用本方有效。但不只限于妇人产后，凡不论男女见血虚腹痛时，皆可服用。

【临床应用】凡小建中汤证更见血虚者，不论男女皆可适证应用。

经方大师胡希恕医案

刘某，男，44岁，1964年9月9日初诊。1962年胃穿孔做切除术后，

大便溏泻迄今未已，常有肠鸣腹痛，腰痛两足拘急，头晕乏力，心悸短气，汗出如流，曾多次发生昏倒（西医诊断为贫血），舌苔光，脉沉细。

证属表里俱虚、卫弱血衰，拟以补虚和中、调卫和营，与当归建中汤加味：

当归12克，白芍18克，桂枝18克，炙甘草6克，生姜10克，大枣4枚，苍术10克，泽泻12克，饴糖45克（分冲）。

结果：上药服3剂，诸症减，唯心悸气短尚明显，增桂枝为12克，加生龙骨、生牡蛎各15克继服，诸症渐渐好转。在上方基础上适证变化治疗，至11月30日复诊，除脘腹微胀外，余无所苦。

17. 黄芪建中汤方（小建中汤加黄芪）

【辨证要点】里急腹痛，汗出恶风明显者。

【歌诀】黄芪建中善补虚，小建中汤加黄芪，

能治虚劳里急病，益气固表最有力。

【方剂组成】桂枝（去皮）9克，芍药18克，生姜（切）9克，大枣（擘）4枚，甘草（炙）6克，胶饴45克，黄芪12克。

【用法】同当归建中汤。

【方解】本方是在小建中汤中再加黄芪，其适应证为小建中汤又见黄芪证者。方后加减法系后人所加不可从，疗肺虚损不足更不可信。

黄芪味甘，微温，《神农本草经》谓："主痈疽，久败疮，排脓止痛……补虚。"可益卫固表，利水消肿。所以能固表者，因饮食入胃后，经消化吸收变为精气、卫气。如人体精气不足，则肌肤失养，腠理松虚，皮肤失润，邪气乘虚侵入且踞而不去，造成自汗、盗汗，甚则痈疽败疮等证。黄芪能补虚益精而使表实，表固则邪自去，加于小建中汤中更能补中益气、固表。黄芪用量宜据证而用，一般12～18克。

原文注释

《金匮要略·血痹虚劳病脉证并治》第 14 条：虚劳里急，诸不足，黄芪建中汤主之。

注解：里急，为里急腹中痛的简词。虚劳病，如果见里急腹中痛，还见诸不足的表里证者，则宜用黄芪建中汤治疗。

《金匮要略·黄疸病脉证并治》第 22 条：男子黄，小便自利，当与虚劳小建中汤。

注解：男子黄，这里多指女劳疸病。《金匮要略·黄疸病脉证并治》第 14 条记载："黄家，日晡所发热，而反恶寒，此为女劳得之。"黄疸多伴有小便不利，今小便自利，是中气虚，这种黄疸病宜用黄芪建中汤治疗。

按：本条所述小便自利，是由于中气虚所致，即所谓上虚不能制下的原因，与甘草干姜汤方证类同，可互参。有的注家认为，虚劳小建中汤是指小建中汤。但从桂枝加黄芪汤有治黄疸、黄汗作用来分析，说明黄芪有祛黄作用。小建中汤没有黄芪就没有祛黄作用，所以虚劳小建中汤应是黄芪建中汤较为合理。

【临床应用】20 世纪 60 年代曾报道，黄芪建中汤治疗胃溃疡有效，一西学中者借名老中医撰文说，胃溃疡多数用黄芪建中汤治疗，刊出后全国哗然，纷纷指出其错误，溃疡病有实有虚，有寒有热，其说背离了中医辨证论治理论，是不符合实际、不科学的。不可否认有的胃溃疡可用黄芪建中汤治疗，但一定要看有黄芪建中汤方证时才能应用。黄芪建中汤还可用于慢性胃炎、肠炎、肝炎、胆囊炎等病，但一定要看是否有黄芪建中汤方证。

蔡某，男，48岁，1964年11月23日初诊。半月来高热腹痛，在保定市曾服中药10余剂不效，来京求治。症见：自汗盗汗甚，腹痛剧甚，胃脘亦痛，午后高热40℃，舌苔白微腻，脉沉弦紧。

此表虚里饮，里饮郁久化热之证，先以温阳化饮治之，与附子粳米汤合小半夏加茯苓汤：

川附子10克，粳米15克，炙甘草6克，大枣3枚，半夏12克，生姜10克，茯苓10克。

结果：上药服3剂。

1964年11月26日复诊：腹痛减，胃痛、高热如故，仍汗出多，且恶风明显，脉数而虚。此为里寒虽稍减，而表虚不固，故治以温中固表之法，与黄芪建中汤：

生黄芪10克，桂枝18克，白芍10克，生姜10克，大枣3枚，饴糖30克（分冲）。

结果：服3剂，热渐退，汗出已减。继服3剂，热平身凉和，但晚上仍腹痛肠鸣，再与11月23日方调之。12月5日告知，腹痛已。

18. 桂枝加芍药生姜各一两人参三两新加汤方（桂枝汤加芍药、生姜、人参）

【辨证要点】桂枝汤证身痛明显，胃气虚，脉沉迟者。

【歌诀】新加汤增芍姜量，更添人参使胃强，
　　　　汗出身痛表里虚，扶正祛邪效能彰。

【方剂组成】桂枝（去皮）9克，芍药12克，甘草（炙）6克，人参9克，大枣（擘）4枚，生姜12克。

【用法】上六味，水煎温服。

【方解】 于桂枝汤加人参、生姜健胃，增芍药以养液，故治桂枝汤证胃气沉衰、津液不足、心下痞硬而脉沉迟者。

原文注释

《伤寒论》第62条：发汗后，身疼痛，脉沉迟者，桂枝加芍药生姜各一两人参三两新加汤主之。

注解： 发汗后身疼痛，为外未解，治疗应当用桂枝汤再发汗以解之。但脉见沉迟，为胃气内虚，津液不足，只用甘草、大枣平淡之品已不能振兴，故加补中有力的人参和温中健胃的生姜以复胃气，更加芍药以养津液。

按： 表证而有里虚之候，治疗必须先扶里之虚，再解外之邪。若只着眼于表证不解，连续发汗，表热虽得一时减退，但不久反复如故，此时唯有用本方法，健胃于中，益气于外，邪自难留，表乃得解。若执迷不悟，见汗后有效，反复发汗治疗，必然使其人津液内竭肉脱而死。本条所述，当属太阳太阴并病，但只见脉沉迟，里虽虚但尚未见阴寒重证，故治疗宜本方。假如另有厥逆、下利等证，本方则不能再用，应按先救其里，后救其表的定法治之，不可不知。

【临床应用】 急性病后期，或各种慢性病中，当有表证和胃气虚症状时，可进一步细审是否有本方证。

经方大师胡希恕医案

宋某，女，35岁。2个月来，每日下午发热身痛、头痛、臂及背拘急酸痛，发热后汗出恶风明显，纳差，乏力，舌苔白润，脉沉迟。

此属胃气沉衰、精气不振、营卫不固，以致外邪久留不去，故拟建中益气、扶正祛邪之法，与桂枝加芍药生姜人参汤：

桂枝10克，白芍12克，生姜12克，炙甘草6克，大枣4枚，党参10克。

结果：服 1 剂后，发热向后延时，且时间缩短，3 剂后热除，诸症悉愈。

19. 桂枝人参汤方（桂枝甘草汤、理中汤合方）

【辨证要点】桂枝甘草汤证又见理中汤证者。

【歌诀】桂枝人参汤方并，桂枝甘草合理中，
　　　　太阳未解并太阴，补中解外是其宗。

【方剂组成】桂枝 12 克，甘草（炙）12 克，白术 9 克，人参 9 克，干姜 9 克。

【用法】上五味，水煎温服。

【方解】本方是桂枝甘草汤与理中汤（人参汤）的合方，故其适应证是两方的合并证，即太阳太阴合病。前方桂枝加芍药生姜人参汤适应太阳证重，本方适应太阴证重。

原文注释

《伤寒论》第 163 条：太阳病，外证未除，而数下之，遂协热而利，利下不止，心下痞硬，表里不解者，桂枝人参汤主之。

注解：太阳病发热、身痛等外证未解，治疗应用桂枝汤解外，医生不知解外而多次错误地用下法，大伤中气，遂使表热内陷并与里虚相协，造成腹泻不止、心下痞硬，形成胃气虚于里、表虚邪不解的表里不解的太阳太阴合并证，这即是桂枝人参汤的适应证。

按：外证未解，暗示服过麻黄汤而外证还未解之意，当用桂枝汤类方解外。下利不止、心下痞硬，是因频繁误下，已陷于太阴病属理中汤证，故用理中汤救里，因还有外证未解，故合用桂枝甘草汤来表里两解。

【临床应用】常见于发热、感冒自服一些成药，或医生开方不对证，或平时常服减肥药、保健药，感冒后仍继服，造成表里不解者。

姜某，女，31岁，1963年4月9日初诊。两年来常发腹痛、腹泻，昨晚受凉后，又出现腹痛、腹胀，大便溏泻3次，并感身痛恶寒，口中和，不思饮，舌苔薄白，脉沉细。

此为太阳太阴合病，与桂枝人参汤：

桂枝10克，党参10克，干姜6克，炙甘草6克，苍术12克。

结果：服1剂，身疼痛减，服3剂，身疼痛已，腹泻已，仍纳差，与茯苓饮消息之。

20. 当归四逆汤方（桂枝汤去生姜加当归细辛通草）

【辨证要点】手足凉，表虚而里寒不甚者。

【歌诀】当归四逆病太阳，桂枝汤中无生姜，
　　　　当归细辛和通草，调和营卫血脉畅。

【方剂组成】当归9克，桂枝（去皮）9克，芍药9克，细辛9克，甘草（炙）6克，通草6克，大枣（擘）8枚。

【用法】上七味，水煎温服。

【方解】本方为桂枝汤去生姜加当归、细辛、通草而成。因表虚甚，故去生姜减少发汗作用；血虚而加当归，甘温补血通脉；并加通草通利血脉，细辛辛温化寒饮。《神农本草经》谓细辛"主……百节拘急，风湿痹痛，死肌"。故治桂枝汤证。又见因血虚寒饮而致手足厥寒、脉细欲绝者，即治疗太阳太阴合病的外寒内饮证。

原文注释

《伤寒论》第351条：手足厥寒，脉细欲绝者，当归四逆汤主之。

注解：脉细欲绝为血少，血少则手足厥寒，本方证是血虚肢体虚寒

为主，里虚寒为辅，故以当归四逆汤主之。

按：本条过简，又仅此一条，历来由于对六经的概念认识不一，故对本方证归属何经至今未取得统一。胡希恕老师"据全书仅此处用厥寒形容"，认为本方证应属厥阴病。我们根据厥阴病提纲分析，厥阴病必具备上热下寒证，本方外内皆寒，而无上热，故不应归属厥阴病。又本方证虽有寒饮在里，但手足厥寒而无呕吐下利，或下利清谷等证，故为血虚肢体虚寒为主，里虚寒为辅。脉细欲绝，则为荣气不足，血少之应，治疗当以桂枝汤调和荣卫，加当归以补血，加细辛温里祛饮。全方重在解外祛饮，故以当归四逆汤主治外邪内饮，显属太阳太阴合并病。

【临床应用】此为桂枝汤的加减方，故主荣卫不利的外寒。与四逆汤、通脉四逆汤专以里寒为治者大异。此所谓厥寒，亦为伤寒之寒，以示寒之在外，血脉不通，与厥冷不同。本方治冻疮、脉管炎，所谓"死肌"有验，亦由于寒重在肢体。

经方大师胡希恕医案

郝某，女性，30岁，华北无线电厂工人，初诊日期1965年12月6日。四肢关节疼10余年，遇冷即发，近三四年来发作较频，常有头晕、四肢逆冷，天气刚冷手足即出现冻疮，口中和不思饮，苔白润，舌质暗红，脉沉细。

此属外寒内饮、寒凝血滞之证，治以调荣和卫、温通气血，与当归四逆汤：

当归10克，桂枝10克，白芍10克，细辛10克，炙甘草6克，通草6克，大枣5枚。

结果：上药服3剂，四肢觉温，继服20余剂四肢冷及关节疼消除。

21. 当归四逆加吴茱萸生姜汤方（当归四逆加吴茱萸生姜）

【辨证要点】 当归四逆汤证更见心腹痛，呕逆，头痛者。

【方剂组成】 当归9克，桂枝（去皮）9克，芍药9克，细辛9克，甘草（炙）6克，通草6克，大枣8枚，吴茱萸30克，生姜（切）24克。

【用法】 上九味，水或水酒各半煎，温服。

【方解】 本方是当归四逆汤加大止呕温中的吴茱萸、生姜的量，故治当归四逆汤证而有心腹痛呕逆等证者。

原文注释

《伤寒论》第352条：**若其人内有久寒者，宜当归四逆加吴茱萸生姜汤。**

注解： 本条是紧接上条当归四逆汤证而言，即是说，若以上方证又见内有久寒证者，久寒指积冷、疝瘕等证，宜以当归四逆加吴茱萸生姜汤主之。

【临床应用】 条文只言内有久寒者，未详其证，但由所加吴茱萸、生姜观之，当属外内皆寒的心腹剧痛、呕逆、头痛等症。

经方大师胡希恕医案

李某，女性，36岁，病历号1915，初诊1966年5月6日。产后所患左偏头痛，已3年未愈，时心下痛，左上下肢酸胀，口干不思饮，有时恶心吐清水，苔白润，脉弦细。

证属表虚饮盛，治以建中和荣固卫，更以温中化饮，与当归四逆加吴茱萸生姜汤：

当归10克，桂枝10克，芍药10克，生姜15克，炙甘草6克，细辛10克，通草6克，大枣6枚，吴茱萸10克。

结果：上药服4剂，头痛明显减轻，心下痛未作，左上下肢酸胀亦减，上方增吴茱萸为12克，继服7剂，已自感无不适。

22. 苓桂术甘汤方（桂枝甘草汤加茯苓白术）

【辨证要点】外寒内饮的头晕目眩、短气、小便不利气上冲者。

【歌诀】苓桂术甘痰饮主，桂枝甘草加苓术，
气冲胸满头眩晕，解外化饮同时除。

【方剂组成】茯苓12克，桂枝（去皮）9克，白术6克，甘草（炙）6克。

【用法】上四味，水煎温服。

【方解】本方是桂枝甘草汤加茯苓、白术而成。茯苓、白术功在利尿逐水，加于桂枝甘草汤中，则解表同时利水，故本方用于桂枝甘草汤证而里有水饮、小便不利者。

原文注释

《伤寒论》第67条：伤寒，若吐若下后，心下逆满、气上冲胸、起则头眩、脉沉紧，发汗则动经，身为振振摇者，茯苓桂枝白术甘草汤主之。

注解：太阳病伤寒证，治疗宜用麻黄汤类方发汗，如用吐法或下法，都属错误的治疗方法。当表不解时易出现气上冲胸症状，如果里有水饮，水饮伴随冲气上犯，则易出现心下逆满、起则头眩等症。脉沉紧为寒饮在里的反映，就是表证已解，也不可再发汗，如果错误地发汗，则势必动及经脉，造成身为振振摇的剧变。无论是否发汗，出现这种证时，都可用苓桂术甘汤治疗。

按：平素有水饮的人，若患外感而误施吐下，更容易使表不解气上冲，水伴随气冲上犯而产生气上冲胸、心下逆满、起则头眩等症，即本

方证的主证。此时用本方解外邪、降气冲、逐水饮治疗，则证自解。如误用发汗的方药，不但表不解，而且激动里饮，更使患者出现身为振振摇的症状，这种情况还是宜用本方治疗。

《伤寒论》第160条：伤寒吐下后，发汗、虚烦、脉甚微、八九日心下痞硬、胁下痛、气上冲咽喉、眩冒、经脉动惕者，久而成痿。

注解：此即上条重出，前条说脉沉紧，是指发汗前，本条说脉甚微，则是指发汗后。心下痞硬、胁下痛、气上冲咽喉、眩冒，虽然也属气冲饮逆的证候，但与发汗前比更加严重。经脉动惕，即前条所称身为振振摇的互词。久而成痿，是说此证若不速治，日子长了将成为肢体不用的痿证。

按：此条虽未提出治疗方药，但据所述，当是苓桂术甘汤。

《金匮要略·痰饮咳嗽病脉证并治》第16条：心下有痰饮，胸胁支满，目眩，苓桂术甘汤主之。

注解：痰饮，在《金匮要略》有专篇论述，可细读自明。这里的心下有痰饮，即指胃中有停饮。胸胁支满、目眩亦是水气上冲的证候，这是苓桂术甘汤的适应证。

《金匮要略·痰饮咳嗽病脉证并治》第17条：夫短气有微饮，当从小便去之，苓桂术甘汤主之，金匮肾气丸亦主之。

注解：《金匮要略·痰饮咳嗽病脉证并治》第12条说："……凡食少饮多，水停心下，甚者则悸，微者短气。"短气是胃有微饮的证候。这种微饮，用利小便的方法治疗，饮从小便排出则愈，适用苓桂术甘汤治疗。当有金匮肾气丸证时，亦可用金匮肾气丸治疗。

按：因微饮出现短气，可见于苓桂术甘汤方证，亦可见于金匮肾气丸方证，因此临床遇到微饮短气，要细辨是苓桂术甘汤方证，还是金匮肾气丸方证。不是说任取一方都可，要注意。

【临床应用】本方治疗头晕、目眩确有良效，但如果无气冲之候者则不验。心下逆满、气上冲咽喉、心下痞硬、胁下痛、气上冲胸、胸胁支满等皆气冲之候，宜注意。当然眩晕属实热者更不能用本方。

经方大师胡希恕医案

刘某，女，19岁，1977年10月3日初诊。2个月来耳鸣耳聋，鸣甚则头眩，舌苔白，脉沉细。

此属水饮上犯之证，与苓桂术甘汤：

桂枝10克，茯苓18克，苍术10克，炙甘草6克。

结果：上药连服8剂，耳聋好转，头已不晕，耳鸣大有好转。原方增桂枝为12克、茯苓为24克，又服6剂痊愈。

23.苓桂枣甘汤方（桂枝甘草汤加茯苓大枣）

【辨证要点】外寒内饮呈现桂枝甘草汤证及心下悸、腹挛急、气上冲者。

【歌诀】苓桂枣甘治上冲，桂枝甘草加枣苓，
　　　　增桂加重治冲气，欲作奔豚本方中。

【方剂组成】茯苓24，桂枝（去皮）12，甘草（炙）6，大枣（擘）5枚。

【用法】上四味，水煎温服。

【方解】本方是由桂枝甘草汤加大枣和大量茯苓，并增加桂枝用量而成。本方和苓桂术甘汤看似无大出入，但在主治上大异其趣。即方中无白术，则知胃无停饮或少停饮，故不治心下痞硬和眩冒；改加大枣，则擅治腹挛急；增大茯苓用量，则擅治悸烦；增量桂枝，则加重治冲气。故本方的适应证是小腹挛急、悸动而气上冲较甚者。

原文注释

《伤寒论》第 65 条：发汗后，其人脐下悸者，欲作奔豚，茯苓桂枝甘草大枣汤主之。

注解：本条也是原有里饮，误用发汗治疗，里饮被激，伴强烈的气上冲，类似奔豚发作，脐下悸是欲发奔豚的征兆。此证宜用苓桂枣甘汤治疗。

《金匮要略·奔豚气病脉证治》第 4 条：发汗后，脐下悸者，欲作奔豚，茯苓桂枝甘草大枣汤主之。

注解：略。

【临床应用】本方不但能治脐下悸欲作奔豚，而且奔豚证见心下悸者也能治之，他如诸饮证，如有腹挛急、气上冲而脐下悸者，用之亦多验。本方证多见于西医的神经症。

经方大师胡希恕医案

张某，女，65 岁，1965 年 12 月 13 日初诊。多年失眠，久治无效。近症：头晕，心悸，脐左跳动，有时感气往上冲，冲则心烦、汗出，口干不思饮，舌苔白，脉缓。

此属寒饮上扰心神，治以温化降逆、佐以安神，与苓桂枣甘汤加味：

茯苓 24 克，桂枝 12 克，大枣 5 枚，炙甘草 6 克，酸枣仁 15 克，远志 6 克。

结果：上药服 3 剂，睡眠稍安，头晕、心烦、气上冲感亦减，前方加生龙骨 15 克、生牡蛎 15 克，继服 6 剂，除眠多梦外他无不适。

24. 茯苓甘草汤方（桂枝甘草汤加茯苓生姜）

【辨证要点】 桂枝甘草汤证又见呕逆者。

【歌诀】 茯苓甘草为变方，仍出桂枝甘草汤，
苓姜治呕和心悸，解表利水是其长。

【方剂组成】 茯苓6克，桂枝（去皮）6克，甘草（炙）3克，生姜（切）9克。

【用法】 上四味，水煎温服。

【方解】 本方也是桂枝甘草汤变方，即桂枝甘草汤加茯苓、生姜而成。茯苓伍生姜治呕及心悸，合桂枝、甘草则治表不解里有水气之证，症见呕而小便不利、心下悸者。

原文注释

《伤寒论》第73条：伤寒，汗出而渴者，五苓散主之；不渴者，茯苓甘草汤主之。

注解：分析文义，本条有漏字处，即"伤寒，汗出"后，似脱漏"脉浮数，小便不利"七字；"不渴"后，似脱漏"而呕"二字，不然则无法理解。

本条大意应是：太阳伤寒证，里有停水，治疗用发汗解表而表不解，则呈外寒里饮证，对于这种证，若脉浮数，小便不利而渴者，宜五苓散主之；若不渴而呕者，宜茯苓甘草汤主之。

《伤寒论》第356条：伤寒厥而心下悸，宜先治水，当服茯苓甘草汤，却治其厥，不尔，水渍入胃，必作利也。

注解：水停心下，常出现心悸，因此本条所说厥而心下悸，是因水饮逆迫心下所致。治疗应先用茯苓甘草汤来治水，水去则厥自然而愈。

如果不先治水饮而只是治厥，不但厥治疗无效，而且造成水浸渍于胃，胃内水饮过多而形成下利之症。

【临床应用】常见于失眠而心悸者。对神经症出现本方证增量茯苓加生龙骨、生牡蛎有良效（参见桂枝甘草加龙骨牡蛎汤方证）。后世医家喜把疾病分为内伤、外感两类，对于失眠、心悸归为虚劳，治疗注重补五脏、气血，却往往忽略外邪和里邪，使病拖延不愈，宜注意。

25. 茯苓泽泻汤方（茯苓甘草汤加泽泻白术）

【辨证要点】茯苓甘草汤证又见口渴而呕吐者。

【歌诀】茯苓泽泻汤方好，茯苓甘草汤为煲，
　　　　加入泽术增茯苓，呕渴逐水是其要。

【方剂组成】茯苓24克，泽泻12克，甘草（炙）6克，桂枝（去皮）6克，白术9克，生姜12克。

【用法】上六味，水煎温服。

【方解】本方是由茯苓甘草汤加倍茯苓用量，又加泽泻、白术而成，使本方大大加强了逐饮利尿的作用，故本方在解表的同时大力利水，其适应证是胃虚有留饮、呕吐、渴欲饮水而小便不利。

原文注释

《金匮要略·呕吐哕下利病脉证治》第18条：胃反，吐而渴欲饮水者，茯苓泽泻汤主之。

注解：胃反，是指"朝食暮吐，暮食朝吐"。胃反病，如见呕吐而渴欲饮水者，可用茯苓泽泻汤治疗。

【临床应用】"朝食暮吐，暮食朝吐"是约略之词。简而言之，胃反为发作性呕吐，有一日发作者，亦有数日发作者，大都由于胃的消化功能差，停食或停水所致。常见于慢性十二指肠溃疡、胃炎、胃癌等病。

本条所述偏于停水，水停不消，积至相当程度必吐。因呕吐多，全身组织缺少水的营养，故感到口渴，也是本方证的特点。如胃有停饮，不吐但痛，见渴欲饮水者，用本方亦有验。

26. 苓桂五味甘草汤方（桂枝甘草汤加茯苓五味子）

【辨证要点】桂枝甘草汤证又见咳逆上气眩晕者。

【歌诀】苓桂五味甘草汤，桂枝甘草味苓镶，

　　　　咳逆上气痰饮重，解表化饮是良方。

【方剂组成】茯苓12克，桂枝（去皮）12克，五味子15克，甘草（炙）9克。

【用法】上四味，水煎温服。

【方解】本方也是桂枝甘草汤变化而成。茯苓加强利尿逐饮，五味子治咳逆上气，两味加于桂枝甘草汤中，治疗桂枝甘草汤证见咳逆上气者。

原文注释

《金匮要略·痰饮咳嗽病脉证并治》第36条：青龙汤下已，多唾，口燥，寸脉沉，尺脉微，手足厥逆，气从小腹上冲胸咽，手足痹，其面翕热如醉状，因复下流阴股，小便难，时复冒者，与茯苓桂枝五味甘草汤，治其气冲。

注解：本条是承继"咳逆倚息不得卧，小青龙汤主之"一条而说。"青龙汤下已"是说服下小青龙汤后，原有的症状没有了。多唾、口燥，是服小青龙汤使寒饮欲解的证验。但支饮重证多不是一击即退，今寸脉沉而尺脉微，仍属饮盛里虚的反映。手足厥逆，即因水气冲逆所致。气从小腹上冲胸咽，即发作性的上冲症状。手足痹，是由于血虚。其面翕热如醉状，为有虚热上蒸。气冲休止，则水饮因复下流阴股，故亦不出

现眩冒。气冲发作，则水饮伴随上逆，故又出现小便难而眩冒，因此用苓桂五味甘草汤先治其气冲。

【临床应用】慢性支气管炎、哮喘、肺气肿、肺心病等常见本方证。不论是否服过小青龙汤，只要是外寒里饮气上冲、眩晕明显者，皆可考虑选本方。

27. 五苓散方（茯苓泽泻汤去生姜甘草加猪苓）

【辨证要点】太阳表虚证兼见心下停饮、小便不利者。

【歌诀】五苓散即猪茯苓，泽泻白术桂枝行，
外寒内饮成水逆，解外利水表里宁。

【方剂组成】猪苓（去皮）9克，泽泻15克，白术9克，茯苓9克，桂枝（去皮）6克。

【用法】上五味，捣研为细末，以白饮和服3克，多饮暖水，汗出愈。以上剂量作煎剂也可，但水逆证仍以散服佳。

【方解】本方集猪苓、茯苓、泽泻、白术诸利尿药，重在逐内饮，泽泻用量独重，取其甘寒为方中的主药，以解其烦渴。复用桂枝不但解外，而且能降气冲，使水不上犯而下行，五味配伍，解外利水，故治脉浮有热、气冲水逆、渴而小便不利者。

原文注释

《伤寒论》第71条：太阳病，发汗后，大汗出、胃中干、烦躁不得眠、欲得饮水者，少少与饮之，令胃气和则愈；若脉浮、小便不利、微热消渴者，五苓散主之。

注解：太阳病，依法治疗应当发汗，但发汗应取微似有汗为最恰当，若发汗不得法而大汗出，使人体津液大量亡失，胃中水液被夺而干燥，故而患者烦躁不得眠。这种情况，如口渴想喝水时，可少喝一点，使胃

气和即能愈。

如果发汗后而脉浮、小便不利、微热、消渴者，此是里有停饮，误用发汗而致表仍不得解的证候，则宜用五苓散治疗。

按：里有停水本来小便不利，此时如用发汗治疗，脉仍浮而微热，表证也得不到解除。桂枝去桂加茯苓白术汤证、真武汤证与之相似，可互参。不过这时的消渴，主要是由于小便不利，废水不得排出，新水不能吸收，组织缺少水的滋养故渴。再加上误发其汗，伤失津液，则渴益甚。如饮水留胃中，遂成随饮随渴的消渴证。用五苓散解表利其小便，水液代谢恢复正常，则消渴自已、热亦自除。

《伤寒论》第 72 条：发汗已，脉浮数、烦渴者，五苓散主之。

注解：发汗后而脉浮数，为病仍在外，因表热未解故烦；水停不化不能上布津液故渴，宜五苓散主之。

按：此亦应有小便不利症，未明言属省略。

《伤寒论》第 73 条：伤寒，汗出而渴者，五苓散主之；不渴者，茯苓甘草汤主之。

注解：见茯苓甘草汤条。

《伤寒论》第 74 条：中风发热，六七日不解而烦，有表里证，渴欲饮水，水入则吐者，名曰水逆，五苓散主之。

注解：中风发热，即指发热、汗出、恶风的中风证。六七日不解而烦，是说病已六七日，虽然服了桂枝汤仍发热不解而烦。有表里证，是说既有发热而烦的表证，同时又有渴欲饮水，水入则吐的里证。发热烦渴本来是五苓散方证，反与桂枝汤不但表不解反而烦渴更甚。这种因水停不化，而渴欲饮水，水伴冲气上逆的水入则吐，就是水逆之证。宜用五苓散治疗。

《伤寒论》第141条：病在阳，应以汗解之，反以冷水潠之、若灌之，其热被劫不得去，弥更益烦，肉上粟起，意欲饮水，反不渴者，服文蛤散；若不差者，与五苓散。

注解：见文蛤散。

《伤寒论》第156条：本以下之，故心下痞，与泻心汤；痞不解，其人渴而口燥烦、小便不利者，五苓散主之。

注解：太阳病，误用下法治疗，使邪热内陷出现心下痞，这种心下痞可用泻心汤治疗。但也有误下后，水伴冲气逆迫于心下而成心下痞者，患者表现渴而口燥烦、小便不利，为水停不行之证，这与泻心汤证明显不同，故用泻心汤治疗则痞不解，应用五苓散主之。

《伤寒论》第244条：太阳病，寸缓、关浮、尺弱，其人发热、汗出，复恶寒，不呕，但心下痞者，此以医下之也；如其不下者，病人不恶寒而渴者，此转属阳明也；小便数者，大便必硬，不更衣十日，无所苦也，渴欲饮水，少少与之，但以法救之；渴者，宜五苓散。

注解：太阳病，脉浮缓弱为中风脉。发热、汗出、复恶寒，为中风证未传少阳，故不呕。所以出现心下痞，是由于医者误下所致，言外之意应先用桂枝汤解外，外解后，再给服泻心汤来攻痞，此为第一段。

如果上证未经误下，患者已没有了恶寒、口渴，这说明表证已除而转属阳明病了。若有小便数，则大便必硬，而有心下痞，此属津液竭于里的脾约证，即不大便十日亦不感痛苦，患者如渴欲饮水，则可以用少少给服的方法解救，此为第二段。

如果是上证未经误下，亦未转属阳明病，病人不恶寒而渴者，这种心下痞正是水逆心下的五苓散证，则宜用五苓散治疗，此为第三段。

《伤寒论》第 386 条：霍乱，头痛，发热，身疼痛，热多欲饮水者，五苓散主之；寒多不用水者，理中丸主之。

注解：霍乱发作初起，亦常见头痛、发热、身疼痛的表证。若病人渴欲饮水，为有热，宜用五苓散两解表里；若病人口中和而不用水，为里多寒，宜先救里而后解表，用理中丸主之。

按：霍乱上吐下泻，耗人精气至烈，虽有表证，亦不可发汗，热比较明显者，只有用五苓散两解表里一法。寒比较明显者，五苓散也不能用，须用理中汤（丸）先救其里。

《金匮要略·痰饮咳嗽病脉证并治》第 31 条：假令瘦人脐下有悸，吐涎沫而癫眩，此水也，五苓散主之。

注解：脐下悸为水动自下，吐涎沫为水泛于上，故脐下悸、吐涎沫而癫痫眩冒者，都是水饮为患，因此用五苓散主治。

按：曾治一小儿患癫痫吐涎沫，每脐下跳动则犯病，服五苓散（汤）6 剂而愈。一些注家多把癫眩改为巅眩或颠眩，以为头眩之属，但临床屡依本条所述用本方治愈癫痫证，足证癫眩二字无误。

【临床应用】 本方证在临床应用很广，不但用于急性病，而且用于慢性病、急性传染病如霍乱。有人怀疑古时的霍乱不同于现代的霍乱，这是对经方不了解的缘故。梁代陶弘景在《辅行诀脏腑用药法要》记载："外感天行经方之治，有二旦、六神、大小等汤。"外感天行，即急性传染病、瘟疫。二旦、六神、大小，即《伤寒论》中的主要方剂。问题的关键是不论什么病，只要认清有五苓散证，即可用五苓散治疗。

经方大师胡希恕医案

李某，男，47 岁，住院病历号 17020，会诊日期 1975 年 7 月 27 日。患者自感上腹有肿物已 2 个多月，因无不适，未曾检查治疗。近 1 个月来因感左上腹痛而来门诊治疗。经检查，怀疑是肿瘤而收住院治疗。查体：上腹左右均可触及拳头大实性肿物，表面不光滑，轻度压痛，部位深，与体位无关。尿常规：蛋白（+），红细胞15～20/HP，白细胞3～5/HP。血沉61mm/h。尿酚红排泄试验：一杯3%、二杯5%、三杯5%、四杯7%。静脉肾盂造影：左肾扩大，右肾未显影。临床诊断：双肾肿瘤？肾结核？因尚等待手术，要求服中药一试。会诊症见：左腹胀痛，头晕，心悸，汗出，恶风，口渴思饮，饮后渴仍不止，心下有水响，尿频涩痛，舌苔白，脉浮数，心率100次/分。

此属外寒内饮证，为五苓散的适应证：

猪苓10克，泽泻15克，苍术10克，茯苓12克，桂枝10克，滑石30克，阿胶（烊化）10克，生大黄3克，生薏苡仁30克。

结果：上药服2剂后，小便增多，意想不到尿中排出绿豆大结石。3剂服完后，连续四五天排出细沙样结石，腹部肿物消逝于无形，其他症状也全消失。追访5年未见复发。

28.防己茯苓汤方（桂枝甘草汤加防己茯苓黄芪）

【辨证要点】浮肿见汗出恶风者。

【歌诀】防己茯苓用黄芪，桂枝甘草治表虚，
　　　　此治皮水是正法，固表利水肿自去。

【方剂组成】防己9克，黄芪9克，桂枝9克，茯苓18克，甘草6克。

【用法】上五味，水煎温服。

【方解】防己、茯苓利尿逐水，复以黄芪补虚实表，桂枝、甘草降冲气而和荣卫，表气实荣卫调则不使水气复留于皮中，此治皮水的正法。茯苓重用在于利水，故治表虚气冲，水居皮中不去，水气相搏而四肢聂聂动者。

原文注释

《金匮要略·水气病脉证并治》第 24 条：皮水为病，四肢肿，水气在皮肤中，四肢聂聂动者，防己茯苓汤主之。

注解： 皮水为病则四肢肿，气不足于表，故水气乃得留于皮肤中而不去。聂聂动，即微动状，与眴动同属水气为患，若皮水病而四肢聂聂动者，宜以防己茯苓汤主之。

【临床应用】 本方治浮肿，适用于表虚证的浮肿，当有汗出恶风症，亦见于慢性肾炎浮肿。

经方大师胡希恕医案

冯某，女性，30 岁，病历号 6422，1959 年 4 月 25 日初诊。发现慢性肾炎已 5 年，常四肢浮肿，腰痛，头晕或痛，月经量多后期，查尿酚红排泄试验（PSP）第一小时 60%，第二小时 10%，苔白厚腻，脉沉弦。

证属表虚里饮，治以益气养血、调荣利水，与防己茯苓汤合当归芍药散加减：

防己 10 克，茯苓 24 克，桂枝 10 克，生黄芪 12 克，炙甘草 6 克，当归 10 克，白芍 12 克，川芎 10 克，苍术 6 克，白术 6 克，猪苓 10 克，生姜 10 克。

结果：上药服 6 剂，服药期间诸症瘥，但停药浮肿又复发，继加减服用 1 月余，浮肿未再复发。

29. 蜘蛛散方

【辨证要点】 小儿寒疝腹痛可试用。

【方剂组成】 蜘蛛（熬焦）14 枚，桂枝 3 克。

【用法】 上两味，为散，每服 1 克，温水送服，一日两次，蜜丸亦可。

【方解】主用蜘蛛以治疝气，稍佐桂枝以散寒邪。

原文注释

《金匮要略·趺蹶手指臂肿转筋阴狐疝蛔虫病脉证治》第4条：阴狐疝气者，偏有小大，时时上下，蜘蛛散主之。

注解：偏有小大者，谓阴囊或少腹或股内之一侧的肿胀物有小有大也。时时上下者，谓此肿胀物或时上入腹而隐，或时下入囊或出少腹或出股内而现也。因其出没无常似狐，故称之为阴狐疝，古人用蜘蛛散治疗。

【临床应用】由于时时上下的说明，似述无痛苦而能自复的疝气症，即进入阴囊的脏器，自能复原于腹内，与嵌顿性之疝气症不能自复而发剧烈疼痛者不同，此症多见于小儿，大人亦间有之。为病之因，大都由于先天或后天的腹壁虚弱所致。《名医别录》谓："蜘蛛主大人小儿㿗。"㿗，即阴狐疝也，其有治本证的特能，可知蜘蛛善织网捕食物，而能治脏器漏入阴囊的狐疝亦甚有趣也。

按：小儿疝气服本方或可有效，成年疝气宜多求手术修复。

30. 桂枝生姜枳实汤方

【辨证要点】心下痞塞、胸胁闷痛者。

【方剂组成】桂枝9克，生姜9克，枳实15克。

【用法】上三味，水煎温服。

【方解】本方用枳实配伍主气冲的桂枝、治饮逆的生姜，故治诸逆（指痰饮客气冲逆而言），以至心中痞塞而心悬痛者。

原文注释

《金匮要略·胸痹心痛短气病脉证治》第8条：心中痞，诸逆心悬痛，桂枝生姜枳实汤主之。

注解： 心中痞，即心口部有痞塞的自觉证。心悬痛，即心口所处的一侧痛。由于诸逆，因致心中痞塞而心悬痛者，桂枝生姜枳实汤主之。根据药物组成及条文证候分析，本方证当为桂枝去芍药汤证变证。

【临床应用】本条颇能说明心绞痛的证治，不过临床遇此证单用本方的机会反少，而用大柴胡汤与桂枝茯苓丸或桃核承气汤合方的机会为多，可参见大柴胡汤方证。

31. 桂枝茯苓丸方

【辨证要点】痛有定处的久有瘀血疼痛。

【歌诀】桂枝茯苓丸用多，丹皮桃仁芍药和，
　　　　冲悸身疼有定处，治在降逆祛瘀血。

【方剂组成】桂枝9克，茯苓9克，牡丹皮（去心）9克，桃仁（去皮尖，熬）9克，芍药9克。

【用法】上五味，末之，炼蜜和丸，如兔屎大，每日食前服1丸，不知，加至3丸。亦可水煎温服。

【方解】本方为桂枝汤去生姜、大枣、甘草，加茯苓、牡丹皮、桃仁而成，可知其适应证为太阳病合并瘀血证。方中桂枝、茯苓镇气冲而治心悸，桃仁、牡丹皮、芍药祛瘀血而治腹满痛，故此方治瘀血证、气冲心悸而腹满痛者。

按： 多数人常用桂枝茯苓丸治疗慢性病、久有瘀血者，多认为该方治疗内伤杂病，不认为其治表证，但从经方六经归类看，本方证是太阳表证合并瘀血。由此也可知张仲景的伤寒和杂病、外感和内伤的概念不是截然分开的，不论是急性病还是慢性病都是相对并存的，即急性病也可见太阴病，慢性病也可见太阳病或表里合病，也即伤寒、杂病常在一起，这就不难体悟《伤寒杂病论》的真实意义了。

原文注释

《金匮要略·妇女妊娠病脉证并治》第 2 条：妇人宿有癥病，经断未及三月，而得漏下不止，胎动在脐上者，为癥痼害。妊娠六月动者，前三月经水利时，胎也。下血者，后断三月，衃也。所以血不止者，其癥不去故也，当下其癥，桂枝茯苓丸主之。

注解：癥病，即由瘀血结成的病块。衃，即蓄积的恶血。久有癥病的妇人，经断还不到 3 个月出现下血不止，且自觉胎动在脐上，当是癥痼为患。因为妊娠胎动于脐，即动亦不全在脐上，故肯定其为癥痼害。至于是否怀胎，则可验之于 3 个月前的经水利否，如果经断前 3 个月经来均很正常，即可断定为胎；若前 3 个月不断下血，后虽断 3 个月必非胎而为衃。无论怀胎与否，其下血不止的原因，概由于癥不去，故当下其癥，桂枝茯苓丸主之。

【临床应用】本方不仅能治妇人癥病下血，无论男女，凡因瘀血而下血，或因瘀血引起的胸腹痛、痛有定处，不宜桃核承气汤攻下的其他血证者，大多宜本方。本方亦常用于治疗冠心病及胸腹急慢性炎症。

经方大师胡希恕医案

陈某，女性，50 岁，病历号 192067，1966 年 3 月 2 日初诊。1 年来头晕心悸，气上冲胸闷或胸痛，时汗出，常失眠。服用安眠药，常身疲倦怠，心电图示冠状动脉供血不足，苔黄，脉弦迟。

证属久有痰瘀阻滞，治以化痰祛瘀，与桂枝茯苓丸合大柴胡汤加减：

桂枝 10 克，桃仁 10 克，茯苓 15 克，牡丹皮 10 克，白芍 10 克，柴胡 12 克，半夏 10 克，黄芩 10 克，生姜 10 克，枳实 10 克，大枣 4 枚，大黄 6 克，生石膏 45 克，炙甘草 6 克。

结果：上药服 3 剂后诸症均减，睡眠好转，胸痛也好转。上方加赤芍 10 克，继服，今自感无不适，以前不敢走路，现走路如常人。

32. 半夏散及汤方（桂枝甘草汤加半夏）

【辨证要点】咽痛，有表证而口不渴者。

【歌诀】半夏散及汤方并，桂草半夏等分用，

桂枝甘草治咽痛，当知不是少阴病。

【方剂组成】半夏（洗）、桂枝（去皮）、甘草（炙）各等份。

【用法】上三味，分别捣筛已，合治之，白饮和服1克，日三服。若不能散服者，取2克以水煎5分钟，下火令小冷，少少咽之。

【方解】半夏辛温，降逆化痰，《神农本草经》认为其"主伤寒寒热，心下坚，下气，喉咽肿痛"。又认为"桂枝，气味辛温无毒，主上气、咳逆、结气、喉痹"，与半夏合用，利咽喉而治肿痛。更以甘草缓急止痛。少少咽之，亦使药液渍患处也。合于桂枝甘草汤中，则可知是治疗桂枝甘草汤证的咽喉肿痛，或痰涎多者。

原文注释

《伤寒论》第313条：少阴病，咽中痛，半夏散及汤主之。

注解： 咽痛指或左或右的一侧痛，甘草汤或桔梗汤主治。咽中痛，指全咽俱痛，为比较重的证，但未化脓成疮，亦未至不能语言声不出。咽中痛多伴有外证，外证呈现桂枝甘草汤方证，故用本方散邪消肿治之。

按： 咽痛证最忌大发汗，故本条以少阴病冒之。但此证并非真的少阴病，用少阴病提纲衡量自明。而本方亦并不是治疗少阴病的方剂，应当明确。

又后世多将咽痛作热看，或见咽喉红、滤泡增生更认为是热，而惧用桂枝，这是没有理解张仲景六经及方证的实质所致，本方证是其一也。

【临床应用】咽痛以急性发作常见，也有慢性发作者。多见于急慢性咽喉炎、扁桃体炎，当出现表虚证，更确切说呈现桂枝甘草汤证时，

也可用。临证要注意，小柴胡汤证的咽痛也常见，应细审属何方证。

冯世纶医案

张某，男，51岁，河北灵寿县中学工友，1968年11月26日初诊。咽痛3个多月，曾以清热解毒、养阴清咽等法治疗无效，医院认为是喉癌。视其咽喉，双扁桃体及咽后壁皆有多处脓点，常头痛，汗出，恶寒，口中和，不思饮，舌苔白腻，脉沉细，两寸浮。

此为太阳表虚、邪久伤津，呈太阳太阴合病，治以半夏散及汤加减：

清半夏12克，桂枝10克，炙甘草10克，桔梗6克，诃子肉6克。

结果：服药当天即感咽痛减轻，原方服半月，诸症消，咽及双侧扁桃体已无脓点。

33. 炙甘草汤方（桂枝去芍药汤加人参麦冬生地黄阿胶火麻仁）

【辨证要点】心动悸，脉结代津血虚者。

【歌诀】炙甘草汤胶桂人，枣姜生地麦麻仁，

津血虚极脉结代，煎药用酒功可垂。

【方剂组成】甘草（炙）12克，生姜（切）9克，人参6克，桂枝9克，生地黄48克，阿胶6克，麦冬（去心）15克，火麻仁15克，大枣4枚。

【用法】上九味，以酒、水各半，先煮八味，汤成内阿胶消尽，温服。

【方解】本方以桂枝去芍药汤调荣卫于外，尤其增量甘草、大枣，更加人参大补中气以资血气之源。以生地黄、麦冬、火麻仁、阿胶滋津血于内，为太阳太阴合病兼气血俱虚的适应证。此治津血枯燥而脉结代心动悸的良法，不过重用甘寒，方后虽有复脉之名，若虚脱的阴虚寒重

证，脉微欲绝，或无脉者，本方不中与之。

按： 临床观察，煎药用酒很重要，不用酒煎效果差。原用药说明用酒煎（酒：水为 7：8），临床改煎成后对入黄酒 20～30 毫升同服效也佳。

原文注释

《伤寒论》第 177 条：伤寒，脉结代，心动悸，炙甘草汤主之。

注解： 伤寒，由于过用汗、吐、下、亡津液、亡血液，以至血不足以养心，则心动悸。血不足以荣脉，则脉结代，宜以炙甘草汤主之。

《金匮要略·血痹虚劳病脉证并治》附方（一）：《千金翼》炙甘草汤：治虚劳不足，汗出而闷，脉结悸，行动如常，不出百日，危急者，十一日死。

注解： 虚劳不足的病，若汗出而闷，脉结代心悸者，虽行动如常，若不治，则不出百日死。若已不能行动，病危急者，则于十一日死，治之宜本方。

按： 久病虚极而脉结代心悸，确多凶险，亦只可与本方治之。如病还不十分危急者，亦间有得救者。肺结核后期多此证。平人脉结代并不足虑，不服药亦可自愈。

《金匮要略·肺痿肺痈咳嗽上气病脉证并治》附方（一）：《外台》炙甘草汤：治肺痿涎唾多，心中温温液液者。

注解： 心中温温液液，即恶心剧甚、心中烦恼的意思。病肺痿，若涎唾多，心中温温液液者，本方治之。

【临床应用】 常见于心脏病心律失常。本方补虚润燥，若肺结核后期骨瘦如柴，往往有用之的机会。劳热咯血不止，以本方去桂枝、生姜治之有效。

多数版本，把本方置于太阳病篇末，一是说人体患病规律多先在表后渐入里，二是说病在表应汗以解之。但不正确的治疗造成人体气血俱伤、表里并病，以至成本方证。

经方大师胡希恕医案

张某，女性，32岁，病历号153250，1965年3月12日初诊。心悸气短5年多，在哈尔滨市诊断为"风湿性心脏病"，住院治疗5个月，关节疼痛缓解，但仍心慌惊悸，多梦，少劳即喘，两颧红，二便如常，苔白，舌有瘀点，脉沉细结代。

证属津血虚、血不养心，治以补津生血、养心安神，与炙甘草汤：

生地黄30克，麦冬12克，火麻仁10克，炙甘草10克，党参10克，桂枝6克，生姜10克，大枣8枚，生龙骨15克，生牡蛎15克，阿胶10克（烊化）。

结果：上药服用2个月，心慌心悸好转，走五六里地不感气喘，来信告知已参加工作。

第二章　麻黄解表类方

1. 麻黄汤方

【辨证要点】发热、恶寒、无汗、脉浮紧者。

【歌诀】麻黄汤桂草杏仁，太阳表实脉浮紧，
　　　　发热无汗身疼痛，发汗解表要温饮。

【方剂组成】麻黄（去节）9克，桂枝（去皮）6克，甘草（炙）3克，杏仁（去皮尖）9克。

【用法】上四味，水煎温服，覆取微似汗，不需饮粥，余如桂枝法将息。

【方解】此方为治疗太阳病伤寒证的代表方，麻黄为一有力的发汗药，佐以桂枝更宜致汗，并治上冲逆。杏仁定喘，甘草缓急，故其适应证是：太阳病表实无汗、身疼痛而喘者。

原文注释

《伤寒论》第35条：**太阳病，头痛、发热、身痛、腰痛、骨节疼痛、恶风、无汗而喘者，麻黄汤主之。**

注解：太阳病，是在表的阳热实证，以头痛、发热、恶寒为常，若更见有身痛、腰痛、骨节疼痛、无汗而喘者，此为表实证，则宜麻黄汤主之。

按：前已反复论述，桂枝汤证由于有自汗出，郁积在人体体表的体液和废物、有毒物被排出一部分，这样虽有身疼痛，但不剧烈，亦不至

于上迫于肺；而麻黄汤证，由于无汗，体液和废物、有毒物郁积于人体体表（张仲景谓之"阳气重"），压迫肌肉和关节，因此使得身、腰、骨节无处不痛，并且向上逼迫于肺而发喘。

这里要注意，太阳病根据汗出和无汗的症状特点来判定表虚和表实，也是治疗上选择宜用桂枝汤或麻黄汤系列药的关键。

《伤寒论》第36条：太阳与阳明合病，喘而胸满者，不可下，宜麻黄汤。

注解：不可下，是本条的解读重点。太阳与阳明合病，是指既有发热、恶寒的表证，同时又有大便难的里证。喘可见于承气汤，也可见于麻黄汤，是两方的共有证。不过承气汤证主证有腹满而喘；而麻黄汤证的特点是喘而胸满。故见喘而胸满，不是承气汤证而是麻黄汤证，因此谓不可下，而宜用麻黄汤发汗。

按：腹满而喘者，是腹满为主要症状而喘为次要症状，也就是先有腹部实满，由于实满而上逆逼迫胸膈，阻碍呼吸而发喘，这种喘用下法治疗，实满去除了，喘也就自然消失了；而胸满而喘者，是喘为主要症状而胸满是次要症状，也就是先有呼吸困难、喘，由于喘使胸腔内压增高而胸满，这种喘用发汗法以平喘，喘平则胸满自消。证有主从，治分表里，对于辨证至关重要。

本条就喘之一证，以示麻黄汤证与承气汤证的鉴别法，对于辨证甚关重要，应仔细玩味。

《伤寒论》第37条：太阳病，十日已去，脉浮细而嗜卧者，外已解也。设胸满胁痛者，与小柴胡汤；脉但浮者，与麻黄汤。

注解：太阳病已十余日，脉虽浮但细，并患者疲乏嗜卧，有病已传少阳之象，因此称外已解也。假如再见胸满胁痛，则具备了小柴胡汤证，故可服小柴胡汤；假如脉只是浮而不细，而且无倦怠嗜卧及胸满胁痛，说明病仍在表，虽然过了十多天，也可服麻黄汤。

按：脉细主血少，津液不足，脉浮细，是因体表津血不足（言外之意已不是阳气重），即小柴胡汤条所指出的血弱、气尽、腠理开的情况。嗜卧与嘿嘿都是倦怠的样子，详见小柴胡汤条，可互参。

《伤寒论》第46条：太阳病，脉浮紧、无汗、发热、身疼痛，八九日不解，表证仍在，此当发其汗。服药已微除，其人发烦目瞑，剧者必衄，衄乃解。所以然者，阳气重故也。麻黄汤主之。

注解：本条的阳气重，是全书的解读重点。

太阳病见脉浮紧、无汗、发热、身疼痛为麻黄汤方证，病虽八九日不解，但上述的表证仍存在，表现为阳气重，这种情况应当用麻黄汤发其汗。服药已微除，是说服麻黄汤后，上述症状略有减轻。发烦目瞑，为病欲解时而发生的瞑眩状态。剧者必衄，是说瞑眩发作剧烈者常出现鼻衄，而病情随着鼻衄而缓解。

这里要注意的是，阳气重，张志聪认为是"太阳合并于三阳……阳热盛"。如是三阳阳热盛，应用白虎或承气清热，怎还能用辛温的麻黄汤发汗？显然其说不妥。实际在经方体系中，阳气，不是指阳热，这里指津液，概含津血、水、湿、邪气等，姜春华即持这种观点。太阳病之所以出现鼻衄，是因为日久不得汗出，津液（阳气）过多、过重郁积于体表的缘故。对照前面的几条则更易理解。

《伤寒论》第51条：脉浮者，病在表，可发汗，宜麻黄汤。

注解：脉浮，主病在表，如果有汗出为表虚，则宜用桂枝汤，如无汗出为表实，则宜用麻黄汤发汗治疗。这里的脉浮，当是脉浮紧。

《伤寒论》第52条：脉浮而数者，可发汗，宜麻黄汤。

注解：脉浮而数，为表有热的反映，亦属表实热证，故宜用麻黄汤发汗解之。

按：以上两条都属简文，麻黄汤证已在前面详细论述，这里及后文的论述皆简略。这里只举可发汗的脉象特征，出示脉象，同时也暗示有无汗、恶寒、身疼痛等麻黄汤方证适应证。

《伤寒论》第55条：伤寒，脉浮紧，不发汗，因致衄者，麻黄汤主之。

注解：太阳伤寒脉浮紧，治疗本来应用麻黄汤发汗，若拖延日久不发汗，体表郁闭，致使阳气重于表，邪无从出，体液上冲而造成鼻衄。鼻衄后有两种情况，一是因鼻衄而证解如第46条所述；一是鼻衄后证不解即本条所述，这种情况可用麻黄汤治疗。

按：表实宜发汗，如果拖延不发汗，往往造成阳气重于表而致衄。亦有因鼻衄而表解病愈者，本条所述为鼻衄后而表不解，故用麻黄汤发汗来解表，表解则鼻衄亦自然好转。另外，要注意，患太阳病后出现的鼻衄，要与衄家相鉴别。所谓衄家是指长期鼻衄、衄血的病，如白血病、再生障碍性贫血、血小板减少等，由于长期失血，津血内虚，即使遭受外感亦不可发汗，因汗出夺津液，进一步使血虚。而本条所述之证，是本应发汗而不发汗治疗，致使体液（阳气）上冲而致衄，这时发汗表解而鼻衄亦自止。

《伤寒论》第235条：阳明病，脉浮、无汗而喘者，发汗则愈，宜麻黄汤。

注解：脉浮、无汗为太阳表实证，同时见有喘症，此喘是表实甚明，其证与36条同，故发汗则愈，亦适宜用麻黄汤先发汗治疗。

按：本条冠以阳明病，是说有阳明病提纲所述的胃家实特征。一般阳明病有汗出身热，本条所述是无汗而喘且脉浮，故实际是太阳阳明并病，并且表实证明显，所以用麻黄汤先发汗。

这里要提示的是：张仲景这种写作方法，在《伤寒论》有许多处，不要理解为"阳明病……宜麻黄汤"，而是要细审其中的症状具体属什么方证。

【临床应用】麻黄汤与桂枝汤皆用于治疗太阳病，桂枝汤适用于有汗的表虚，麻黄汤适用于表实，两方皆常用于急性和慢性疾病。不过麻黄汤更多见于急性病、外感之初起，其加减变方则见于临床各病。在临床常见证为：

（1）太阳病，头痛、发热、身痛、腰痛、骨节疼痛、恶风、无汗而喘者。

（2）太阳阳明合病，喘而胸满者。

（3）太阳病，脉浮紧、无汗、发热身疼痛者。

（4）太阳伤寒脉浮紧、不发汗因致衄者。

（5）阳明病，脉浮无汗而喘者。

经方大师胡希恕医案

陈某，男，24岁，1965年10月9日初诊。昨天打篮球后用凉水洗澡，今早感恶寒、无汗、身热、头痛、身酸痛、口不渴，舌苔薄白，脉浮紧，体温38.6℃。

此属太阳表实证，治以发汗解表，与麻黄汤：

麻黄10克，桂枝6克，炙甘草6克，杏仁10克。

结果：上药急煎服，并盖棉被得微汗出，热渐退，未再服药，调养2天如常。

2. 葛根汤方（桂枝汤加葛根麻黄）

【辨证要点】太阳病，项背强几几、无汗恶风或见下利者。

【歌诀】葛根汤本桂枝汤，加入葛根增麻黄，太阳项背强几几，无汗而喘用之良。

【方剂组成】 葛根12克，麻黄（去节）9克，桂枝（去皮）6克，生姜（切）9克，芍药9克，甘草（炙）6克，大枣（擘）4枚。

【用法】 上七味，以水先煮麻黄、葛根，去上沫，内诸药再煎，汤成温服，覆取微似汗。

【方解】 本方是桂枝加葛根汤再增量麻黄而成。故治桂枝加葛根汤证无汗而喘者。

原文注释

《伤寒论》第31条：太阳病，项背强几几，无汗恶风，葛根汤主之。

注解： 太阳病，项背强几几、汗出恶风者，是桂枝加葛根汤方证，在桂枝加葛根汤方证已说明，今因见无汗恶风，故用有麻黄的本方主之。

《伤寒论》第32条：太阳与阳明合病者，必自下利，葛根汤主之。

注解： 这里的太阳与阳明合病，是指既有头项强痛而恶寒的太阳表证，同时又有自下利的阳明里证，治疗急当救表，宜以葛根汤主之。

按： 下利而见太阳证，则病欲自表解，故发汗则愈，无汗表实者宜本方，自汗表虚者宜桂枝汤，此证常见，宜注意。又太阳与阳明合病者，必自下利，宜读作太阳与阳明合病必自下利者。意思是说：太阳与阳明合病必须有自下利者，才可用葛根汤主之，而不是说太阳与阳明合病者必定自下利。

《金匮要略·痉湿暍病脉证治》第12条：太阳病，无汗而小便反少，气上冲胸，口噤不得语，欲作刚痉，葛根汤主之。

注解： 太阳病，无汗，小便不当少，今由于气上冲胸，水不得畅行于下，故小便反少。牙关紧闭不得语，已为痉之渐，故谓欲作刚痉，宜以葛根汤主之。

按：《金匮要略·痉湿暍病脉证治》第7条曰："病者，身热足寒，颈项强急、恶寒、时头热、面赤目赤、独头动摇、卒口噤、背反张者，痉病也。"又曰："太阳病，发热、无汗、反恶寒者，名曰刚痉。"本条即述刚痉的证治。葛根汤本治项背强几几，实即项肌肉失和而致痉挛的证候。此证严重时，则致背反张的痉病，故太阳病发热、恶寒、无汗而痉者，当然须以本方主之。不过本方的应用，并不限于以上所论。

【临床应用】本证不但见于急性病，而且常见于慢性病，由于葛根汤清凉解肌，而且解毒，故疹痘诸疾于太阳病初期时，多以本方治之。依据经验，外感咳喘须发汗者，用本方的机会为多。尤其发热无汗而恶寒剧甚者，不问项背急与否多属本方证。他如腰肌劳损，本无表证的明征，与本方治之屡验。《神农本草经》谓葛根治"诸痹"，痉与痛，皆得之肌不和，这可能都是痹之属！

经方大师胡希恕医案

刘某，男性，49岁，病历号5294，1967年7月26日初诊。背疼1年，胸椎2～5有压痛。经拍片证实胸椎8、9、11骨质增生。曾经理疗不但无效，而且症状逐渐加重，出现腰痛、腿疼，无奈找中医治疗。近症：腰背疼痛，不能翻身，颈项发紧疼痛，不能向右转头，不能俯仰，苔白，脉沉。

此病表有寒湿，久则陷于阴，为葛根加苓术附汤证：

葛根12克，麻黄10克，桂枝10克，生姜10克，白芍10克，大枣4枚，茯苓10克，苍术10克，川附子10克，炙甘草6克。

结果：上药服3剂疼即大减，增附子为12克，又服3剂，头左右转动自如，可以俯仰，深低头时仅作痛，晨起可以翻身。

3. 甘草麻黄汤方

【辨证要点】浮肿表实无汗者。

【歌诀】甘草麻黄二味行，表实无汗此为营，
　　　　增量麻黄为驱水，不似越婢治身疼。

【方剂组成】甘草6克，麻黄12克。

【用法】上两味，先煮麻黄，去上沫，内甘草，汤成温服，盖棉被使微汗出。

【方解】本方是麻黄汤去桂枝、杏仁，增麻黄、甘草的用量而成。其功能虽也是发汗解表，但无桂枝则不治身痛，无杏仁则治喘的作用亦减弱。故本方主要作用在于解表行水，治水湿有表邪者。

原文注释

《金匮要略·水气病脉证并治》第25条：里水，越婢加术汤主之，甘草麻黄汤亦主之。

注解：里水，是指《金匮要略·水气病脉证并治》所述："里水者，一身面目黄肿，其脉沉，小便不利，故令病水。"这种里水，如身痛不明显，表实无汗者，可用本方治疗。可参见越婢加术汤方。

【临床应用】浮肿症有表证、里热不明显者可选用本方。在临床可用于急性肾炎，以本方加减的方更为多见，宜注意。

4.《千金》麻黄醇酒汤方

【辨证要点】黄疸，见发热、恶寒、无汗、口不渴者。

【方剂组成】麻黄9克。

【用法】上一味，冬季用酒、春季用水煎，温服。

【方解】麻黄辛温发汗，用酒煎加强发汗之力，使湿热从表解则黄亦自除。

按：本方用麻黄去黄疸，用酒煎药，其治疗方法、理念，很值得注意。

原文注释

《金匮要略·黄疸病脉证并治》附方：（二）千金麻黄醇酒汤：治黄疸。

注解：这里的黄疸，当指表实无汗而湿热在表之证，是单纯的太阳表实证，湿热在表郁盦成黄疸，故用麻黄发汗解表、祛湿，使黄疸从表解。

按：外感伤寒，湿热在表，郁而成黄疸，当以汗解之，有用本方的机会。如黄疸已久，里证明显时，当加茵陈或用五苓散治之。

【临床应用】这里值得注意的是，张仲景治病非常重视病位，黄疸多是湿热盛于里，多呈阳明里热证，但黄疸初起，亦可见无里热证而以表证明显者，则应试用本方。

5. 半夏麻黄丸方

【辨证要点】表实见心下悸者。

【方剂组成】半夏、麻黄各等份。

【用法】上两味，末之，炼蜜和丸，小豆大，饮服三丸，日三服。

【方解】半夏降水饮，麻黄发汗解表，与半夏合用发汗力小而起散水气之功，合之治胃中有水气、心下悸或有浮肿者。炼蜜为丸服量甚轻，此为慢性病缓治之法也。

原文注释

《金匮要略·惊悸吐衄下血胸满瘀血病脉证治》第13条：心下悸者，半夏麻黄丸主之。

注解：心下悸，由于表不解水饮停滞引起，应或见浮肿、表实无汗等症，这种心下悸可用半夏麻黄丸治疗。

【临床应用】心下悸者以茯苓、桂枝适应证较多见，但临床如见表实证明显又心下停饮、心下悸者，可选用本方证。

6. 葛根加半夏汤方（葛根汤加半夏）

【辨证要点】葛根汤证有下利或无下利而呕者。

【方剂组成】葛根12克，麻黄（去节）9克，桂枝（去皮）6克，生姜（切）6克，芍药6克，甘草（炙）6克，半夏（洗）15克，大枣4枚。

【用法】上八味，以水先煮葛根、麻黄，去上沫，内诸药，汤成温服，盖棉被覆取微似汗。

【方解】于葛根汤加半夏，实际其组成和功能与葛根汤和半夏汤的合方相似，故治两方的合并证，即治太阳太阴合病见呕，或下利而呕者。

原文注释

《伤寒论》第33条：太阳与阳明合病，不下利，但呕者，葛根加半夏汤主之。

注解：本条是承接"太阳与阳明合病者，必自下利，葛根汤主之"一条而言，即是说：若上述之太阳与阳明合病，不下利但呕者，则宜葛根加半夏汤主之。

按：下利和呕，皆见于阳明和太阴，从方药分析，葛根加半夏汤是葛根汤与小半夏汤合方，小半夏汤是太阴里虚寒治剂，葛根汤主治太阳阳明合病，则可知葛根加半夏汤治的是呕明显的太阳太阴合病。

【临床应用】本方证即是葛根汤证与半夏汤证的合并证，故凡见葛根汤证有下利或无下利而呕者，皆可用本方治疗。本方证多见于外感初起。

经方大师胡希恕医案

任某，女，21岁，病历号49703，1965年12月21日初诊。昨天感冒头痛、头晕、身痛、腰痛、恶心欲呕、恶寒，素有腹疼大便稀，脉浮数，苔白。

证属太阳太阴合病，为葛根加半夏汤的适应证：

葛根12克，麻黄10克，桂枝10克，生姜10克，白芍10克，大枣4枚，炙甘草6克，半夏12克。

结果：上药服1剂症大减，2剂症已。

7. 麻黄加术汤方（麻黄汤加白术）

【辨证要点】麻黄汤证而湿痹烦疼者，皆用之。

【歌诀】麻黄加术治湿家，发表利水同时下，
　　　　汗出变少而尿多，身体痛烦效果佳。

【方剂组成】麻黄（去节）9克，桂枝（去皮）6克，甘草（炙）3克，杏仁（去皮尖）9克，白术12克。

【用法】上五味，以水先煮麻黄去上沫，内诸药，汤成温服，盖棉被取微似汗。

【方解】本方由麻黄汤加白术而成。白术苦温，主风寒湿痹，且有止汗作用。麻黄汤虽为强有力的发汗药，但加入白术，则湿从下走、从尿出，因此原有麻黄汤的发汗作用减弱，而增加了利湿除痹的作用。

【原文注释】

《金匮要略·痉湿暍病脉证治》第20条：湿家，身烦疼，可与麻黄加术汤，发其汗为宜，慎不可以火攻之。

注解：湿家，指风湿患者。湿家身烦疼，宜用麻黄加术汤发汗利湿治疗，使病从表及小便解，慎不可用火攻之。本条所说的火攻，是指火烤、熏蒸、火针、艾灸等，近代的红外线、蜡疗等热疗也属之。

【临床应用】凡临床见麻黄汤证而湿痹烦疼者，皆用之。风湿关节炎初期，有见本方证的机会，也可见葛根汤加白术再加生薏苡仁方证，宜注意辨证用方。

8. 射干麻黄汤方

【辨证要点】外寒内饮喉中痰鸣明显者。

【歌诀】射干麻黄枣生姜，五菀冬夏细辛镶，
　　　　小青龙汤主同近，外寒内饮痰鸣强。

【方剂组成】射干9克，麻黄12克，生姜12克，细辛9克，紫菀9克，款冬花9克，五味子15克，大枣4枚，半夏（洗）15克。

【用法】上九味，以水先煮麻黄去上沫，内诸药，汤成温服。

【方解】麻黄、生姜发汗解太阳之表，半夏、细辛、大枣降逆逐饮，故与小青龙汤相类亦是外邪内饮的治剂。射干、紫菀、款冬花、五味子均主咳逆上气，而射干尤长于清痰泻火，以利咽喉。故与小青龙汤所主大致同，而侧重于上气痰鸣者。

【原文注释】

《金匮要略·肺痿肺痈咳嗽上气病脉证并治》第6条：咳而上气，喉中水鸡声，射干麻黄汤主之。

注解： 水鸡，即青蛙。咳而上气，即咳嗽气喘，这种咳喘如又见咽喉有痰鸣，如水鸡声者，宜射干麻黄汤主之。

【临床应用】本方证常用于气管炎、哮喘咳逆痰多，咽中不利者，多有良效。若口干或烦躁者宜加生石膏。

经方大师胡希恕医案

康某，男性，49岁，1965年12月2日初诊。1958年脊柱骨折后患喘息性支气管炎合并肺气肿。近1周受寒咳喘加重，喉中痰鸣，不能平卧，咳吐白黏痰、量多，头痛，背痛，口干不思饮，苔白腻，脉浮弦。

证属外寒内饮，与射干麻黄汤：

麻黄12克，射干10克，生姜12克，大枣4枚，紫菀10克，款冬花10克，细辛10克，五味子10克，清半夏15克。

结果：上药服3剂咳喘减，稍能平卧。因口渴明显，汗出较多，上方加生石膏45克，服7剂咳喘明显减轻，可以平卧。

9.牡蛎汤方（甘草麻黄汤加牡蛎蜀漆）

【辨证要点】疟疾寒多热少，无汗身痛者。

【歌诀】牡蛎汤内四味药，甘草麻黄蜀漆到，
　　　　胸腹悸动痰饮作，解表逐饮治牝疟。

【方剂组成】牡蛎（熬）12克，麻黄（去节）12克，甘草6克，蜀漆9克。

【用法】上四味，以水先煮蜀漆、麻黄，去上沫，内诸药再煎，汤成温服。

【方解】本方是甘草麻黄汤加牡蛎、蜀漆而成。甘草麻黄汤用于表实无汗。蜀漆，即常山苗，《神农本草经》称其"辛平……主疟及咳逆寒热，腹中癥坚痞结"，为有力祛痰逐饮药。牡蛎，《神农本草经》称其

"味咸平……主伤寒寒热"。故四味组合，治甘草麻黄汤证胸腹悸动而有痰饮者。

原文注释

《金匮要略·疟病脉证并治》附方（一）：牡蛎汤（《外台秘要》方），治牡疟。

注解：《金匮要略·疟病脉证并治》第5条曰："疟多寒者，名曰牡疟，蜀漆散主之。"古人以心为牡脏，心阳为痰所阻，故多寒，称之为牡疟。蜀漆逐痰，为治牡疟的要药。当无表证不需发汗者，宜蜀漆散；当有表证须发汗者，宜本方。

【临床应用】疟疾寒多热少，无汗身痛者可用本方治之。本方证可见于疟疾病或热性病、传染病，证属外寒内饮，且内饮重甚成痞坚者。

10. 桂枝麻黄各半汤方（桂枝汤麻黄汤合方）

【辨证要点】发热恶寒，热多寒少，身痒者。

【歌诀】桂枝麻黄各半汤，邪在表而身发痒，
发热不得小汗出，热多寒少如疟状。

【方剂组成】桂枝（去皮）5克，芍药3克，生姜（切）3克，甘草（炙）3克，麻黄（去节）3克，杏仁（去皮尖）3克，大枣（擘）2枚。

【用法】上七味，以水先煮麻黄，去上沫，内诸药再煎，汤成温服。

【方解】此取桂枝汤、麻黄汤各二分之一合之，故治两方的合并证而病情较轻者。

原文注释

《伤寒论》第23条：太阳病，得之八九日，如疟状，发热恶寒，热多寒少，其人不呕，清便欲自可，一日二三度发。脉微缓者，为欲愈也；

脉微而恶寒者，此阴阳俱虚，不可更发汗、更下、更吐也；面色反有热色者，未欲解也，以其不得小汗出，身必痒，宜桂枝麻黄各半汤。

注解：如疟状，是说似疟疾定时发寒热的症状。清便欲自可，即大便通调如常。本条可分三段解释：

（1）太阳病已经八九日，其人不呕，病还未传少阳；清便欲自可，则亦未传阳明。只是如疟症状，一日二三次发寒热，而且热多寒少，外邪已有欲罢之象。脉微缓更为邪衰正复之候，故肯定此为欲愈也。

（2）太阳病八九日，虽不见少阳和阳明证，但脉微、无热而恶寒者，此表里俱虚，已陷于阴证，应依据治阴证的方法随证救之，不可更发汗、更下、更吐也。

（3）再就上之如疟状的欲愈证来分析，假如其面反有热色者，这是郁热在表不能自解的证候，其人身痒，乃是得不到小汗出的确证，宜与桂枝麻黄各半汤，使小汗出即治。

按：恶寒，为太阳病的重要特征，邪之轻重，往往要看寒热或多或少，尤其脉微缓，为邪衰正复的反应。热多寒少见此脉，大都为病衰欲愈之兆。时发热汗出者，为桂枝汤证，今虽时发热而不得小汗出，又有麻黄汤证，宜用桂枝麻黄各半汤治之。

【临床应用】本方证常见于感冒、发热病后期、慢性病复感外邪时。本方治痒、解表，主要能调和营卫驱邪外出。据此方义，临床常以桂枝汤加荆芥、防风，治发热恶寒、身痒起疹者屡见良效。

经方大师胡希恕医案

房某，男性，43岁，病历号117343，1965年5月24日初诊。原有慢性肝炎，近几天皮肤痒甚，尤以夜间瘙痒难忍，至抓破为止。时有寒热，苔薄白，脉浮缓。

此属营卫不和、外邪客表，治以调和营卫、解表祛邪，与桂枝汤加荆芥、防风：

桂枝10克，白芍10克，生姜10克，大枣4枚，荆芥10克，防风10克，炙甘草6克，白蒺藜10克。

结果：上药服3剂身痒已。因有两胁痛、口苦等，与柴胡桂姜汤加味治之。

冯世纶医案

王某，女，13岁，2003年3月6日初诊。自感身痒1周多，自服息斯敏效不明显，白天痒轻，晚上痒较重，用手挠之起小丘疹，白天却看不到，有时感面热，无汗出，口中和，别无所苦，舌苔薄白，脉细寸微浮。

证属外邪客表、营卫不和，与麻黄桂枝各半汤：

桂枝5克，麻黄3克，白芍3克，生姜2片，炙甘草3克，赤小豆10克，白蒺藜6克，大枣2枚。

结果：上药晚上服1剂，身见微汗，身痒未再发作。

11. 桂枝二麻黄一汤方（桂枝汤麻黄汤合方）

【辨证要点】桂枝汤证多而麻黄汤证少者。

【歌诀】桂枝二麻黄一汤，表证在而非少阳，
形似疟一日再发，小汗出调营卫畅。

【方剂组成】桂枝（去皮）6克，芍药6克，麻黄（去节）3克，生姜（切）6克，杏仁（去皮尖）3克，甘草（炙）4克，大枣2枚。

【用法】上七味，以水先煮麻黄一二沸，去上沫，内诸药，再煎，汤成温服。

【方解】取桂枝汤二、麻黄汤一合之，治桂枝汤证多而麻黄汤证少者。

原文注释

《伤寒论》第 25 条：服桂枝汤，大汗出，脉洪大者，与桂枝汤，如前法。若形似疟，一日再发者，汗出必解，宜桂枝二麻黄一汤。

注解：这里的脉洪大，应当是脉浮，若脉洪大为里热盛，如何可与桂枝汤？可能是白虎加人参汤条的脉洪大错乱在此。

服桂枝汤不得法，而使大汗出，病必不解。脉浮为病仍在外，故可与桂枝汤如前法服之。若其人形如疟，再次发寒热者，此与上条的桂枝麻黄各半汤证大致同，小汗出必解，宜桂枝二麻黄一汤。

【临床应用】临床见桂枝汤证多而麻黄汤证少者可用本方。大致与桂枝麻黄各半汤相似，如桂枝汤证明显者，可用本方。如汗出不明显而发热明显者，可用前方。

12. 小青龙汤方

【辨证要点】外邪里饮而致咳喘恶寒、无汗者。

【歌诀】小青龙本桂枝汤，去生姜枣加干姜，
　　　　麻黄五味半细辛，外邪内饮治之良。

【方剂组成】麻黄（去节）9 克，芍药 9 克，细辛 9 克，干姜 9 克，甘草（炙）9 克，桂枝（去皮）9 克，五味子 15 克，半夏（洗）15 克。

【用法】上八味，以水先煮麻黄，去上沫，内诸药再煎，汤成温服。

【方解】本方为桂枝汤去生姜、大枣加干姜，再加麻黄、半夏、细辛、五味子而成，麻黄、桂枝、芍药、甘草发汗以解太阳之表。半夏、干姜、细辛、五味子逐内之寒饮，合之解表化饮以平咳喘，故本方为治疗外邪里饮而致咳喘的方剂。

原文注释

《伤寒论》第 40 条：伤寒表不解，心下有水气，干呕、发热而咳，或渴，或利，或噎，或小便不利、少腹满，或喘者，小青龙汤主之。

注解： 伤寒表不解，心下有水气，指明为外寒里饮证，这种情况用发汗治疗，表不会解的，而且还会出现许多变证：如有外邪故发热；激动里饮故干呕而咳喘；小便不利则少腹满；水停不化故或渴；水谷不别故或利；水气冲逆故或噎等，此宜小青龙汤主之。

按： 当表证未解而里有水饮者，无论伤寒或中风，在治疗时，都须在解表的同时祛逐水饮，这样才能使表解，前于桂枝剂已多次说明，故不再赘述。胃中有饮本无渴证，今谓或渴者，是由于小便不利所致，与五苓散证之渴同，故"或渴，或利，或噎"均宜读在"小便不利、少腹满"句之后，而"或喘者"宜接于"发热而咳"句后。此以上为主证，或咳以下为客证。只要看主证在，不问客证有无均宜本方主之。

《伤寒论》第 41 条：伤寒，心下有水气，咳而微喘，发热不渴，服汤已，渴者，此寒去欲解也，小青龙汤主之。

注解： 气冲饮逆故咳而微喘，外邪不解故发热，胃有饮故不渴，宜以小青龙汤主之。服汤后则饮去胃中干，遂渴，此为服药有效之验，故谓寒去欲解也。

《金匮要略·痰饮咳嗽病脉证并治》第 35 条：咳逆倚息不得卧，小青龙汤主之。

注解： 倚息，即凭依于物呼吸之意。久有痰饮，复被风寒，呈外寒内饮证，造成咳逆呼吸困难，以至倚息不得卧，此证宜用小青龙汤治疗。

《金匮要略·痰饮咳嗽病脉证并治》第 23 条：病溢饮者，当发其汗，大青龙汤主之，小青龙汤亦主之。

注解： 见大青龙汤条。

《金匮要略·妇人杂病脉证并治》第 7 条：妇人吐涎沫，医反下之，心下即痞，当先治其吐涎沫，小青龙汤主之。涎沫止，乃治痞，泻心汤主之。

注解： 吐涎沫，指咳逆吐涎沫，暗示为小青龙汤证，治疗时反用下法，造成心下痞，这种情况，治疗仍宜用小青龙汤先治其咳吐涎沫，涎沫止后，再以泻心汤治其心下痞。

按： 涎沫即泡沫痰，为寒饮的证候，本条当指咳吐涎沫，为外邪内饮的小青龙汤证。若呕吐涎沫，则宜半夏干姜散；若头痛者，则宜吴茱萸汤，此均为胃有寒饮而无外邪者，互参自明。

【临床应用】本方证常见于急慢性虚寒性咳喘，呈外邪里饮而致咳喘者。

冯世纶医案

大学实习时跟随经方家宋孝志老师治一病例，体会较深：王某，男，27 岁，文化馆画家，1961 年 12 月 14 日初诊。自幼患咳喘病，15 岁以后加重，经西医多方诊治无效。1961 年 10 月来本院治疗，前医以宣肺、润肺化痰方药多治无效，用黑锡丹过两，亦不见效果。刻下症：喘咳重，不能平卧，不得已吞服麻黄素、氨茶碱以平喘。胸胀满闷，气短，痰不易咳出，吐白泡沫清痰，张口则口水流出，自感周身冷，小便频数，苔厚腻黄滑，脉沉细滑数。因患者满口涎水，故语言不清，却不时自语："服热药后吐黄痰，则症可愈，若痰不出，将憋死矣！"精神消沉，痛苦万状。

此证为外寒内饮，与小青龙汤：

麻黄（泡去上沫）10克，桂枝10克，五味子10克，半夏12克，细辛10克，干姜10克，白芍10克，炙甘草10克。

结果：1961年12月21日来诊，述服药3剂感身热，吐痰爽快，喘减已能平卧睡觉，口水减少，说话清楚，仍小便频，舌苔黄腻除，脉稍滑不数。前方加杏仁10克，同时间服六君子汤。服1个月，咳喘缓解。

13.《千金》三黄汤方

【辨证要点】关节疼痛、无汗恶寒而烦热者。

【方剂组成】麻黄8克，独活6克，细辛3克，黄芪3克，黄芩5克。

【用法】上五味，水煎温服。

【方解】本方中用麻黄、独活、细辛重在利湿兼以解表，通络以解痹痛拘挛。同时用黄芪利湿固表，可防麻黄发汗太过。复用黄芩以除烦热，故此治历节疼痛、手足拘急、无汗恶寒而烦热者。

原文注释

《金匮要略·中风历节病脉证并治》附方：《千金》三黄汤：治中风手足拘急，百节疼痛，烦热，心乱，恶寒，终日不欲饮食。

注解：太阳中风证而见手足拘急、一身关节俱疼、烦热、心乱、恶寒而不欲饮食，以本方治之。本方证的形成，因风湿困表，血脉受阻，故手足拘急、一身关节俱痛；湿郁化热上扰则烦热心乱；湿阻营卫不利故恶寒；湿阻于里，胃气被困故不欲饮食。总之，本方证是湿困而营卫不利。

按：本方证谓中风，却用麻黄治之，使人不解。魏念庭认为："亦为中风正治而少变通者也，以独活代桂枝，为风入之深者设也……以黄芪补虚以息风也，以黄芩代石膏清热，为湿郁于下热甚于上者设也。"是在说，本方证以下湿上热为特点，表亦因湿困而似表虚，故治用麻黄、独活、细辛重在化湿，黄芪利湿又兼固表，复用黄芩清上热止烦。故用于中风历节。

【临床应用】关节疼痛、无汗恶寒而烦热者，可与本方。

第三章　其他解表类方

1. 防己黄芪汤方

【辨证要点】脉浮、汗出恶风、身重、身肿下肿重者。

【歌诀】防己黄芪汤表虚，白术甘草姜枣宜，
　　　　身重汗出恶风重，解表重在补中气。

【方剂组成】防己9克，黄芪9克，甘草（炙）4克，白术8克，生姜9克，大枣3枚。

【用法】上六味，水煎温服。

【方解】本方只有生姜发汗解表，却用黄芪、甘草、大枣，补中益气固表，复用白术、防己利湿，故此治太阳表虚兼有里饮的外邪内饮证。本方证的表虚比桂枝汤证更甚，当属太阳太阴合病。

黄芪、甘草、大枣、生姜补中益气实表。防己、白术逐湿利水以除邪，故此治风湿风水、表虚汗出而恶风者。值得注意的是，本方与上方虽均主水气浮肿，但本方无桂枝、茯苓，故不治气冲肉瞤。因有白术、生姜、大枣，增量黄芪，则治胃虚于里而气更不足于外，见身重、汗出恶风的证候者。

按：以黄芪为主药的本方证，其特点是恶风特别明显，虽居密室亦感风寒来袭，比桂枝汤证的恶风更加明显。

原文注释

《金匮要略·水气病脉证并治》第22条：风水，脉浮，身重，汗出恶风者，防己黄芪汤主之。腹痛者加芍药。

注解： 脉浮为病在外，身重为有湿，表虚不固，故汗出而恶风。此风水是表虚湿停，故用防己黄芪汤解表、固表、利水。

按： 此脉浮汗出恶风，有似桂枝汤证，是由于表虚不固，故重用黄芪补虚来治。又此恶风极其敏感，虽居密室亦感风寒的来袭，与桂枝汤证易区别。

《金匮要略·痉湿暍病脉证治》第22条：风湿，脉浮，身重，汗出恶风者，防己黄芪汤主之。

注解： 解同上。

《金匮要略·水气病脉证并治》附方：《外台》防己黄芪汤：治风水，脉浮为在表，其人或头汗出，表无他病，病者但下重，从腰以上为和，腰以下当肿及阴，难以屈伸。

注解： 表无他病，指无头项强痛、身疼痛等表证言。水气集中于下体部，故但下重，从腰以上无异于平时，故谓为和。腰以下当肿及阴，以至两下肢难以屈伸者，本方治之。

按： 本条明述"脉浮为在表"，是在标明本方证为表证。后紧说明"其人或头汗出，表无他病……"是在标明本方证的特点，即为表虚外邪内饮，此太阳表虚比桂枝汤还甚，因此不用桂枝解表，而用生姜发散解表，且同时用黄芪固表利湿。

【临床应用】 本方证与防己茯苓方证近似，虽有风水和皮水称谓不同，但都有表虚不固证，本方较重故黄芪用量大。皮水有皮肤聂聂动故用茯苓，本方证无则不用茯苓，而用白术利水。以此可看出两方的特点。

经方大师胡希恕医案

姚某，男，23岁，病历号183376，初诊日期1965年12月11日。1965年5月诊断为肾小球肾炎，经激素治疗未能治愈。近仍乏力，纳差，心悸，双下肢浮肿，口干思饮，汗出恶风，苔白腻，脉细弦滑。尿常规：

比重1.020，蛋白（+++），白细胞1～3/HP，红细胞15～20/HP。

证属表虚里饮，治以固表利水，与防己黄芪汤：

防己10克，生黄芪12克，炙甘草6克，苍术10克，生姜10克，大枣4枚。

结果：上药服3剂，小便增多，双下肢肿减，汗出减少。继加减服用1个月，浮肿消除，唯感乏力，查尿常规：尿比重1.016，尿蛋白（+），白细胞0～1/HP，红细胞1～10/HP，再继续随证治之。3个月后查尿蛋白为（±）。

2. 桂枝去桂加茯苓白术汤方（桂枝汤去桂枝加茯苓白术）

【辨证要点】外邪内饮见身热头痛、胃腹痛、小便不利者。

【歌诀】桂枝去桂加苓术，津虚解表生姜主，
外邪不解里停饮，解表利水要同伍。

【方剂组成】桂枝（去皮）9克，甘草（炙）6克，生姜（切）9克，茯苓9克，白术9克，大枣4枚。

【用法】上六味，水煎温服。

【方解】本方是桂枝去桂枝汤加茯苓、白术而成，主用生姜解表，复用茯苓、白术主于利水除饮，主治外邪内饮证，又用芍药除心下满微痛。故本方适用于津虚表不解、津伤致心下满微痛、小便不利者。

原文注释

《伤寒论》第28条：服桂枝汤，或下之，仍头项强痛、翕翕发热、无汗、心下满微痛、小便不利者，桂枝去桂加茯苓白术汤主之。

注解：《医宗金鉴》认为"桂枝去桂当是去芍药之误"，因为头项强痛的表证还在，去桂枝则无力解表。胡希恕老师也从于此说。但我仔细阅读了胡希恕老师有关桂枝加芍药汤、桂枝附子汤、白术附子汤、真武

汤等注解笔记，又结合临床，认为原条文是无误的。

头项强痛、翕翕发热，虽然似桂枝汤证，但桂枝汤证有自汗，今无汗出，说明不是桂枝汤证。心下满微痛，虽然似里实证，但里实小便当利，今见小便不利，这说明不是里实，而是里津虚造成心下满微结。其实此病的主要矛盾为小便不利，水伴冲气逆于上，故心下满微痛；里气阻塞，表失通透，故形似桂枝汤证而无自汗出。这种情况治疗时，必须以茯苓、白术生津液利其小便，同时再以生姜以解外，这样在解表的同时利饮，使外邪内饮证得以解除。

这里要注意的是，张仲景解表发汗，除用麻黄、桂枝、葱白、葛根、蜀椒外，还用了生姜，如真武汤、白术附子汤等。桂枝去桂加茯苓白术汤亦是用生姜来解表的，这一条应与第82条对比看。这两条都讲太阳病，但不是单纯的太阳病，而是外邪内饮的太阳病，只用发汗药，其表是不能解的，只会造成津液伤耗。津伤重者，可变为少阴证的真武汤方证。真武汤方证和桂枝去桂加茯苓白术汤方证，都是由外邪内饮的太阳病变化来，即本是外邪内饮的太阳病，服桂枝汤或下之，其变证可有二，其中津伤重而陷于少阴，须真武汤解表利饮，因津虚甚，故不能用桂枝发汗，而只能用生姜发汗，又因陷于阴证，故还必伍以附子温阳发汗。另一种情况是，本来是外邪内饮的太阳病，用桂枝汤发汗或用下法等错误的治疗，病当然不愈，"仍头项强痛、翕翕发热、无汗"是表不解的表现，文中前已明示"服桂枝汤或下之"，津液大伤，但津伤不如真武汤方证严重，未陷于阴证，未变成真武汤方证，而变为桂枝去桂加茯苓白术汤方证，虽未陷于少阴，但绝不能再用桂枝发汗了，只能用生姜微发汗解表，去桂枝是正确之举。

按：水停心下，则里有所阻，表亦不能透解，故治疗时不兼利其水则表必不解；若强发其汗，激动里饮，变证百出。这种外邪内饮的情况，唯有在解表的同时兼用利尿逐水，才能收到里和表解的效果，这即桂枝去芍药汤加茯苓白术的配伍原理和主治作用。此为古人于实践中得出的用药治疗规律，至关重要，张仲景有关外邪内饮证类似证的论述很多，须细研深讨。

【临床应用】本方证可见于各种急性病、慢性病。外有表证不解，内有水饮、湿痰停滞，简称外邪（或外寒）内饮（或湿或水或痰），其治疗原则是解表的同时利水。类似方有苓桂术甘汤、五苓散、小青龙汤等。对于西医诊断为病毒性感冒的，可能出现桂枝汤证、麻黄汤证、银翘散证……适证用之皆会有效。但如遇患者表现外邪内饮的本方证时，如再用上述任何一方，则不会有效，而且还会加重病情。这里提示我们，用一个中药方治疗一个病（西医诊断），而且长期服用，不符合中医理论，事实证明也是无效的。

3. 葛根黄芩黄连汤方

【辨证要点】下利、汗出、不恶寒、寸脉独浮者。

【歌诀】葛根黄芩黄连汤，太阳阳明合病方，
　　　　甘草和之缓急迫，解表止利两解良。

【方剂组成】葛根24克，甘草（炙）6克，黄芩9克，黄连9克。

【用法】上四味，水煎温服。

【方解】本方由葛根解肌热于外，黄芩、黄连除烦热于内，故为表里双解之剂。三物合用可治下利，甘草和诸药而缓急迫，故治热壅内外，喘而汗出，下利不止者。

原文注释

《伤寒论》第34条：太阳病，桂枝证，医反下之，利遂不止。脉促者，表未解也；喘而汗出者，葛根黄芩黄连汤主之。

注解：本太阳病桂枝汤证，医不用桂枝汤以解外，而用下药以攻里，遂使邪热内陷而下利不止。如果脉见促象，则可知表证仍在；又见喘而

汗出，为热蒸壅逆，宜以葛根黄芩黄连汤主之。

按：本条的脉促，是指关尺皆沉，寸脉独浮的脉象，与《脉经》的概念不同，宜注意。

【临床应用】常用于急性胃肠型感冒或痢疾初期，而见身热、汗出、不恶寒、下利者。

经方大师胡希恕医案

彭某，女，30岁，病历号31221，1965年8月26日初诊。前天中午吃葡萄，晚上又受凉，今早感无力，腿酸口渴，喝了四杯热茶，即觉身热恶寒，下午心烦汗出，腹痛腹泻3次，而来门诊，苔白腻，脉滑数寸浮。

证属太阳阳明合病，为葛根芩连汤的适应证：

葛根24克，黄芩10克，黄连6克，炙甘草6克。

结果：上药服1剂后，腹痛腹泻减，3剂后症已。

4. 升麻鳖甲汤方

【辨证要点】红肿痈脓或咽喉肿痛呈太阳阳明合病者。

【歌诀】升麻鳖甲治疫毒，蜀椒甘草雄黄涂，
　　　　阳毒面赤斑如锦，咽喉脓肿望可除。

【方剂组成】升麻18克，当归9克，蜀椒（炒，去汗）9克，甘草18克，鳖甲（炙）手掌大一片，雄黄（研）5克。

【用法】上六味，水煎温服。

【方解】蜀椒，味辛，性温。《神农本草经》谓："主风邪气，温中，除寒痹。"《名医别录》谓："疗喉痹……大风汗不出。"可知其善治咽喉而有发汗作用。本方用大量升麻、甘草旨在清热解毒（清阳明热）、排脓、利咽。升麻伍以蜀椒解肌致汗。复用鳖甲、当归和血祛瘀。雄黄苦

平寒，主寒热，杀百虫毒，这里用其攻肿毒痈脓。故本方合力治瘟疫，呈太阳阳明合病的咽喉痛而有痈脓或瘀血之症者。

原文注释

《金匮要略·百合狐惑阴阳毒病脉证治》第14条：阳毒之为病，面赤斑斑如锦纹，咽喉痛，唾脓血，五日可治，七日不可治，升麻鳖甲汤主之。

注解：面赤斑斑如锦纹，是说面色红赤而有斑纹。面色赤，可知阳气拂郁在表，故称阳毒。以方测证，并对照阴毒证治，这种阳毒为阳明热盛而有表证兼夹瘀血者，故见咽喉痛而吐脓血。从"五日可治，七日不可治"观之，可知是一种猛烈的急性传染病，古人称时疫、瘟疫，治之宜本方。

【临床应用】急性瘟疫见红肿痈脓或咽喉肿痛呈太阳阳明合病者，可试用本方。

5. 升麻鳖甲汤去雄黄蜀椒汤方（升麻鳖甲汤去雄黄蜀椒）

【辨证要点】咽喉肿痛、身痛明显而表证不明显者。

【方剂组成】即升麻鳖甲汤方去雄黄、蜀椒。

【用法】同升麻鳖甲汤方。

【方解】本方是前方去蜀椒，故无解表作用。蜀椒辛温，有"散风邪……开腠理"（《名医别录》）作用，与升麻合用有致汗功能。雄黄主治痈毒脓血，因无吐脓血，故亦去之。因此本方主治咽喉肿痛、身痛明显而表证不明显者。

按：本方去蜀椒无解表功能，而专著于清里热，当归属于正阳阳明，因与上方有关，便于说明，故置于此。

原文注释

《金匮要略·百合狐惑阴阳毒病脉证治》第 15 条：阴毒之为病，面目青，身痛如被杖，咽喉痛。五日可治，七日不可治，升麻鳖甲汤去雄黄、蜀椒主之。

注解：身痛如被杖，是说身体疼痛剧烈，像是被杖刑那样难以忍受。阴毒即指面目青，身体如被杖、咽喉痛不吐脓血者，亦是五日可治、七日不可治，宜本方去雄黄蜀椒主之。

按：面色赤为阳气怫郁在表，故谓阳毒；面目青则邪在内，故谓阴毒，阴毒不宜汗，故去蜀椒；因不吐脓血，故去雄黄。

【临床应用】急性瘟疫见咽喉肿痛、身痛明显而表证不明显者。

第二部分
阳明病（里阳证）篇

以八纲分析之，阳明病即在里的阳热实证。判定阳明病的主要经文为《伤寒论》第 180 条："阳明之为病，胃家实是也。"《伤寒论》第 182 条："问曰：阳明外证云何？答曰：身热，汗自出，不恶寒反恶热也。"《伤寒论》第 6 条："太阳病，发热而渴，不恶寒者，为温病……"《伤寒论》第 179 条："问曰：病有太阳阳明，有正阳阳明，有少阳阳明，何谓也？答曰：太阳阳明者，脾约是也；正阳阳明者，胃家实是也；少阳阳明者，发汗、利小便已，胃中燥烦实，大便难是也。"

里证亦分阴阳两类，《伤寒论》谓为阳明病者，即属里阳证；谓为太阴病者，即属里阴证。简而述之，所谓阳明病，即热结于里的阳性证，若阳结成实，则即有胃家实的为证反映；若热而不实，则只可见之于身热、汗自出、不恶寒反恶热的外证。此病常由太阳病或少阳病转属而来，然亦有自发者，如所谓温病即属自发的一类。阳明病为胃家实证，治宜清阳明里实热为主，但由于部位的不同，治疗有别，如在里之上者，用吐法；里之中者，用清法；里之下者，用下法。临证实热于里的阳明病下之为治；但呕多者，为少阳柴胡汤证还未罢，故不可攻；若心下硬满，为胃气虚更不可攻，攻之可致下利不止之祸。壮热最耗津液，热实津竭则死，故阳明病最忌发汗。阳明病临床见证复杂多变，本篇探讨的是，有关里阳明病的方证。

第四章　表里双解类方

1. 白虎加桂枝汤方（白虎汤加桂枝）

【辨证要点】身热不恶寒、骨节烦痛者。

【歌诀】白虎加桂枝汤方，桂枝甘草白虎汤，
　　　　论中原本治温疟，表里痛热皆能章。

【方剂组成】知母18克，甘草（炙）6克，石膏45～120克，粳米30克，桂枝（去皮）9克。

【用法】上五味，水煎温服，汗出愈。

【方解】本方即白虎汤再加桂枝，实即桂枝甘草汤与白虎汤的合方，故治二方的合并证，即太阳阳明合病。

原文注释

《金匮要略·疟病脉证并治》第4条：温疟者，其脉如平，身无寒但热，骨节疼烦，时呕，白虎加桂枝汤主之。

注解：身无寒但热，为热在里。骨节疼烦，时呕，为邪在表。本方两解表里故主之。

按：本方不限于治温疟，各种热性病，凡有是证，即可用之。

【临床应用】常见于急慢性关节炎、感冒、疟疾、温疟等病。

2. 桂枝加芍药汤方（桂枝汤增量芍药）

【辨证要点】腹满痛，伴见太阳表虚证者。

【歌诀】 桂枝加芍腹满疼，表里并病属阳证，
　　　　芍药加倍为缓急，若加温热可建中。

【方剂组成】 桂枝（去皮）9克，芍药18克，生姜（切）9克，大枣（擘）4枚，甘草（炙）6克。

【用法】 上五味，水煎温服。

【方解】 桂枝汤方加量芍药，芍药味苦，微寒，缓肌挛而清热。全方意在解表的同时加强缓急止痛作用，故其适应证为太阳阳明合病的腹挛痛明显者。

原文注释

《伤寒论》第279条：本太阳病，医反下之，因尔腹满时痛者，属太阴也，桂枝加芍药汤主之；大实痛者，桂枝加大黄主之。

注解：本太阳病，依法当发汗解表，而医反下之，不但表未解，并且因误下邪热入里使腹肌不和，拘急剧甚，以至腹满时痛。腹满时痛是太阴病常见的证候，因称属太阴也。其实此腹满并非太阴病的虚满，此时的腹痛也非太阴病的寒痛，而是由于太阳病误下邪热内陷而成为表里并病，即太阳阳明合病，重在腹肌不和，但不是阴证而是阳证。故与桂枝汤以解外，更加芍药以治腹满痛。

【临床应用】 凡腹痛里寒不明显，且伴见太阳表虚证者，可选用本方。若里虚寒明显者可加饴糖、当归、吴茱萸等。

经方大师胡希恕医案

刘某，男，30岁，1966年3月18日初诊。胃脘疼痛四五年，伴见汗出恶风，左臂疼痛，胸胁满闷，脉弦滑，左浮细。

证属太阳阳明合病，表虚夹腹肌不和，与桂枝加芍药汤：

桂枝10克，白芍18克，生姜10克，大枣4枚，炙甘草10克。

结果：上药服5剂，胃脘疼减，仍感胸脘堵闷或灼热，与栀子豉枳

实汤继调服而解。

3. 桂枝加大黄汤方（桂枝加芍药汤加大黄）

【辨证要点】太阳中风又见腹痛属阳明里实证者。

【歌诀】桂枝加大黄汤方，本于桂枝加芍汤，
　　　　虽然都是表里病，里实明显加大黄。

【方剂组成】桂枝（去皮）9克，芍药18克，生姜（切）9克，甘草（炙）6克，大枣（擘）4枚，大黄6克。

【用法】上六味，水煎温服。

【方解】本方是于桂枝加芍药汤再加攻下的大黄，故治太阳阳明合证，较桂枝加芍药汤证里实更明显，且大便不通者。

原文注释

《伤寒论》第279条：**本太阳病，医反下之，因尔腹满时痛者，属太阴也，桂枝加芍药汤主之；大实痛者，桂枝加大黄汤主之。**

注解：本方证与桂枝加芍药汤方证在一起论述，且用大实痛标明，正是说明表里合病的腹痛有轻有重。大实痛是呈腹满时痛而言，意思是说，腹满时痛，只是由于邪热入里致腹肌拘急，里实不甚，故治疗用桂枝汤增加芍药量即可。若里实、腹满痛甚，张仲景则以大实痛称之，即呈太阳阳明并病的里证，故治疗须加大黄攻下里实。

【临床应用】腹痛是临床常见症，可发于急慢性胃肠炎、溃疡病、肝胆病、腹部手术后遗症等，凡腹痛大便不通里实明显、外见桂枝汤证者，即可用本方。感冒常见本方证。

经方大师胡希恕医案

赖某，男，56岁。感冒发热1周，经用西药治疗热退，近3天左腹

刺痛、腹胀，时轻时重，服用阿托品痛缓解不明显，伴见头微痛、汗出、恶风，大便3日未行，左腹按之痛，舌苔白根腻，脉沉弦细，左尺弦滑。

证属太阳阳明并病，表虚夹瘀，与桂枝加大黄汤：

桂枝10克，白芍18克，生姜10克，大枣4枚，炙甘草6克，大黄6克。

结果：上药服1剂，大便行2次，左腹痛减。去大黄又服2剂，头痛、汗出、恶风悉除。

4. 防己地黄汤方（桂枝甘草汤加防己防风地黄）

【辨证要点】血虚里热重而表热轻者。

【方剂组成】防己3克，桂枝9克，防风9克，甘草6克。

【用法】上四味，以酒一杯，浸之一宿，绞取汁。又用生地黄100克，蒸30分钟，以铜器盛其汁，更绞地黄汁和，分两次温服。

【方解】桂枝、防风、甘草辛温解表。防己苦辛平，治"寒热诸痫"。生地黄量独重，用于养血清热，止妄行独语不休。可知本方用于血虚里热重而表热轻者，即太阳阳明合病兼血虚血瘀证。

原文注释

《金匮要略·中风历节病脉证并治》附方：防己地黄汤：治病如狂状，妄行，独语不休，无寒热，其脉浮。

注解：用小量桂枝、防风、甘草解外，重用生地黄解烦行瘀以治癫痫、惊狂之疾，可信。

按：《千金要方》第十四卷"风眩门"载此方，与以上记载相似。此方是否为张仲景方，有待进一步考证。多认为此亦宋人所附。

【临床应用】精神病血虚血瘀见狂躁不安者。

5. 竹皮大丸方

【辨证要点】产后呕逆、心烦、大便不难者。

【方剂组成】生竹茹6克，石膏6克，桂枝3克，甘草15克，白薇3克。

【用法】上五味，末之，枣肉和丸，弹子大，以饮服一丸，日三夜二服。

【方解】本方以桂枝甘草汤加大枣解太阳之表，降冲下气而平呕逆，而重用甘草以益气；又用竹茹，伍以石膏、白薇清阳明里热以解烦乱，故为两解表里之剂。

原文注释

《金匮要略·妇人产后病脉证治》第10条：妇人乳中虚、烦乱、呕逆，安中益气，竹皮大丸主之。

注解：妇人乳中虚，是泛指新产不久，密室乳子时期，汗多津伤、气血未复，由于有病生热，因而更感体虚，虽亦呈太阳阳明合病证，但与产后容易出现的大便难阳明里实相对而言为里虚、中虚。烦乱、呕逆，是因热壅于里且逆于上。因此，这里的乳中虚，不是真正的虚热，而是太阳阳明合病之热。治疗这种热烦，须用安中益气的竹皮大丸。

【临床应用】产后血虚易生病，治疗要看具体证候表现。烦乱呕逆是阳明里热上逆，故用清降阳明里热的本方治疗。如是阳明里实热或有痉发生者，则不能用本方。

6. 土瓜根散方

【辨证要点】腹满痛、痛有定处而有热者。

【方剂组成】土瓜根9克，芍药9克，桂枝9克，䗪虫9克。

【用法】上四味，研细末，酒服一克，日三服。

【方解】土瓜根为寒性祛瘀利尿药，而有治痈肿作用。与䗪虫合用祛瘀消肿，复以桂枝芍药调荣卫解外，并治腹满痛，故本方治里热夹瘀而腹满痛者。

原方后注：阴㿗亦主之，阴㿗即阴囊肿大，妇人阴肿痛亦属之。

原文注释

《金匮要略·妇人杂病脉证并治》第10条：带下，经水不利，少腹满痛，经一月再见者，土瓜根散主之。

注解：经水不利，宜作经水不调解。瘀血结少腹，故少腹满且痛。带下经水不利而少腹满痛者，当知里有热实有瘀血。经一月再见者为多热，故宜土瓜根散主之。

【临床应用】妇人经血不调，多热者提前，多寒者延后，本方适宜多热者。

7. 木防己汤方

【辨证要点】喘满心下痞坚烦渴者。

【方剂组成】木防己12克，石膏45克，桂枝6克，人参12克。

【用法】上四味，水煎温服。

【方解】木防己逐水饮，佐人参以治心下痞硬，桂枝解表治气上冲，石膏解烦渴而主喘满，故治水饮、其人喘满、心下痞硬而烦渴欲饮者。

原文注释

《金匮要略·痰饮咳嗽病脉证并治》第24条：膈间支饮，其人喘满，心下痞坚，面色黧黑，其脉沉紧，得之数十日，医吐下之不愈，木防己汤主之；虚者即愈，实者三日复发，复与不愈者，宜木防己汤去石膏加茯苓芒硝汤主之。

注解： 支饮，即指咳逆倚息、气短不得卧、其形如肿等外邪内饮的证候。水饮自心下逆迫于膈因谓为膈间支饮，侵及胸肺，故其人喘满。胃虚饮聚，故心下痞坚。面色黧黑，为病水之征。其脉沉紧，为里饮之应。审证与脉明系外邪内饮为患，宜以木防己汤主之。医不详审查，妄施吐下，故数十日而不愈，其症状仍在者，仍宜以木防己汤主之。若服后喘满解，按之心下已虚软者，则病即当愈；若按之心下仍坚实者，三日后，喘满复发。再与本方而不愈者，则宜木防己汤去石膏加茯苓芒硝汤。

【临床应用】 本方证很似久咳喘出现的肺心病而见肝脾肿大症。又适用于心脏病胸闷、心悸、面色黧黑、心下痞坚者。对水饮引起的神经系统病变也有效，如治验。

经方大师胡希恕医案

辛某，男，36岁，首都机场木工，初诊日期1965年6月16日。右手臂颤抖三四年，左手、腿亦有轻微颤抖，不能持物，每用力则颤动而酸疼，自觉精神紧张时有心悸、怔忡不安，心下痞满，口渴思饮。曾以养血息风、养肝柔筋等法及针灸治疗不效。苔白，脉右弦，左沉弦。

证属外邪内饮、郁而化热、痰饮阻滞经络，治以温中化饮，兼清标热，与木防己汤：

木防己12克，生石膏45克，桂枝10克，党参10克，生龙骨15克、生牡蛎15克。

结果：上药服6剂，心悸好转，继服3个月手颤抖好转。

8. 木防己去石膏加茯苓芒硝汤方

【辨证要点】木防己汤证心下痞坚甚、二便不利者。

【方剂组成】木防己6克，桂枝6克，人参12克，茯苓12克，芒硝12克。

【用法】前四味，水煎汤成，内芒硝，再微煎，分温再服。

【方解】茯苓利小便，芒硝除坚满，于木防己汤去石膏加此二味，故治木防己汤证心下痞坚甚、二便不利者。

原文注释

《金匮要略·痰饮咳嗽病脉证并治》第24条：膈间支饮，其人喘满，心下痞坚，面色黧黑，其脉沉紧。得之数十日，医吐下之不愈，木防己汤主之；虚者即愈，实者三日复发，复与不愈者，宜木防己汤去石膏加茯苓芒硝汤主之。

注解：见木防己汤方证。

【临床应用】木防己汤证又见心下痞坚甚、二便不利者。

9. 厚朴七物汤方（桂枝去芍药汤合厚朴三物汤）

【辨证要点】发热、脉浮、腹满、大便干结者。

【歌诀】厚朴七物亦合方，二阳合病用之良，
　　　　桂枝去芍合三物，去满去热好商量。

【方剂组成】厚朴24克，枳实10克，大黄9克，桂枝6克，生姜15克，大枣4枚，甘草9克。

【用法】上七味，水煎温服。

【方解】本方即厚朴三物汤与桂枝去芍药汤的合方，故治太阳阳明

并病而现二方合并证。

原文注释

《金匮要略·腹满寒疝宿食病脉证治》第9条：病腹满，发热十日，脉浮而数，饮食如故，厚朴七物汤主之。

注解：脉浮而数为病在表，腹满为病在里，发热为表里共有证，此亦太阳阳明合病或并病之属，故宜厚朴七物汤主之。

【临床应用】外感热未尽而出现腹满，可考虑用本方。发热脉浮数而不恶寒，已属可下证，因腹满，尤其上腹满时，可用本方。本条可与"病人无表里证，发热七八日，虽脉浮数者，可下之"互参（见抵当汤条）。

10.越婢汤方

【辨证要点】周身浮肿、脉浮、恶风者。

【歌诀】越婢似麻杏甘石，加入姜枣去杏子，
　　　　皆治外邪内热证，健胃逐水是目的。

【方剂组成】麻黄18克，石膏45克，生姜9克，甘草（炙）6克，大枣5枚。

【用法】上五味，以水先煮麻黄，去上沫，内诸药再煎，汤成温服。

【方解】本方与麻杏石甘汤类似，皆为外邪内热的治剂，在方剂组成上，与麻杏石甘汤不同的是：本方去了杏仁而加生姜、大枣，无杏仁则治喘的作用减弱，加生姜、大枣则健胃逐水的作用增强，故本方强于逐水。重用麻黄发水气以解表，病水者胃多虚，故佐以生姜、大枣、甘草助益其胃。用石膏清内热而止汗出。故此治太阳阳明合病的风水，一身悉肿、身无大热而续自汗出者。

原文注释

《金匮要略·水气病脉证并治》第23条：风水，恶风，一身悉肿，脉浮不渴，续自汗出，无大热，越婢汤主之。

注解：外邪内饮出现水肿称谓风水。恶风、脉浮为外邪；一身尽肿为水气。续自汗出无大热，与麻杏石甘汤证的汗出无大热的意思相同。虽有汗出，但津液未至明显虚损故口不渴，此证宜越婢汤主之。《金匮要略·水气病脉证并治》篇对于风水这样说："风水，其脉自浮，外证骨节疼烦，恶风。"本条所述以续自汗出，故骨节不疼，可用本方治疗。如果无汗而疼烦，当属大青龙汤证，那就不能用本方了，须知。

按：水气在表，治当用发汗法，但津液虚损者不可发汗，故《金匮要略·水气病脉证并治》有"渴而下利，小便数者，皆不可发汗"之诫。脉浮不渴，正是本方发汗的关键依据，后世一些医家错误认为石膏治渴，而把脉浮不渴改为脉浮而渴，这是大错。其实石膏所除之热并不一定渴，口舌干而烦躁者即可用之。若是真大渴思饮，这是津液大伤的证候，须合用人参方能有济。详见白虎加人参汤条，相互对比研究自明。

【**临床应用**】不论急慢性病，凡见周身浮肿、脉浮、恶风者可与本方。常见于急性感冒、肺炎，更多见于急慢性肾炎，但不同时期、不同的人常出现不同的方证，不可用一方治疗到底。

经方大师胡希恕医案

佟某，男，63岁，初诊日期1965年7月6日。因慢性肾炎住某医院，治疗3个月效果不佳，尿蛋白波动在（+）～（+++），无奈要求服中药治疗。近症：四肢及颜面皆肿，皮肤灰黑，腹大脐平，纳差，小便量少，汗出不恶寒，舌苔白腻，脉沉细。

此属水饮内停，外邪郁表，郁久化热，与越婢汤方：

麻黄12克，生姜10克，大枣4枚，炙甘草6克，生石膏45克。

结果：上药服 1 剂，小便即增多，喜进饮食，继服 20 余剂，浮肿、腹水消，尿蛋白（－），病愈出院。

11. 越婢加术汤方（越婢汤加白术）

【辨证要点】越婢汤证见小便不利或湿痹疼痛者。

【歌诀】越婢加术治风水，一身面目尽水饮，
小便不利湿痹痛，发汗利水肿自诊。

【方剂组成】麻黄 18 克，石膏 45 克，生姜 9 克，大枣 5 枚，甘草（炙）6 克，白术 12 克。

【用法】上六味，以水先煮麻黄去上沫，内诸药再煎，汤成温服。

【方解】本方是由越婢汤加白术而成。白术性苦温，健中、生津、利湿，主风寒湿痹，故本方治越婢汤证而小便不利或湿痹疼痛者。

原文注释

《金匮要略·水气病脉证并治》第 5 条：里水者，一身面目黄肿，其脉沉，小便不利，故令病水。假令小便自利，此亡津液，故令渴也，越婢加术汤主之。

注解：黄肿，指水肿微发黄色，为水因热蒸之象，但不是黄疸。一身面目黄肿，是说全身以及面目都发黄肿。脉沉为有水饮之应，小便不利则水不得排泄而外溢，故令病水。假如小便频利，造成津液亡失，则只能病渴而不能病水。病水者用越婢加术汤治疗。

按：《金匮要略·水气病脉证并治》篇只有风水、皮水、正水、石水和黄汗五种，本条的里水，是就病水的原因说的，即对风气相击的风水说的。风水可说是外因，此则由于小便不利为内因，故以里水别之。有的注家改为皮水，值得考究。

《金匮要略·水气病脉证并治》第25条：里水，越婢加术汤主之，甘草麻黄汤亦主之。

注解： 就治里水这一点，则越婢加术汤和甘草麻黄汤均有应用的机会，但并不是同主一证，临证时宜辨方证选其一而用之。

《金匮要略·中风历节病脉证并治》附方:《千金》越婢加术汤：治肉极，热则身体津脱，腠理开，汗大泄，厉风气，下焦脚弱。

注解： 肉变色、多汗谓肉极；痛引肩背不可动转，谓为厉风；下焦脚弱，即脚气一类病。

按： 越婢加术汤治疗肉极有效。实践证明，越婢加术汤再加附子治腰脚麻痹、下肢痿弱以及关节疼痛而有水气留滞者疗效更好，故《千金要方》所谓"厉风气，下焦脚弱"之治，宜越婢加术附汤为是。

【临床应用】实践证明，本方所主水肿证，亦以肾功能障碍者为多见。临床所见，一身面目黄肿，很似"肾炎面容"，每一望见此黄肿，再细辨有越婢加术汤证，用之多取良效，不但使水肿和腹水消退，而且也使肾功能好转、治愈。

经方大师胡希恕医案

宋某，男，19岁，病历号183376，1966年3月18日初诊。半月来发热，服复方阿司匹林片热不退，渐出现眼睑浮肿，经某医院检查尿蛋白（++++），红细胞满视野，管型2～4/HP，嘱住院治疗。因无钱，经人介绍而来门诊治疗。症见：头面及四肢浮肿，头痛发热38～38.5℃，小便少，甚则一日一行，苔白腻，脉沉滑。

此属外寒里饮、饮郁化热，治以解表利水、佐以清热，与越婢加术汤：

麻黄12克，生姜10克，大枣4枚，炙甘草6克，生石膏45克，苍术12克。

结果：上药服 2 剂后，浮肿大减，尿量增多，3 剂后肿全消，6 剂后尿蛋白减为（+）。因出现腰痛，合服柴胡桂枝干姜汤，不及 1 个月，尿蛋白即转为阴性。休息 1 个月后参加工作。1966 年 12 月 6 日复查尿常规全部正常。

12. 越婢加半夏汤方（越婢汤加半夏）

【辨证要点】越婢汤证兼见咳逆上气、两目发胀或头痛者。

【歌诀】越婢加半夏汤方，治咳逆上气肺胀，
　　　　热壅饮逆外邪郁，解外逐饮力能昌。

【方剂组成】麻黄 18 克，生姜 9 克，甘草 6 克，大枣 5 枚，石膏 45 克，半夏 15 克。

【用法】上六味，以水先煮麻黄，去上沫，内诸药继煎，汤成温服。

【方解】本方是由越婢汤加半夏而成。半夏辛温，化痰、降逆、下气，加于越婢汤中，故治越婢汤证而有痰饮、咳逆上气者。

原文注释

《金匮要略·肺痿肺痈咳嗽上气病脉证并治》第 13 条：咳而上气，此为肺胀，其人喘，目如脱状，脉浮大者，越婢加半夏汤主之。

注解：热壅饮逆复兼外邪束表，故咳而上气，则为肺胀。目如脱状者，形容眼球突出如欲脱，为眼胀之甚。其人喘，目如脱状，亦邪逆气壅于上所致。脉浮大为外邪内热的反应，故以越婢加半夏汤主之。

按：肺胀为病名，《金匮要略·肺痿肺痈咳嗽上气病脉证并治》说："上气，喘而躁者，属肺胀。"可见肺胀即指上气咳逆、喘而躁急的证候。

【临床应用】常见于支气管哮喘、支气管扩张、肺心病等病，主要依据咳逆喘急、目突如脱的特点，再审属外邪内热、内饮者，确实有验。

詹某，女，39岁，病历号132122，1964年10月12日初诊。昨晚受凉，咽痛，咳喘，喉中痰鸣，服氨茶碱2片喘稍缓解，但仍咳重，咳则两眼发胀、头痛，自感呼吸不畅，苔白腻，脉浮弦。

此属外寒内热、饮气上逆，治以解外化饮、清热降逆，与越婢加半夏汤加杏仁：

麻黄12克，生石膏45克，炙甘草6克，大枣5枚，半夏12克，杏仁10克。

结果：上药服2剂咳喘减，咽痛、目胀、头痛已，继服2剂，诸症皆消。

13. 大青龙汤方（麻黄汤合越婢汤）

【辨证要点】麻黄汤证、越婢汤证并见者。

【歌诀】大青龙汤是合方，越婢汤合麻黄汤，
    发热烦躁身疼痛，水气郁表里热尝。

【方剂组成】麻黄（去节）18克，桂枝（去皮）6克，甘草（炙）6克，杏仁（去皮尖）9克，生姜（切）9克，大枣4枚，生石膏（碎）45～120克。

【用法】上七味，以水先煮麻黄，去上沫，内诸药再煎，汤成，温服，取微似汗。汗多者，温粉覆之。一服汗者，停后服。若复服，汗多亡阳，遂虚，恶风、烦躁、不得眠也。

【方解】此即麻黄汤与越婢汤的合方，故治两方的合并证，为发汗利水的峻剂，用于太阳阳明合病证。从药物组合看，麻黄、桂枝、杏仁、生姜、甘草、大枣皆辛温发汗，生石膏《神农本草经》谓"味辛，微寒"，配于众辛温发汗药中，全方当显辛凉解表作用。但张仲景原意是解

太阳表、清阳明里热，并祛在表之水湿。

原文注释

《伤寒论》第 38 条：太阳中风，脉浮紧，发热恶寒，身疼痛，不汗出而烦躁者，大青龙汤主之；若脉微弱、汗出恶风者，不可服之。服之则厥逆、筋惕肉瞤，此为逆也。

注解：这里的太阳中风，是对主治风水的越婢汤证而言。越婢汤证原有"续自汗出"，患者又兼见麻黄汤的表实证，故见脉浮紧，发热恶寒身疼痛，不汗出而烦躁，这是因不能汗出，表不解、水湿不能祛除、内热不能外越的缘故，这正是患者既有麻黄汤证又有越婢汤证，故以麻黄汤与越婢汤合之的本方主之。若脉微弱汗出恶风者，为太阳中风本证，慎不可误给服本方，如果误给服本方，则要造成四肢厥逆、筋惕肉瞤，成为虚以实治的坏病，故谓此为逆也。

《伤寒论》第 39 条：伤寒，脉浮缓，身不疼，但重，乍有轻时，无少阴证者，大青龙汤发之。

注解：水气外郁于肌表，虽无汗形似伤寒，但脉不浮紧而浮缓，身亦不疼而但重。水气时有进退，因亦乍有轻时，如细审确无少阴证时，则宜用大青龙汤发汗行水。

按：本条所述当系溢饮证治，溢饮有属于阳热实证者，宜用大青龙汤治之；有属于阴虚寒者，宜麻黄附子细辛汤、小青龙汤治之。细审无少阴证，即排除阴寒表证。

《金匮要略·痰饮咳嗽病脉证并治》第 23 条：病溢饮者，当发其汗，大青龙汤主之，小青龙汤亦主之。

注解：溢饮，《金匮要略》记载："饮水流行，归于四肢，当汗而不汗出、身体肿重谓之溢饮。"大青龙汤主之，小青龙汤亦主之，是说从发汗治溢饮来看，两方作用相类似，但宜依证选一而用之，不是说两方主同一证。

【临床应用】临床常见于急慢性病，如各种感染发热（如感冒、鼻炎、肺炎、肾炎、脑炎、风湿等），凡见肿胀、喘满、小便不利而烦躁者，本方有捷效。此方治肾炎水肿适证用之，多取良效。

经方大师胡希恕医案

刘某，女，32岁，病历号100382，1965年3月15日初诊。5年来浮肿，时常低热，经检查诊为慢性肾盂肾炎、胆道感染。近症：面目四肢皆肿，小便频而量少色黄，大便时干，干则浮肿甚。低热时则恶寒、腹胀、右胁痛、头晕心烦，脉浮微数。尿常规检查：蛋白（++），脓球（++），红细胞（++），上皮细胞（+）。

此属水气外郁肌肤，治以发汗以行水，与大青龙汤加味：

麻黄18克，桂枝10克，生姜10克，大枣4枚，杏仁6克，炙甘草6克，生石膏45克，苍术12克。

结果：上药服30余剂，头晕心烦减，面目浮肿减，午后仍低热，下肢浮肿仍明显，继加减服用，或间服柴胡桂枝干姜汤合当归芍药散。1965年11月7日复诊，右胁痛减，腹胀、头晕、心烦已，下肢浮肿轻微，体温正常，尿常规检查示蛋白（−）、脓球（−）、白细胞（0～1/HP）、红细胞（1～3/HP）、上皮细胞（+）。

14. 文蛤汤方（麻杏石甘汤合越婢汤加文蛤）

【辨证要点】麻杏石甘汤证合并越婢汤证，口渴不欲饮而烦热明显者。

【歌诀】文蛤汤证亦合方，麻杏石甘越婢汤，
　　　　渴不欲饮烦热重，文蛤酸敛理应当。

【方剂组成】文蛤 15 克，麻黄 9 克，甘草 9 克，生姜 9 克，石膏 15 克，杏仁 9 克，大枣 4 枚。

【用法】上七味，水煎温服。

【方解】本方为麻杏石甘汤与越婢汤合方，两方皆解太阳阳明合病，而越婢汤中生姜、大枣重在健胃去停水，以适应口渴不欲饮。再加酸敛止渴的文蛤，故治麻杏石甘汤与越婢汤的合并证而烦热者。

原文注释

《金匮要略·呕吐哕下利病脉证治》第 19 条：吐后渴欲得水，而贪饮者，文蛤汤主之。兼主微风、脉紧、头痛。

注解：本条文有问题，吐后渴欲饮水而贪饮者，岂有再用文蛤汤发汗之理？文蛤汤当是文蛤散之误。《伤寒论》五苓散条有"服文蛤散"之句，按其证应是文蛤汤。可能由于编写错乱，宜更正之。另录条文如下。

《伤寒论》第 141 条：病在阳，应以汗解之，反以冷水潠之、若灌之，其热被劫不得去，弥更益烦，肉上粟起，意欲饮水，反不渴者，服文蛤散（文蛤汤）；若不差者，与五苓散。

注解：太阳病，本当汗以解之，而反以冷水潠其面，或灌其身，则邪热被冷水所却而不得去，虽暂觉轻快，但不久更烦热。由于水热相击，肉上粟起（起鸡皮疙瘩）。里有热故意欲饮，但胃有停水，故反不渴。给服文蛤汤先以解表，若服后烦热不瘥者，为水停不行的关系，故与五苓散治之。本条所述当是文蛤汤证。

【临床应用】急慢性感冒、肾炎、肺炎见麻杏石甘汤与越婢汤的合并证而烦热者。

15. 小青龙加石膏汤方（小青龙汤加石膏）

【辨证要点】小青龙汤方证兼烦躁者。

【方剂组成】麻黄（去节）9克，桂枝（去皮）9克，芍药9克，细辛9克，干姜9克，甘草（炙）9克，五味子15克，半夏15克，石膏45克。

【用法】上九味，以水先煮麻黄，去上沫，内诸药再煎，汤成温服。

【方解】于小青龙汤加石膏，故治小青龙汤证而有烦热的太阳阳明合病。

原文注释

《金匮要略·肺痿肺痈咳嗽上气病脉证并治》第14条：肺胀，咳而上气，烦躁而喘，脉浮者，心下有水，小青龙加石膏汤主之。

注解：咳喘脉浮，此为心下有水气而表不解的小青龙汤方证。所不同者，只多上气烦躁之证，呈太阳合并阳明证，故以小青龙加石膏汤主之。

按：由本条可知，所谓肺胀，是除外邪内饮还必兼有热壅气逆的证候，以咳而上气且烦躁为主要特征。上气者，即气冲逆上而不下的症状。

【临床应用】多见于急慢性咳喘，凡属外邪内饮而又见烦热者。

经方大师胡希恕医案

王某，女，31岁，病历号102132，1964年12月12日初诊。感冒后引起咳喘已半月，经服汤药，咳喘向愈，但前天又受凉致咳喘加重，吐白痰多，头痛恶寒，时胸闷心烦，口干不思饮，苔白根腻，脉浮弦。

证属外寒内饮而热壅于上，治以解表化饮兼清热除烦，与小青龙加石膏汤：

麻黄 10 克，桂枝 10 克，白芍 10 克，半夏 10 克，干姜 6 克，细辛 6 克，五味子 10 克，杏仁 10 克，炙甘草 6 克，生石膏 45 克。

结果：上药服 3 剂咳喘减轻，继加减服 4 剂症已。

16.厚朴麻黄汤方（小青龙加石膏汤去桂枝芍药加厚朴杏仁）

【辨证要点】小青龙加石膏汤证见胸满、短气者。

【歌诀】厚朴麻黄小青龙，去桂芍加麦杏供，
　　　　重于养正轻利水，主治喘满显其功。

【方剂组成】厚朴 15 克，麻黄 12 克，石膏 45 克，杏仁 9 克，半夏 15 克，干姜 6 克，细辛 6 克，小麦 30 克，五味子 15 克。

【用法】上九味，以水先煮小麦，去滓，内诸药，再煮汤成，温服。

【方解】此亦是小青龙加石膏汤的变剂，故主治亦相近似。加厚朴、杏仁去桂枝、芍药，则偏于治喘满，但用大量小麦，养正则有余，逐水则不足，故不能治溢饮。

原文注释

《金匮要略·肺痿肺痈咳嗽上气病脉证并治》第 8 条：**咳而脉浮者，厚朴麻黄汤主之。**

注解：咳而脉浮者，为病在表，亦是咳而上气之类的证候，当有喘满、短气等里热实证，此为太阳阳明合病，故以厚朴麻黄汤主之。

【临床应用】此述脉而无证，过于简略，临证应以外邪内饮、咳逆喘满而里实满者用之为妥。

17. 麻杏石甘汤方（麻黄汤去桂枝加石膏）

【辨证要点】 汗出而喘、口干、烦满而不恶风者。

【歌诀】 麻杏石甘表里热，汗出而喘证奇特，

　　　　　无论误下或误汗，阳明里实热未结。

【方剂组成】 麻黄（去节）12克，杏仁（去皮尖）9克，甘草（炙）6克，石膏（碎，绵裹）45克。

【用法】 上四味，以水先煮麻黄，去上沫，内诸药再煎，汤成温服。

【方解】 麻黄配伍桂枝攻表邪而发汗，伍石膏清里热，故反治疗汗出。今于麻黄汤去桂枝，倍用麻黄，增量甘草并加石膏，故治汗出有热、喘而急迫者。此亦辛温、辛寒相伍，解阳明内外之证，寓辛凉解表之意。

原文注释

《伤寒论》第63条： 发汗后，不可更行桂枝汤。汗出而喘，无大热者，可与麻黄杏仁甘草石膏汤。

注解： 无大热，是说不似阳明病热实于里的身大热，并非无热之意。本条大意是说：发汗后表不解，依法宜桂枝汤汗以解表，但患者汗出而喘，身无大热，虽然外邪未罢，但不可再用桂枝汤纯辛温治疗，而应用麻杏石甘汤辛凉清内外。

按： 这里所说的汗出，纯属里热熏蒸所致，其特点是汗出黏稠量多而臭味重，与桂枝汤证的自汗淡薄量少而臭味轻者有别。不过热实于里当大热，今无大热则未至阳明内结的热实程度甚明。故此喘不是里实满的承气汤证，而是由于表热郁闭和里热壅滞而致的麻杏石甘汤证，故用本方两解表里。

《伤寒论》第162条：下后，不可更行桂枝汤。若汗出而喘无大热者，可与麻黄杏仁甘草石膏汤。

注解：太阳病，治应汗解，误用下法，热陷于里而致表里并病，亦每见本方证，当然不可与桂枝汤而宜用本方。

【临床应用】喘而汗出，身无大热，为本方应用的主证。气管炎、肺炎、哮喘等常见本方证。这里要注意，麻杏石甘汤并非是这些病的特效药，若适是病，即用是药反而多误。中医治病在辨证、辨方证，用非其证，不但无益，而且有害。学者须识此，慎勿等闲视之。

经方大师胡希恕医案

陈某，男，24岁，1965年3月25日初诊。自昨日恶寒身痛，咳喘咽干，自服复方阿司匹林片2片后，汗出不恶寒，但仍身痛、咳喘、吐白痰、口干思饮，舌苔白，舌尖红，脉滑数。

证属外寒里热、太阳阳明合病，治以解表清里，与麻杏石甘汤加半夏：

麻黄18克，杏仁10克，炙甘草10克，生石膏45克，半夏12克。

结果：上药服2剂，汗出，喘减。继以桑杏汤加减，服6剂诸症已。

18. 桂枝二越婢一汤方（桂枝汤合越婢汤）

【辨证要点】桂枝汤证多，越婢汤证少者。

【方剂组成】桂枝（去皮）3克，芍药3克，麻黄3克，甘草（炙）3克，大枣（擘）2枚，生姜（切）5克，石膏（碎，绵裹）15克。

【用法】上七味，以水先煮麻黄去上沫，内诸药再煎，汤成，温服。

【方解】取桂枝汤二越婢汤一合之，治桂枝汤证多而越婢汤证少者。本方证适应于太阳阳明合病，有汗出恶风，且见口干、烦躁者。温病初期常见此方证。

原文注释

《伤寒论》第27条：太阳病，发热恶寒，热多寒少。脉微弱者，此无阳也，不可发汗，宜桂枝二越婢一汤。

注解：太阳病，还发热恶寒，但热多寒少而脉微弱，为外邪已衰，病有欲愈之象，虽无汗，但体表已无充盈的津液，故谓此无阳也。这里所说的不可发汗，是说不可用麻黄汤大发其汗的意思，宜与桂枝二越婢一汤解肌透表为治。

按：这里要特别注意无阳的含义，前麻黄汤条的"阳气重"和本条的"此无阳"，正好对照互参，再参考甘草干姜汤"以复其阳"，便不难理解阳气是指什么。注家谓阳气重是阳热，实非。前者为津液充实于体表，故脉应之紧，须以麻黄汤发其汗。而此为津液不足于外（姜春华有相同认识），故脉应之微弱，故宜本方轻以解之。本方与桂枝麻黄各半汤、桂枝二麻黄一汤三方以药量极轻，均为外邪还不了了的轻证而设，不可不知。

【临床应用】浮肿患者表现出桂枝汤证明显，且感烦躁、口干者，可试用本方。

19. 麻黄杏仁薏苡甘草汤方

【辨证要点】周身关节痛、发热、身重或肿者。

【歌诀】麻杏苡甘四味药，麻黄加术有同效，
　　　　薏苡性寒治湿热，不用桂术温药疗。

【方剂组成】麻黄（去节，汤泡）9克，杏仁（去皮尖，炒）6克，薏苡仁18克，甘草（炙）6克。

【用法】上四味，水煎温服。

【方解】薏苡仁，味甘微寒，《神农本草经》谓："主筋急拘挛，久风湿痹。"本方与麻黄加术汤都治风湿，且都是发汗利湿而治湿痹，但麻黄加术汤偏于治寒，故用温性的白术；而本方偏于治热，故用性寒的薏苡仁，并且去桂枝。故本方适应于太阳阳明合病的湿热痹证。

原文注释

《金匮要略·痉湿暍病脉证治》第 21 条：病者一身尽疼，发热，日晡所剧者，名风湿。此病伤于汗出当风，或久伤取冷所致也，可与麻黄杏仁薏苡甘草汤。

注解： 一身尽疼，是说一身关节无处不疼。病在表故发热。日晡所剧者，是说这种身痛和发热在日晡所时尤剧烈。这种证候叫作风湿。风湿的成因，大都是由于汗出当风，或久伤取冷所致，这种风湿用麻杏苡甘汤治疗。

按： 汗出当风，则欲出之汗被风寒所却，瘀滞体表，久而成湿，流注关节因致炎症之变。久伤取冷，指天热汗出乘荫取凉，或用风扇空调，或突入凉水中，其致病道理与汗出当风同。所指风湿，颇似今之急性风湿性关节炎症。但要审证属于表里湿热者，可选用本方。

【临床应用】 可见于各种急慢性风湿或无名热、急慢性肾炎、骨关节病等。

冯世纶医案

1997 年 4 月 24 日曾治愈 "亚急性败血病" 一例，患者来自山东临沂，男，68 岁。发热、四肢沉重 21 天，在当地用抗生素过敏，住 146 军医院，经骨髓穿刺诊断为亚急性败血病，对症治疗及用中药银翘散加减汤剂治疗无效，而特来京诊治。症见：头晕、四肢沉重，微恶寒，每日午后 2～3 点发烧 38℃左右，晚上则升到 39℃以上，苔白腻，脉滑细数。

证为太阳阳明合病，湿热郁表，为麻杏苡甘加术汤方证：

麻黄10克，杏仁6克，生薏苡仁18克，炙甘草6克，苍术15克。

结果：上午来诊，下午1点在宾馆服头煎药，小便增多，日晡未见身热，尚有微恶寒，晚服2煎，症全消。本打算住院治疗，观察2天，感身体如常，遂回原籍。追访至今（2005年8月）健康良好。

按：本患者属温病的湿温证，可知张仲景能治、善治温病。

20. 风引汤方

【辨证要点】惊痫瘛疭寒热错杂者。

【方剂组成】桂枝9克，甘草6克，牡蛎6克，大黄12克，干姜12克，龙骨12克，寒水石18克，滑石18克，赤石脂18克，白石脂18克，紫石英18克，石膏18克。

【用法】上十二味，研粗末，每用取9克，水煎，温服。治大人风引，少小惊痫瘛疭，日数十发，医所不疗，除热方。《巢源》云："脚气宜风引汤。"以上剂量，亦可按常规水煎服。

【方解】本方为桂枝甘草龙骨牡蛎汤变方。桂枝甘草龙骨牡蛎汤，原治津液伤表虚饮逆致躁烦惊悸，加入寒水石、滑石、石膏、大黄清里热，又加赤石脂、白石脂、紫石英、干姜温下固涩，故治津液更虚呈阳明太阳合病的惊痫瘛疭。

原文注释

《金匮要略·中风历节病脉证并治》附方：风引汤：除热瘫痫。

注解：此亦林亿等所附。方用桂枝甘草龙骨牡蛎汤加下热清里之品，除热以治惊痫可信，但与中风病无关。又本方非常类似长沙汉墓出土的《五十病方》的第一方（见《中国汤液经方》第8页），用于破伤风引惊痫瘛疭呈太阳阳明合病者可能有效。因此名为风引汤。

【临床应用】本方为桂枝甘草龙骨牡蛎汤变方，故临证见惊痫瘛疭寒热错杂者可试用本方。

21. 麻黄连翘赤小豆汤方

【辨证要点】表实无汗而里热明显，或身黄、目黄，或身痒者。

【歌诀】麻黄连翘赤小豆，姜枣草杏白皮凑，

　　　　表实湿热身发黄，发汗祛湿表里瘳。

【方剂组成】麻黄（去节）6克，连翘（连翘根）6克，杏仁（去皮尖）6克，赤小豆30克，大枣4枚，生姜（切）6克，生梓白皮（切）15克，甘草（炙）6克。

【用法】上八味，以水先煮麻黄再沸，去上沫，内诸药再煎，汤成，温服。

【方解】本方是麻黄汤去桂枝加生姜、大枣发表，而且安胃，复以生梓白皮、连翘、赤小豆清热并亦祛湿，故治表实无汗、瘀热在里太阳阳明合病而发黄者。方中生梓白皮苦寒清热，可用桑白皮代之。

原文注释

《伤寒论》第262条：伤寒，瘀热在里，身必黄，麻黄连翘赤小豆汤主之。

注解：伤寒，指表实无汗之证，热不得外越，合湿瘀于里，而呈太阳阳明并病，郁久则多出现身发黄，宜以麻黄连翘赤小豆汤主之。

【临床应用】黄疸初作，若表实无汗形似伤寒者，宜本方；若表虚汗出形似中风者，宜桂枝加黄芪；但表证已罢，当依证选用适方治之。又本方对皮肤湿疹、瘙痒，适证应用也多有良效。

尹某，男，40岁，病历号192297，1966年3月4日初诊。近2个月右上腹疼痛，经中西药治疗，效果不显，自昨日起发热恶寒、身目发黄、身痒、口黏不思饮、小便黄少、苔白腻、脉浮弦。

证属外邪里湿、郁而化热，治以解表化湿，与麻黄连翘赤小豆汤：

麻黄6克，连翘10克，赤小豆30克，桑白皮10克，炙甘草6克，大枣4枚，生姜10克，杏仁10克。

结果：上药服3剂，热退，痒已，但黄疸不退，且逐渐加重，后确诊为胰头癌，不及2个月病逝。

22. 竹叶石膏汤方（麦门冬汤去大枣加竹叶石膏）

【辨证要点】热病后期，虚羸少气、烦渴者。

【方剂组成】竹叶10克，石膏45～90克，半夏（洗）15克，麦冬（去心）30克，人参6克，甘草（炙）6克，粳米15克。

【用法】上七味，以水先煮六味，去滓，内粳米，煮米熟汤成，去米，温服。

【方解】此于麦门冬汤去大枣，加竹叶、石膏。竹叶，《名医别录》谓："味辛平，大寒。主胸中痰热，咳逆上气。"有外清温暑之热（《重庆堂随笔》）的作用。故治麦门冬汤证内外热甚而烦渴者。

原文注释

《伤寒论》第397条：伤寒解后，虚羸少气，气逆欲吐，竹叶石膏汤主之。

注解：伤寒病愈后，由于不善摄生，因而精气虚衰，故其人虚羸少气。若又见虚热上炎而气逆欲吐，是胃虚表里热盛，宜以竹叶石膏汤主之。

【临床应用】急性热病、肺结核后期常现本方证，宜注意。胡老曾治验无名热。

经方大师胡希恕医案

吕某，女，18岁，初诊日期1965年6月17日。因高热住院治疗，半月热仍不退，用激素治疗热退亦不明显。每天体温在38～39℃波动，症见身热、自汗、盗汗、恶心、呕吐，食入即吐，苔白，脉细数。胡老会诊，认为是津液大虚的太阳阳明合病，必以养胃生津方能抗邪外出，与竹叶石膏汤加味：

淡竹叶12克，生石膏45克，半夏12克，党参10克，炙甘草6克，粳米15克，麦冬15克，生姜10克，酸枣仁15克。

结果：服3剂，热退，呕吐止，自汗、盗汗亦止。他医用补中益气汤欲补其虚，又致大汗不止乃至虚脱，无奈输液救急。再请胡老会诊，仍给原方6剂诸症渐已。

第五章 和解清里类方

1. 柴胡加芒硝汤方（小柴胡汤加芒硝）

【辨证要点】小柴胡汤证里有热而大便干结者。

【方剂组成】柴胡24克，黄芩9克，人参9克，半夏（本云五枚，洗）15克，甘草（炙）6克，生姜（切）9克，大枣（擘）4枚，芒硝12克。

【用法】上八味，先以水煎前七味，去滓，内芒硝，更煮微沸，分温再服，不解更作。

【方解】于小柴胡汤加除热通便的芒硝，故治少阳阳明并病的小柴胡汤证里有热而大便难者。

原文注释

《伤寒论》第104条：伤寒十三日不解，胸胁满而呕，日晡所发潮热，已而微利，此本柴胡证，下之以不得利，今反利者，知医以丸药下之，此非其治也。潮热者，实也。宜先服小柴胡汤以解外，后以柴胡加芒硝汤主之。

注解：胸胁满而呕，属少阳；日晡所发潮热，属阳明。可见这是少阳阳明并病，当用大柴胡汤，但给服大柴胡汤和下，而不得利，今其人反微利者，究其原因，是医者以其他丸药缓下，所以证未解，而反下利。虽仍潮热，里实未去，但在下后，有微利，大柴胡汤已非所宜，宜先用小柴胡汤以解阳明之外证，而后再与柴胡加芒硝汤兼攻其里。

这里应注意，对阳明病说，少阳病为外，先宜小柴胡汤解外，即指胸胁满而呕的少阳病，不要以为是指太阳表证。

【临床应用】临床常用于感冒、胃肠病等，也用于冠心病。

经方大师胡希恕医案

李某，男，65岁，病历号95114，1965年5月24日初诊。左胸不适，有灼热感，胸闷气短，活动后明显，阜外医院诊断为心肌梗死，经住院治疗1个月，度过危险期，但胸闷等症状不见好转，故请中医会诊。近症：左胸灼热，憋气，时头胀，寒热往来，口腔上部肿疼，心下痞满，口苦咽干，纳差，大便干结，失眠，苔黄，脉弦细。

证属少阳阳明合病，为小柴胡加芒硝汤的适应证：

柴胡18克，黄芩10克，半夏15克，党参10克，炙甘草6克，生姜10克，大枣4枚，芒硝（分冲）15克，栀子10克。

结果：上药服6剂，诸症好转。因感冒咳嗽来诊，与半夏厚朴汤加瓜蒌治之遂安。

2.柴胡加龙骨牡蛎汤方（小柴胡汤去甘草加桂枝茯苓大黄龙骨牡蛎铅丹）

【辨证要点】小柴胡汤证见气冲心悸、二便不利、烦惊不安者。

【歌诀】柴胡加龙骨牡蛎，除草桂苓铅黄立，
　　　　小柴胡汤心冲悸，烦惊不安便不利。

【方剂组成】柴胡12克，龙骨3克，黄芩3克，生姜3克，铅丹3克，人参3克，桂枝3克，茯苓3克，半夏（洗）10克，大黄6克，牡蛎（熬）5克，大枣（擘）2枚。

【用法】上12味，水煎温服。

【方解】本方是小柴胡汤去甘草，加治气冲的桂枝，利尿的茯苓，

泻下的大黄，镇静安神的龙骨、牡蛎、铅丹，故治少阳阳明并病见气冲心悸、二便不利而烦惊不安者。

原文注释

《伤寒论》第107条：伤寒八九日，下之，胸满、烦惊、小便不利、谵语、一身尽重、不可转侧者，柴胡加龙骨牡蛎汤主之。

注解：伤寒八九日，病已传少阳，医者误用下法，症见胸满，则知柴胡证还未罢。湿热上结，故烦惊而小便不利。胃不和，邪热扰神明故谵语。水气外溢，故一身尽重而不可转侧，治疗应用小柴胡汤和解半表半里，同时利湿清热、安神镇惊，故用柴胡加龙骨牡蛎汤主之。

按：《伤寒论》少阳篇有"胸中满而烦者，不可吐下，吐下则悸而惊"。本条所述为误下少阳柴胡证甚明。又由于烦惊谵语之治，则本方有用于精神不安、狂痫病的机会。

【临床应用】常用于神经症，或急性病后期。

经方大师胡希恕医案

关某，男，28岁，某部队干部，1965年10月18日初诊。原有肝大、肝功不正常。近半年来，性情急躁，不能入睡，自言妄想不休，语无伦次，口苦欲冷饮，头痛头晕欲呕，胸闷身痒，大便成形日两行，舌苔黄腻，脉弦数有力。

证属少阳阳明合病而致心烦神不安，治以和二阳，佐以安神定志，与柴胡加龙骨牡蛎汤加减：

柴胡12克，生龙骨30克，生牡蛎30克，黄芩10克，半夏10克，党参6克，桂枝6克，生姜6克，茯苓10克，大黄3克，大枣3枚，生铁落15克。

结果：服3剂，已能入睡，精神好转，已不欲呕，但心下堵闷，继服9剂，精神基本好转。

3. 大柴胡汤方

【辨证要点】 胸胁苦满、口苦咽干、心下急，里实者。

【歌诀】 大柴胡汤用大黄，夏芩枳芍枣生姜，
病传少阳兼阳明，胸胁满痛不用慌。

【方剂组成】 柴胡24克，黄芩9克，芍药9克，半夏（洗）15克，生姜15克，枳实（炙）9克，大枣（擘）4枚，大黄6克。

【用法】 上八味，水煎温服。

【方解】 病初传少阳，势须人参补中益气，既防邪侵及里，又助正以祛邪于外。但已并于阳明，则须大黄兼攻里、人参之补、甘草之缓，反非所宜，故去之，加枳实以治心下坚，加芍药以治腹满痛，故此治少阳阳明并病而见里实心下坚、腹满痛者。

原文注释

《伤寒论》第103条：太阳病，过经十余日，反二三下之，后四五日，柴胡证仍在者，先与小柴胡汤；呕不止、心下急、郁郁微烦者，为未解也，与大柴胡汤下之则愈。

注解：太阳病十多天，已有内传少阳的柴胡证，治当和解，忌下，但医者反二三次误用下法，致病不解。如果四五天后，仍见有柴胡证，可先给服小柴胡汤。若还呕不止、心下急、郁郁微烦者，是病已并于里，呈少阳阳明并证的大柴胡汤方证，治宜和解少阳同时下阳明里热。

按：大柴胡汤证之呕和烦，除柴胡证外，还有里实热壅的成分，故与小柴胡汤不同，可见呕不止、心下急、郁郁微烦等。

《伤寒论》第165条：伤寒发热、汗出不解、心下痞硬、呕吐而下利者，大柴胡汤主之。

注解： 伤寒证，虽发汗汗出而发热不解，且出现心下痞硬、呕吐而下利症，这种情况宜用大柴胡汤治疗。

《伤寒论》第136条：伤寒十余日，热结在里，复往来寒热者，与大柴胡汤；但结胸，无大热者，此为水结在胸胁也，但头微汗出者，大陷胸汤主之。

注解： 见大陷胸汤方证。

《金匮要略·腹满寒疝宿食病脉证治》第12条：按之心下满痛者，此为实也，当下之，宜大柴胡汤。

注解： 按之心下满且痛，此为半表半里证的里实，宜以大柴胡汤下之。

【临床应用】心下痞硬、满痛，皆心下急的一类，为应用本方的要症，宜记。外感发汗，汗出而发热不解，大多现小柴胡加石膏汤证，或本方证，或本方加石膏汤证。又从治发热呕吐、下利来看，则本方有用于急性胃肠炎、胆道感染、胆囊炎、痢疾等的机会。外感表解而热不退，有柴胡汤证，多宜小柴胡加石膏汤。若大便干，舌苔黄，已非上方所能治，与本方有捷效。

经方大师胡希恕医案

会诊一患者，高热50余日，西医用尽退热方法不解。请各医院会诊，多疑为癌变，最后邀胡老往诊：其人呕不能食，胸胁满，心下痞，大便难，脉弦有力，与本方1剂热退，3剂痊愈出院。此证多有，故出此例以供参考。

胡老把本方用于治喘，使后学叹为观止，今附一例治验：康某，男，36岁，病历号143153，1964年4月29日初诊。3年前因食青辣椒而发哮喘，在东北久治不效而来京求治。冬夏皆作，始终未离氨茶碱。半年来多服补肺益肾之剂，症反有增无减。近日哮喘发作，昼轻夜重，倚息不得卧，大汗淋漓。伴胸闷腹满，口干便秘，心悸眠差，苔薄白，脉沉缓。

证属少阳阳明合病，兼夹瘀血而现大柴胡汤合桂枝茯苓丸加生石膏汤：

柴胡12克，黄芩10克，生姜10克，半夏12克，枳实10克，炙甘草6克，白芍10克，大枣4枚，大黄6克，桂枝10克，桃仁10克，茯苓10克，牡丹皮10克，生石膏45克。

结果：上药服2剂，诸症减轻。3剂后大便通畅，哮喘未作，停用氨茶碱等。但因仍有口干，原方再服3剂遂愈。1966年9月25日出差来京，告知2年来曾数次感冒咳嗽，但未发哮喘。

第六章 清里实热类方

1. 瓜蒂散方

【辨证要点】胸脘满闷、欲吐而不能吐者。

【方剂组成】瓜蒂（熬黄）、赤小豆各等份。

【用法】上两味，为细末，合治之。每用取2～3克，另以香豉一勺，用热汤煮作稀糜，去滓，取汁和药末，温顿服之。不吐者，少少加，得快吐乃止。诸亡血家，不可与瓜蒂散。

【方解】瓜蒂苦寒，祛湿除热而有催吐的作用，与赤小豆协力以逐湿热，饮之以香豉汁更有助于涌吐也。

原文注释

《伤寒论》第166条：病如桂枝证，头不痛、项不强、寸脉微浮、胸中痞硬、气上冲喉咽不得息者，此为胸中有寒也。当吐之，宜瓜蒂散。

注解：病如桂枝证，即对寸脉微浮、气上冲喉咽而言，但头不痛、项不强则知非桂枝汤证。病实于上，故胸中痞硬，而脉亦应之寸微浮。气上喉咽不得息，乃病有欲上越之机，与桂枝汤证的气上冲亦形似而实非。胸中有寒，是说胸中有寒水之毒，不是虚寒之寒，故宜以寒性的催吐剂如本方吐之。

按：胸中，是指病位在胃之上，亦即里之上也，本方证在《金匮要略》所称的上脘。从今之临床观察，水毒、痰饮实际在胃，但当感觉在胃之上时，才可用吐法。

《伤寒论》第324条：少阴病，饮食入口则吐，心中温温欲吐，复不能吐。始得之，手足寒，脉弦迟者，此胸中实，不可下也，当吐之；若膈上有寒饮，干呕者，不可吐也，当温之，宜四逆汤。

注解： 里有寒饮，初患少阴表证，很易传里而呈阳明病里实证，其特点是：始得之，而手足寒脉弦迟，以里有饮，其人饮食入口则吐，不饮食则亦心中温温欲吐，但又不能吐，显然是病有自里上越之机，肯定此为胸中实，气机受阻使手足寒、脉弦迟，而呈少阴病的外观，却为里饮壅于胃上的里实证，故当顺其势以本方吐之，不可用下法。若其人只干呕，既不饮食入口则吐，亦无心中温温欲吐、但又不能吐者，则确为里虚有寒饮，慎不可吐之，而宜以四逆汤温之。

按：《伤寒论》只有瓜蒂散一方主吐，当吐之，虽未言瓜蒂散主之，显然当指瓜蒂散。此述四逆汤证与本方证的鉴别法，甚重要，须知。

《伤寒论》第355条：病人手足厥冷，脉乍紧者，邪结在胸中，心下满而烦，饥不能食者，病在胸中，当须吐之，宜瓜蒂散。

注解： 邪结在胸中，血气受阻，故手足厥冷而脉乍紧。邪自里以上迫，故心下满且烦、饥而不能食，此病在胸中，即在胃上，当吐之，宜瓜蒂散。

《金匮要略·腹满寒疝宿食病脉证治》第24条：宿食在上脘，当吐之，宜瓜蒂散。

注解： 胃有上脘、中脘、下脘之分，中医谓心下部（即剑突下）为中脘，此以上为上脘，此以下为下脘。宿食当下之，但逆迫于上脘心下逆满，而有欲吐之情者，当吐之，宜瓜蒂散。从本条亦可知，膈上、上脘大致相类。

【临床应用】 张仲景书中吐剂只此一方，而具体论治亦只此数条，但于吐法中更可清楚地看到，中医辨证施治是适应机体抗病机制的一种原因疗法。若胸中痞硬、气上冲喉咽不得息者；若胸中满而烦，饥不能食者；若饮食入口则吐，心中温温欲吐而复不能吐者，皆为本方应用的要证，实际也是胃家实，邪实在上的阳明病。这些都是机体驱赶病邪于胸中，欲吐出是一种病理反应。

2. 一物瓜蒂汤方

【辨证要点】夏秋季见身痛、身重、身热、脉微弱者。

【方剂组成】瓜蒂20个。

【用法】上一味，水煎温服。

【方解】瓜蒂苦寒，《神农本草经》认为："主大水，身面四肢浮肿，下水，杀蛊毒，哕逆上气，及食诸果病者，胸腹中皆吐下之。"可知其为逐水除热之药，少量服只祛湿除热不致吐，故本方主在治暑热湿。

瓜蒂散服用末，同时用香豉，则起催吐作用；一物瓜蒂汤煎服不用散，且不用赤小豆、香豉，只除热利水，无催吐作用。可见配伍和服法对药物作用有重大影响。

原文注释

《金匮要略·痉湿暍病脉证治》第27条：太阳中暍，身热疼重而脉微弱，此以夏月伤冷水，水行皮中所致也，一物瓜蒂汤主之。

注解：身热而脉微弱为中暍，身痛重为湿，这是因夏季伤于冷水，使汗不得出留于皮中所致，宜用一物瓜蒂汤治疗。

按：过饮冷水或以凉水浇身，《神农本草经》所谓"食诸果病"，皆所谓伤于冷水。夏热中人，汗得出而热得解，原可不病，若伤于冷水，使汗不得畅出于体外，停滞皮中，反致热郁难解，则易患暑湿之证。

【临床应用】一些注家据瓜蒂主吐，认为本条是错出。我们认为少量瓜蒂煎服，同时不服用香豉，则只除湿热而不致吐，《神农本草经》谓"主头身四肢浮肿"，可知瓜蒂有利湿消肿作用。仅作上解，有待进一步探讨。

3. 白虎汤方

【辨证要点】阳明病，自汗出，脉滑数者。

【歌诀】白虎汤用生石膏，知母甘草粳米熬，
　　　　汗出身热又烦躁，清阳明热功劳高。

【方剂组成】知母18克，石膏（碎）45～120克，甘草（炙）6克，粳米15克。

【用法】上四味，以水煮米熟，汤成去滓，温服。

【方解】石膏、知母除热止烦。甘草、粳米安中养正。本方是治热用寒，而不为寒伤的良法。

按：世人皆知石膏性寒，但石膏质量重，溶解于水的成分有限，若不大量用则无效。《神农本草经》谓为微寒即由于此。

原文注释

《伤寒论》第176条：伤寒脉浮滑，此表有热，里有寒，白虎汤主之。

注解：《金匮玉函经》于此条云："伤寒脉浮滑，而表热里寒者，白通汤主之。"王叔和注语亦谓："旧云白通汤，一云白虎汤，恐非。"可见本条为文是有问题的。若就表热里寒的证候看，则宜白通汤。不过表热里寒，脉不应浮滑。若就脉浮滑而言，则宜白虎汤，但又不应有表热里寒之证。此其中必有错简，待考。

《伤寒论》第219条：三阳合病，腹满、身重、难以转侧、口不仁、面垢、谵语、遗尿，发汗则谵语；下之则额上生汗、手足逆冷。若自汗出者，白虎汤主之。

注解： 口不仁，即口中不和。面垢，即面无光泽。腹满、谵语、遗尿为热盛于里已影响了神志；身重、难以转侧，外复多湿。口不仁、面垢热在少阳，故称之为三阳合病。热盛于里则不可发汗，若发汗则必益甚其谵语。里虽热但不实，故亦不可下，若下之虚其里则额上汗出、手足逆冷。若自汗出者，是说本方证有自汗，则宜白虎汤主之。

按： 这里所说的三阳合病，实即热盛于里的阳明病，不过里还不实，因外又有郁湿，外郁之湿不能用汗法，也不能用下法，里热盛猛则汗自出，故以白虎汤主之。

《伤寒论》第350条：伤寒脉滑而厥者，里有热，白虎汤主之。

注解： 脉滑主里热，故脉滑而厥，知为里有热的热厥，宜以白虎汤主之。

【临床应用】本方证在临床较为多见，可用于一般常见热性病如感冒、肺炎、中暑等，也用于急性传染病、瘟疫如疟疾、伤寒、斑疹伤寒、乙型脑炎等。2003年闹非典型性肺炎（SARS）时，有人明知白虎汤可治疗乙脑，但仍认为《伤寒论》只能治疗伤寒，而未能治温病，吴又可的《瘟疫论》才治疗瘟病……这是没读懂《伤寒论》的缘故。同时也说明，白虎汤并不是治疗乙脑的专用方，当出现大青龙汤、小柴胡汤、大承气汤等证时，应适证应用，此时再用白虎汤当然是错误的。本方用于热性淋巴结肿大有良效，如治验。

经方大师胡希恕医案

冯某，女，25岁，门诊病例，1967年7月20日初诊。高热已20余日，曾在好几家医院用各种抗生素治疗均无效。因颈部两侧淋巴结肿大，故多数医院诊断为淋巴结核。因高热不退，经人介绍来求诊治。望其面黄无华，消瘦，自汗出，不恶寒，自感乏力身重，昨晚体温39.7℃，苔薄少，舌质红绛，脉滑数。

证属阳明里外皆热、津液大伤，治以清热救里，与白虎汤加味：

生石膏90克，知母18克，粳米30克，炙甘草6克，生地黄24克，麦冬24克，生牡蛎15克。

结果：上药服6剂，热降为38℃左右，晚上偶有39℃。因出现恶心、纳差、喜凉、喜吃西瓜，故改服小柴胡加石膏汤（生石膏每用60～90克），药后热平，诸症消，共服11剂，颈部淋巴结全消失。

4. 白虎加人参汤方

【辨证要点】白虎汤证见口渴明显者。

【歌诀】白虎加人参汤方，热盛汗出津液伤，

　　　　石膏重清里外热，口渴才用参补偿。

【方剂组成】知母18克，石膏（碎，绵裹）45～120克，甘草（炙）6克，粳米30克，人参9克。

【用法】上五味，以水煮米熟汤成，去滓，温服。

【方解】本方即白虎汤再加人参。因原是白虎汤证，热盛津液耗损较甚，以至渴欲饮水，故加人参安中养胃以滋液。

原文注释

《伤寒论》第26条：服桂枝汤，大汗出后，大烦渴不解，脉洪大者，白虎加人参汤主之。

注解：服桂枝汤以微似汗出者佳，若服之不得法，而使大汗出，则病必不除。由于大量亡失体液，胃中干燥，故大烦渴不解。脉洪大为热

盛津虚的反应，这种情况只用白虎汤清热，津液不能复生，则口渴不除，唯有用人参补胃，胃气健津液才能生，口渴才能解，故以白虎加人参汤主之。

《伤寒论》第168条：伤寒病，若吐、若下后，七八日不解，热结在里，表里俱热，时时恶风、大渴、舌上干燥而烦、欲饮水数升者，白虎加人参汤主之。

注解：《脉经》《千金要方》均于伤寒后无"病"字，可从。伤寒法当发汗，误施吐下，津液大伤，邪变内陷，致热结于里。但时时恶风，则外邪还不了了，故谓为表里俱热。大渴、舌上干燥而烦，为津虚热盛之候。欲饮水数升，更见思水自救之情，宜以白虎加人参汤主之。

《伤寒论》第169条：伤寒无大热、口燥渴、心烦、背微恶寒者，白虎加人参汤主之。

注解：无大热，指身热不大，并不是说无热。口燥渴、心烦为热盛伤津之症。里热甚者，则背反微恶寒，宜白虎加人参汤主之。

按：热实于里，势必迫于外，而身蒸蒸发潮热，为可下的证候。无大热，是说身热虽然未至潮热之大，故宜用石膏以清热，而不宜用承气辈以攻实。又热盛于里者，亦常有恶风寒的自觉证，上条的时时恶风和本条的背微恶寒均属类似证。

《伤寒论》第170条：伤寒脉浮、发热、无汗，其表不解，不可与白虎汤。渴欲饮水，无表证者，白虎加人参汤主之。

注解：伤寒脉浮、发热无汗，若表不解者，为麻黄汤证，当然不可与白虎汤，尤其加人参的本方更非所宜自在言外。若渴欲饮水，并确知其无表证者，则宜白虎加人参汤主之。

按：由本条的说明，可见以上两条的时恶风和背微恶寒均非表不解的证候甚明。

《伤寒论》第221条：阳明病，脉浮而紧、咽燥、口苦、腹满而喘、发热汗出、不恶寒反恶热、身重。若发汗则躁、心愦愦反谵语；若加温针，必怵惕烦躁不得眠；若下之，则胃中空虚，客气动膈，心中懊憹，舌上苔者，栀子豉汤主之。

《伤寒论》第222条：若渴欲饮水，口干舌燥者，白虎加人参汤主之。

《伤寒论》第223条：若脉浮、发热、渴欲饮水、小便不利者，猪苓汤主之。

注解： 此亦表里俱热的三阳合病。脉浮紧属太阳；咽燥口苦属少阳；腹满而喘以下概属阳明。由于阳明的证候独显，因以阳明病冒之。不过身重为有湿郁，里虽热而未实，乃白虎汤证，而不可汗下，若误发其汗，重亡津液，则胃中干、大便硬，其人必烦躁心乱而谵语。若烧针使汗更属逆治，因火助热，其人必惊惧烦躁不得眠。若下之，胃本不实，必因误下而空虚，则客热邪气乘其虚上动于膈。若心中懊憹，舌上苔者，为虚热上犯之证，宜栀子豉汤主之。

若下之后，渴欲饮水，口干舌燥者，则热仍盛而津已虚，故宜白虎加人参汤主之。

若下之后，脉浮发热、渴欲饮水、小便不利者，此水停不行，郁热不除之证，故宜猪苓汤主之。

按： 此与白虎汤条的三阳合病，均属表里俱热的温病，只宜白虎汤辈以清热，汗下烧针俱属逆治。本条虽亦论及发汗和烧针误治后的变证，但重点在误下，因其形似阳明病的里实证，医者最易弄错，故于前两者均未出方。不过误下后的变证，亦不只限于栀子豉汤证、白虎加人参汤证、猪苓汤证三者，由于此三者均主烦热，为示其应用的鉴别法，故出此。概言之，栀子豉汤证以烦为主，突出的反应为心中懊憹而不渴；白虎加人参汤证与猪苓汤证，虽均渴欲饮水，但白虎加人参汤证的渴，是由于热盛津枯，故口舌干燥，而猪苓汤证之渴，乃由于水停不化，故小便不利，不难区别。

《金匮要略·痉湿暍病脉证治》第26条：太阳中热者，暍是也，汗出恶寒，身热而渴，白虎加人参汤主之。

注解：暍即中暑的病名，其状有似表热证，故以太阳中热者冒之。其实身热汗自出，纯属里热。恶寒是因热极汗大泄、腠理开的关系。热盛津伤而致口渴，宜白虎加人参汤主之。

【临床应用】许多人每以本方治渴，其功效多归于石膏，后世本草亦多谓石膏治渴，这种看法不十分确切，不符合《伤寒论》的本意。试观白虎汤各条，只见口不仁，无一渴证。而白虎加人参各条，无一不渴者，可见治渴不在石膏而在人参。胃为水谷之海、营卫之源，人参补中益气，为治津枯而渴的要药。至于石膏，功在除热，口舌干燥为其应用的主要症状。

经方大师胡希恕医案

刘某，女，50岁，病历号66635，1965年7月10日初诊。因天热汗出，晚上睡着后受凉，昨天早起即感两腿酸痛、头晕身重、口渴无汗，自服复方阿司匹林片1片，1小时后大汗不止，而仍发热，不恶寒反恶热，自感口如含火炭，苔白，脉滑数。

证属阳明病热盛津伤，治以清热生津，与白虎加人参汤：

生石膏60克，知母15克，炙甘草6克，粳米30克，生晒白人参9克。

结果：服1剂汗止、渴减、热退，再1剂诸症已。

5. 调胃承气汤方

【辨证要点】阳明病见腹实证，心烦或谵语、发热者。

【歌诀】调胃承气用甘草，安中缓急调胃好，

芒硝软坚大黄下，阳明里实无晚早。

【方剂组成】大黄（清酒洗）12克，甘草（炙）6克，芒硝12克。

【用法】上三味，以水煮二物去滓，内芒硝，更上火微煮令沸，少温服之。

【方解】此于大承气汤去消胀行气的枳实、厚朴，而加安中缓急的甘草，既不足以消胀去满，又缓芒硝、大黄的急下，故以调胃名之。方中大黄、芒硝攻实下热，甘草安中缓急，故治胃不和、发潮热而大便不通者。

原文注释

《伤寒论》第29条：伤寒脉浮、自汗出、小便数、心烦、微恶寒、脚挛急，反与桂枝欲攻其表，此误也。得之便厥、咽中干、烦躁、吐逆者，作甘草干姜汤与之，以复甘阳。若厥愈足温者，更作芍药甘草汤与之，其脚即伸；若胃气不和、谵语者，少与调胃承气汤；若重发汗，复加烧针者，四逆汤主之。

注解：伤寒脉浮，治应发汗，今见自汗出、小便数、心烦，为津液虚于外和内，而呈阳明内结的情况。脚挛急，已是津液虚竭的明征，故此时见微恶寒、脉浮等症，表还未解，亦不可用桂枝汤再攻其表，若与之则重亡津液，出现厥逆、咽中干、烦躁、吐逆，是因津伤激动里饮，故宜用甘草干姜汤缓急逐饮以止烦逆。所谓以复其阳，是指用甘草干姜汤调理胃气以恢复失去的津液。若厥愈足温，再给以芍药甘草汤亦重在和中，津血恢复正常，则脚活动正常。若见胃气不和、谵语，这是阳明里热，则用小剂量调胃承气汤，使胃气和则愈。

按：本条冠以伤寒，并在太阳篇讲述，有其重要意义。一者，疾病发展规律是由表及里，病不愈则传里；二者，不论正确治疗和错误治疗，汗出伤津，即有可能导致阳明内结，而调胃承气汤方证是其常见的腑实证，也即阳明腑证较轻者。

《伤寒论》第70条：发汗后，恶寒者，虚故也；不恶寒，但热者，实也，当和胃气，与调胃承气汤。

注解：发汗表解身和，则不应发热或恶寒。若无热而恶寒者，是已陷于阴虚证；若不恶寒但热者，则已传为里实的阳明病，此当和其胃气，即清阳明里热，宜与调胃承气汤。

《伤寒论》第94条：太阳病未解，脉阴阳俱停，必先振栗，汗出而解；但阳脉微者，先汗出而解；但阴脉微者，下之而解。若欲下之，宜调胃承气汤。

注解：脉浮取以候卫，沉取以候营，浮沉无所偏胜即脉阴阳俱停，乃营卫自调之象。太阳病虽还未解，但脉阴阳俱停，阴阳自和可知，法当振栗汗出而自解。但阳脉微者，即脉浮而较微者，为卫不和于外，应责在表，故宜先汗出而解（言外宜桂枝以发汗）。但阴脉微者，即脉沉而较微者，为营不和于内，应责在里，故须下之而解，宜调胃承气汤。

按：太阳病不解，暗示经过汗、吐、下等治疗而病还不解之意。《伤寒论》曰："凡病若发汗、若吐、若下、若亡血、亡津液、阴阳和者必自愈。"脉阴阳俱停，即阴阳自和的脉应。必先振栗汗出而解，即自愈前的战汗，所谓瞑眩者是也。阳脉微者，即浮而弱之脉，阴脉微者，即沉而弱之脉。《金匮要略》曰"卫缓则为中风，营缓则为亡血"，与此阳微阴微的脉法同，亡血由于胃中燥，与调胃承气汤亦下热救阴之治。

又关于脉阴阳俱停，一些注家作停止解，或脉隐伏不出，诊之不得解，不妥。脉伏至诊不到，还是太阳病吗？能汗出而解吗？值得商讨。

《伤寒论》第 105 条：伤寒十三日不解，过经谵语者，以有热也，当以汤下之。若小便利者，大便当硬，而反下利，脉调和者，知医以丸药下之，非其治也。若自下利者，脉当微厥，今反和者，此为内实也，调胃承气汤主之。

注解：过经，指病已由太阳过入阳明的意思。伤寒已十三日不解，传入阳明而谵语，此里有热也，当以调胃承气汤下之。小便利者，则大便当硬，今反下利，而脉调和者，当是医以丸药下之非法的治疗所致。若转变为太阴病自下利者，则脉当微厥，但今脉反和，此非自下利，而是丸药所致甚明，虽下利还谵语，而脉调和，肯定是里实未去也，故仍宜调胃承气汤主之。

《伤寒论》第 123 条：太阳病，过经十余日，心下温温欲吐而胸中痛，大便反溏，腹微满，郁郁微烦，先此时自极吐下者，与调胃承气汤；若不尔者，不可与；但欲呕、胸中痛、微溏者，此非柴胡汤证，以呕故知极吐下也。调胃承气汤。调胃承气汤。

注解：温与愠古通用，温温即烦恼之意。太阳病十余日，病已去表内传。心下温温欲吐、郁郁微烦而胸中痛，颇似少阳柴胡证，但柴胡证当胸满大便不溏，今大便反溏而腹微满，知非柴胡证。若先此时服过极吐下药，因使胃不和者，可与调胃承气汤，若不尔者，则属里虚不可与之。但欲呕、胸中痛、大便微溏，而非柴胡证，心下温温欲吐，为吐后胃不和的内烦证。故知非柴胡证，而是由于极吐下所致。

按：极吐下药，暗示为剧烈吐下的巴豆剂，是古代常用泻剂。吐后胃不和，少与调胃承气汤即治，须知。

《伤寒论》第 207 条：阳明病，不吐、不下、心烦者，可与调胃承气汤。

注解：阳明病，未经吐下，而心烦者，则属实烦，可与调胃承气汤。

《伤寒论》第248条：太阳病三日，发汗不解，蒸蒸发热者，属胃也，调胃承气汤主之。

注解：太阳病三日，虽发汗而病不解，且反蒸蒸发热者，此热属胃阳明里热，宜调胃承气汤主之。

《伤寒论》第249条：伤寒吐后，腹胀满者，与调胃承气汤。

注解：吐后腹胀满，因吐而胃不和也，仍属阳明里热，可与调胃承气汤。

【临床应用】常见于外感热病各个阶段，以及不合理的乱服药，造成里实热出现本方证。临床要注意：三承气汤，虽均属阳明病的泻下剂，但调胃承气汤长于治下热，而满不足；小承气汤长于治满，而下热不足；大承气汤既治下热又除满。

经方大师胡希恕医案

刘某，女，27岁，病历号161328，1965年6月4日初诊。发热头痛1周，曾服中西解表药，大汗出而身热头痛不解，头胀痛难忍，心烦欲吐，口干思冷饮，皮肤灼热而不恶寒，大便已3日未行，苔白厚，脉弦稍数。体温38℃。

证属里实热胃不和，治以清里和胃，与调胃承气汤：

大黄10克，炙甘草6克，芒硝12克（分冲）。

结果：上药服1煎，大便通，头痛已，身热减，体温正常，继服余药而去芒硝，诸症基本消失。

6. 小承气汤方

【辨证要点】阳明病、大便硬而无潮热者。

【歌诀】小承气本大承气，减厚朴量芒硝去，
　　　　虽属里实之下剂，大承气汤怎敢比。

【方剂组成】大黄（酒洗）12克，厚朴（炙，去皮）9克，枳实（炙，大者）6克。

【用法】上三味，水煎温服。初服当大便行，如大便不下，再服之，若大便下，勿再服。

【方解】本方是大承气汤去芒硝，又减厚朴量组成。既去攻坚除热的芒硝，又减量消胀行气的厚朴，虽亦属里实的下剂，但较大承气汤则显有不及，故谓之小承气汤。

原文注释

《伤寒论》第208条：阳明病，脉迟，虽汗出不恶寒者，其身必重、短气、腹满而喘、有潮热者，此外欲解，可攻里也。手足濈然汗出者，此大便已硬也，大承气汤主之；若汗多，微发热恶寒者，外未解也，其热不潮，未可与承气汤；若腹大满不通者，可与小承气汤，微和胃气，勿令至大泄下。

注解：潮热，即蒸蒸发热，言其热如潮，势甚汹涌之意。身重，为湿郁于体表的表现。短气，为心下有微饮。腹满而喘，为里实满上压胸膈致呼吸困难。为便于理解，分解如下。

脉迟为不及脉，常主寒主虚，今阳明病见脉迟，并见汗出不恶寒，阳明病的外证已显，但其人仍有身重、短气、腹满而喘等表里虚实交错互见之证，言外之意，此为白虎汤方证，未见阳明腑证当然不可议下。

若汗出不恶寒，并有潮热者，则脉迟不外由里实、气血受阻所致，

乃可肯定为外欲解可攻里也。若手足亦不断汗出（濈然汗出），更属大便成硬的证候，即宜以大承气汤主之。

若汗出虽多，但只微发热，并恶寒者，脉迟亦为表虚之应，为外未解也，可先与桂枝汤治之，自在言外。

虽发热不恶寒，但其热不潮，则里还未实，不可用大承气汤攻下，即使腹大满、腹满而喘、大便不通，亦只可少与小承气汤，微和其胃气，慎勿使之大泄下。

按：水火不相容，热亦火之属，热盛于里，势必迫使津液外越，阳明病法多汗出，其因即在于此。表有湿则身重，里有微饮则短气，此热未至极，里还不实甚明，虽腹满而喘，亦正是表里虚实交错互见之征象，此时那能妄攻？

脉迟属不及，一般主寒主虚，但里实极者，则气血受阻，而脉亦迟，所以阳明病脉迟，首宜当心其虚。虽汗出不恶寒，明明含有不可攻的否定语气。其身必重、短气、腹满而喘，据以上脉证推知其不可攻的证候，后之大承气汤主之，此当除外甚明。历来注家大多连续读下去，而把身重、短气、腹满而喘纳入大承气汤的适应证，此实大错。试观书中有关身重的条文很多，而无一可下者，尤其后之两条（219、220条）所述与此相似，但均禁下，更属可证。古文词意曲折，不易理解，故不避词费细释如上，以供参考。

《伤寒论》第209条：阳明病，潮热、大便微硬者，可与大承气汤；不硬者，不可与之。若不大便六七日，恐有燥屎，欲知之法，少与小承气汤，汤入腹中，转矢气者，此有燥屎也，乃可攻之；若不转矢气者，此但初头硬，后必溏，不可攻之，攻之必胀满不能食也。欲饮水者，与水则哕，其后发热者，必大便复硬而少也，以小承气汤和之；不转矢气者，慎不可攻也。

注解：燥屎，即硬便。转矢气，即称放屁。阳明病发潮热，已为里实可下之候，若再见大便微硬者，即可与大承气汤攻之；但大便不硬者，则不可攻之。假使不大便已六七日，欲知其有无燥屎，可先少与小承气汤，汤入腹中不大便，但转矢气者，此有燥屎也，乃可与大承气汤攻之。若不转矢气者，必下先硬后溏的大便，则不可与大承气汤攻之。若不经此试而误以大承气汤攻之，则证轻药过，势必大伤中气，必致腹满而不能食。欲饮水者，亦必因胃中虚冷，与水则哕也。

试服小承气汤，即下初硬后溏的大便，里已不实，潮热当解，若其后又复潮热者，此必大便复硬而少也，仍宜以小承气汤和其胃，服后转矢气而大便不通者，则可与大承气汤，不转矢气者，慎不可用大承气汤攻之。

按：阳明病发潮热，原则上为表解里实之候，是可以议下的，但用什么方药下之，还必须进一步细辨方药的适应证。大承气汤为攻下峻剂，尤其不可轻试。有潮热同时更有大便硬证候者，即为大承气汤的适应证。上条的手足濈然汗出，即大便成硬的一候，而本条所述并无大便硬的明确特征，但六七日不大便，唯恐其大便硬，因出小承气汤试之一法。不过潮热而大便先干后溏者，为小承气汤方证，若施于大便硬的大承气汤证，只能使其转矢气，当然无效，但亦无害，而后再与大承气汤，乃最妥当不过，故于大承气汤疑似之证，先与小承气汤，亦可视为定法，虽云试之，实即治之也。

《伤寒论》213条：阳明病，其人多汗，以津液外出，胃中燥，大便必硬，硬则谵语，小承气汤主之。若一服谵语止者，更莫复服。

注解：阳明病，因其人多汗，使津液大量外出，胃中水分被夺则必燥，大便因硬，硬则谵语，宜小承气汤主之。若一服谵语止，即不要再服。

按：此只由于汗出多，则使胃中燥、大便硬而谵语，既不发热，更无潮热，故不宜大承气汤而宜本方。宜与大承气汤条互参细研。

《伤寒论》第214条：阳明病，谵语、发潮热、脉滑而疾者，小承气汤主之。因与承气汤一升，腹中转气者，更服一升，若不转气者，勿更与之。明日又不大便，脉反微涩者，里虚也，为难治，不可更与承气汤也。

注解：前于大承气条，有"阳明谵语、潮热、反不能食者，胃中必有燥屎五六枚也；若能食者，但硬耳，宜大承气汤下之"，又有"脉数而滑者，实也，此有宿食，下之愈，宜大承气汤"。本条所述无论证或脉，均宜大承气汤甚明，而谓小承气汤主之，已属可疑，而"因与承气汤一升"以下条文，尤其不可理解，其中必有错乱，故置之待考，不释。

《伤寒论》第250条：太阳病，若吐、若下、若发汗后，微烦、小便数、大便因硬者，与小承气汤，和之愈。

注解：吐下、发汗均足以亡失津液，胃中干，故微烦。而小便数，易使胃肠枯燥，因致大便硬结不通者，可与小承气汤和其胃即愈。

按：由于津液亡失而致大便硬，里热不剧，故只微烦而无谵语，虽小便数，屎成硬，亦不宜大承气汤猛攻，而宜本方和之使愈。

《伤寒论》第251条：得病二三日，脉弱，无太阳、柴胡证，烦躁、心下硬，至四五日，虽能食，以小承气汤，少少与微和之，令小安；至六日，与承气汤一升。若不大便六七日，小便少者，虽不受食，但初头硬，后必溏，未定成硬，攻之必溏，须小便利，屎定硬，乃可攻之，宜大承气汤。

注解：得病二三日，脉弱者，外欲解也。无太阳证，则表已罢；无柴胡证，则未传少阳；烦躁、心下硬者，阳明内结也。但以脉弱，当虑其虚，至四五日，虽能食，显然有热，亦只可少少与小承气汤，微和其胃，稍安其烦躁，即令小安，再行观察，至六日仍不大便，虽不能食，为里当有燥屎，可增与小承气汤一升，若不大便六七日，而小便少者，虽不能食，似有燥屎，但必初头硬后必溏，屎未定成硬，攻之必溏泻不止，必须待其小便利，屎定硬，乃可攻之，宜大承气汤。

按：本条的脉弱知前条的脉迟，均属不及的一类脉，阳明病见之，必须细心观察，慎重用药。尤其脉弱而心下硬，更当虑其胃虚，攻之有下利不止则死之诫，即有一二实候，亦不可妄试攻下。以小承气汤少少与之，微和其胃，至六日再与一升，用药何等谨慎，四五日、五六日、六七日观察何等周详。治大病难，治疑病更难，病家急躁，医者粗心，未有不败事者。四五日至六日虽无不大便的明文，然据不大便六七日一语，则四五日至五六日亦未大便甚明，古文简练，须细玩味。

《金匮要略·呕吐哕下利病脉证治》第41条：下利谵语者，有燥屎也，小承气汤主之。

注解：谵语为里实燥屎之候，下利而谵语，故肯定有燥屎，宜小承气汤主之。

《金匮要略·呕吐哕下利病脉证治》附方（一）：《千金翼·小承气汤》：治大便不通，哕数谵语。

注解：胃气不得行于下，而逆于上则哕；里有燥屎则谵语。这是因为大便不通而使哕数，故宜小承气汤治之。

按：《金匮要略·呕吐哕下利病脉证治》第7条曰："哕而腹满，视其前后，知何部不利，利之即愈。"本条所述即属后之不利者。

【**临床应用**】大黄泻下通便作用明显，但个体差异很大，尤其对燥结较重者难得通下，必用芒硝软坚。因此本方适用于腹胀、大便不通不久者。

7. 厚朴三物汤方（小承气汤增厚朴枳实量）

【辨证要点】胸腹胀满而痛、大便闭结者。

【歌诀】厚朴三物小承气，里实腹痛胀满剧，
　　　　增加厚朴枳实量，理气消满在通闭。

【方剂组成】厚朴24克，大黄12克，枳实12克。

【用法】上三味，以水先煮两味，后入大黄，汤成温服，以利为度。

【方解】本方即小承气汤增厚朴、枳实的用量，故治小承气汤证而胀满较剧者。

原文注释

《金匮要略·腹满寒疝宿食病脉证治》第11条：痛而闭者，厚朴三物汤主之。

注解：腹满痛，大便不通，宜厚朴三物汤主之。

《金匮要略·痰饮咳嗽病脉证并治》第26条：支饮胸满者，厚朴大黄汤主之。

注解：厚朴大黄汤即厚朴三物汤的别名，支饮上迫而胸胀满者，厚朴三物汤主之。

按：由本条所述，可见厚朴、枳实有驱除食毒和水毒的作用。

【临床应用】本方证与小承气汤证近似，大便不通腹胀满明显者宜用本方。

8. 大承气汤方

【辨证要点】里实热满大便难者。

【歌诀】大承气汤救急方，厚朴枳实硝大黄，
　　　　阳明实热满塞闭，迅猛通利涤胃肠。

【方剂组成】大黄（酒洗）12克，厚朴（炙，去皮）24克，枳实（炙）9克，芒硝18克。

【用法】上四味，以水先煮二物，去滓，内大黄，更煮，去滓，内芒硝，更上微火上一二沸，分温再服。得下，余勿服。

【方解】大黄攻下，芒硝软坚，两药合用攻下颇峻，复佐以消胀破结的厚朴、枳实，则荡涤肠胃、通利水谷既迅且猛，任何大实、大热、大满，以至塞而不利或闭而不通者，均得攻而克之。

原文注释

《伤寒论》第208条：阳明病，脉迟，虽汗出不恶寒者，其身必重、短气、腹满而喘、有潮热者，此外欲解，可攻里也。手足濈然汗出者，此大便已硬也，大承气汤主之；若汗多，微发热恶寒者，外未解也，其热不潮，未可与承气汤；若腹大满不通者，可与小承气汤，微和胃气，勿令至大泻下。

注解：见前小承气汤方证。

《伤寒论》第209条：阳明病，潮热，大便微硬者，可与大承气汤；不硬者，不可与之。若不大便六七日，恐有燥屎，欲知之法，少与小承气汤，汤入腹中，转矢气者，此有燥屎也，乃可攻之；若不转矢气者，此但初头硬，后必溏，不可攻之，攻之必胀满不能食也。欲饮水者，与水则哕，其后发热者，必大便复硬而少也，以小承气汤和之；不转矢气者，慎不可攻也。

注解：见前小承气汤方证。

《伤寒论》第212条：伤寒若吐、若下后不解，不大便五六日，上至十余日，日晡所发潮热，不恶寒，独语如见鬼状。若剧者，发则不识人，循衣摸床，惕而不安，微喘直视，脉弦者生，涩者死。微者，但发热谵语者，大承气汤主之。若一服利，则止后服。

注解：太阳伤寒，治当发汗，若吐、若下均属误治，故病不解，邪热乘吐下之虚而陷于里，因而不大便五六日，上至十余日，日晡所发潮热，而不恶寒，则外已解，当然可攻里。独语如见鬼状，即谵语之甚者。潮热而谵语，大便已硬，为大承气汤证。

证之剧者，发则不识人，循衣摸床，即捻衣襟、摸床沿。惕而不安，即无故恐惧而不安。此皆意识模糊、生机欲息的形象。气将脱则微喘，精欲竭则直视。脉弦属太过主实，故还可用大承气汤背城一战而望生。脉涩属不及主血少，邪实正虚，已难于攻治，故不免于死。若上述之轻微者，只发潮热而谵语，则无关于生死大事。不过里实热结，宜攻而已，大承气汤主之。若服后得快利，则止后服。

《伤寒论》第215条：阳明病，谵语、有潮热、反不能食者，胃中必有燥屎五六枚也；若能食者，但硬耳，宜大承气汤下之。

注解：谵语有潮热，为热实于里、大便成硬的确证。胃有热当能食，今反不能食者，乃里实更甚，即胃中有燥结的宿食关系。若其人能食，则胃中无燥结只大便成硬耳，但均宜大承气汤下之。

《伤寒论》第217条：汗出谵语者，以有燥屎在胃中，此为风也。须下者，过经乃可下之；下之若早，语言必乱，以表虚里实故也。下之愈，宜大承气汤。

注解：汗出多则津液外越，胃中燥屎必结，谵语即里有燥屎的确证。此为风也，是说此为太阳中风转属阳明病者，燥屎当下，但须太阳证罢乃可下之。若下之早，则使外邪尽陷于里，势必加甚其语言错乱。表虚里实，即是说表邪内陷则表已虚，邪并于里，则里益实，比较原证更重一等，但下之均当愈，宜大承气汤。

按：汗越于外，则津液竭于里，若复热实，燥结至速。谵语即有燥屎之候，故不可轻视，一俟表解，即须大承气汤下之。阳明病不怕证实，最虑津虚。后有发热汗出的急下证，意即在此，可互参。

《伤寒论》第220条：二阳并病，太阳证罢。但发潮热、手足漐漐汗出、大便难而谵语者，下之则愈，宜大承气汤。

注解：二阳并病，指太阳阳明并病而言。若太阳病证已罢，但发潮热、手足漐漐汗出、大便难而谵语者，大承气汤证已极明显，故下之则愈。

《伤寒论》第238条：阳明病，下之，心中懊憹而烦，胃中有燥屎者，可攻。腹微满，初头硬，后必溏，不可攻之。若有燥屎者，宜大承气汤。

注解：阳明病下之后，遗热未除，故心中懊憹而烦，若里有燥屎，腹当硬满而拒按，则仍可攻之。若只微满，大便初头硬，后必溏，为栀子豉汤的虚烦证，则不可攻之。如确审其有燥屎者，宜大承气汤下之。

按：心中懊憹而烦为栀子豉汤和大承气汤的共有证，其主要区分即在虚满与实满，此腹诊之所以必知者。

《伤寒论》第239条：病人不大便五六日，绕脐痛、烦躁、发作有时者，此有燥屎，故使不大便也。

注解：胃肠中干，大便成硬，欲行难通，故绕脐痛而烦躁。欲行暂止则痛与烦亦暂止，时休时作，故谓发作有时，此亦有燥屎的确证，言外宜大承气汤攻之。

《伤寒论》第240条：病人烦热，汗出则解；又如疟状，日晡所发热者，属阳明也。脉实者，宜下之；脉浮虚者，宜发汗。下之与大承气汤，发汗宜桂枝汤。

注解：见桂枝汤方证条。

按：此只日晡所发热而脉实，又何须大承气汤的猛攻？殊不知方发汗汗出即转属阳明，其病传变迅急，来势猛恶可见，于此正在变化莫测之际，当头痛击，亦正其时。医家不但要知常规，更要知随机应变，可与后之急下诸条互参自明。

《伤寒论》第241条：大下后，六七日不大便，烦不解，腹满痛者，此有燥屎也。所以然者，本有宿食故也，宜大承气汤。

注解：大下以后，又六七日不大便，而原有的烦未解，并腹满且痛，此仍为有燥屎之证。其所以大下之后还有燥屎者，因其人本有宿食下而未尽的缘故，宜大承气汤再下之。

按：此即承前之阳明病下之，心中懊憹而烦，胃中有燥屎者可攻，而重申攻毒务尽之义。

《伤寒论》第242条：病人小便不利，大便乍难乍易，时有微热，喘冒不能卧者，有燥屎也，宜大承气汤。

注解：小便不利，则大便当溏，今以里热盛实，边结边流，因致大便乍难乍易。虽外时有微热，但其人喘冒不能卧，显系实热自里迫上的证候，因断言此有燥屎也，宜大承气汤下之。

《伤寒论》第251条：得病二三日，脉弱，无太阳、柴胡证，烦躁、心下硬；至四五日，虽能食，以小承气汤，少少与微和之，令小安；至六日，与承气汤一升。若不大便六七日，小便少者，虽不受食，但初头硬，后必溏，未定成硬，攻之必溏；须小便利，屎定硬，乃可攻之，宜大承气汤。

注解：见前小承气汤方证。

《伤寒论》第252条：伤寒六七日，目中不了了，睛不和，无表里证，大便难，身微热者，此为实也。急下之，宜大承气汤。

注解：目中不了了，是说视物不清的意思。睛不和，是说睛昏暗而无光泽的意思。伤寒六七日，其人突然目中不了了、睛不和，并无其他明显的表证和里证，而只见大便难、身微热，此为热实于里的险恶证候。外迫虽微而上攻甚烈，病势猛剧，治疗稍缓将危及生命，宜大承气汤急下之。

按：伤寒表证突然而罢，里实证候不待形成即出现目中不了了、睛不和等精气欲竭的险恶证候。传变急剧，大有不可终日之势，哪容"只大便难而身微热"再行观望之理，应急釜底抽薪，以大承气汤急下之。

《伤寒论》第253条：阳明病，发热、汗多者，急下之，宜大承气汤。

注解：阳明病，若见发热而汗多不止者，这是热盛蒸腾于里，津液欲竭于外之象。宜急下热以救津，宜大承气汤，如稍有迟缓则不能救急。

《伤寒论》第254条：发汗不解，腹满痛者，急下之，宜大承气汤。

注解：发汗而病不解，马上传里腹满痛，传变如此迅速猛恶，稍缓则险证蜂起，故宜大承气汤急下之。

按：以上三条，均以病情猛恶而行应急制变之治，看似不重，稍有延误，祸变立至，学者宜仔细玩味而熟记。

《伤寒论》第255条：腹满不减，减不足言，当下之，宜大承气汤。

注解：此承上条言，虽已下之，则腹满不减，即有所减亦微不足道，病未尽去，故还应当下之，宜大承气汤。

《伤寒论》第256条：阳明少阳合病，必下利，其脉不负者，为顺也；负者，失也。互相克贼，名为负也。脉滑而数者，有宿食也，当下之，宜大承气汤。

注解：脉滑而数，主里有实热，故下利脉滑数，当有宿食，宜以大承气汤下之。

按：古人以为阳明属土，少阳属木，阳明与少阳合病则呈木克土，故必下利。此和后之"脉不负"以下一段文字，均属五行推理，这里从略。

《伤寒论》第320条：少阴病，得之二三日，口燥咽干者，急下之，宜大承气汤。

注解：少阴病，津血本虚，若传阳明，则燥结异常迅速。口燥咽干，已有热亢津枯之势，故急下以救津液，宜大承气汤。

《伤寒论》第321条：少阴病，自利清水，色纯青，心下必痛，口干燥者，急下之，宜大承气汤。

注解：自利清水，色纯青，谓所下皆青色秽浊的水样便。热结于里，故心下必痛，此即《温疫论》所谓为热结旁流者是也。边下清水，边实结心下，热亢津亡，灾祸立至。口干燥者，已见其端，故宜大承气汤急下之。

按：以上所述常见于瘟疫症，病势猛恶，初得即致人于沉昏不起，形似少阴病的但欲寐，因以少阴病冠之，其实为热实于里的阳明病。胡希恕老师亲身体验：年轻时，一日正在睡中，突然身如倒，昏冒不知所以。初以为梦，嗣后以腹痛欲便，乃知已病。遂下利黑水样便二三次，臭恶异常，以后即沉昏不省人事，家人惶恐，请西医注射药针，天明头脑稍清，但口干舌燥、腹满痛不休，乃服大承气加甘草汤得快下乃安。因所患与本条论述颇相似，故附此以供参考。

《伤寒论》第322条：少阴病，六七日，腹胀、不大便者，急下之，宜大承气汤。

注解：腹胀、不大便，已属里实可下之证，况由少阴病传来，须虑其津液枯竭而致虚，故宜大承气汤急下之。

按：津液虚损则易致热实，热实更易致津液枯虚，虚实相搏，则虚者益虚，实者益实，正虚病实，将难任药矣。故少阴入阳明略见其端，即宜急下。

以上三条，除自利清水一条外，其余两条皆少阴病传变为阳明病者，不可不知。

《金匮要略·痉湿暍病脉证治》第13条：痉为病，胸满口噤，卧不着席，脚挛急，必齘齿，可与大承气汤。

注解：口噤，即牙关紧闭。卧不着席，谓背弓反张，仰卧则背不着于席。齘齿，即上下齿相切意。

热壅于里则胸满、津燥、筋急因致痉。口噤以下为痉之剧烈状，此可与大承气汤以下其热。

按：破伤风多见此证，宜注意。

《金匮要略·腹满寒疝宿食病脉证治》第21条：问曰：人病有宿食，何以别之？师曰：寸口脉浮而大，按之反涩，尺中亦微而涩，故知有宿食，大承气汤主之。

注解：脉浮大主热盛，而涩主血少。胃为水谷之海，荣卫之源。宿食实于里则发热，荣卫源绝则血少，故脉应之浮而大，按之反涩，尺中亦涩而微也，宿食当下，宜大承气汤。

《金匮要略·腹满寒疝宿食病脉证治》第22条：脉数而滑者，实也，此有宿食，下之愈，宜大承气汤。

注解：脉数而滑者，为热实于里之应，故知此为有宿食，宜大承气汤下之即愈。

《金匮要略·腹满寒疝宿食病脉证治》第23条：下利不欲食者，有宿食也，当下之，宜大承气汤。

注解：下利一般多能食，里有宿食则不能食，里实当下之，宜大承气汤。

按：噤口痢多由于有宿食，宜注意。

《金匮要略·呕吐哕下利病脉证治》第37条：下利，三部脉皆平，按之心下坚者，急下之，宜大承气汤。

注解：下利而脉不微弱，三部皆平，为不虚偏实之候。按之心下坚，显系边流边结之证，故当急下，宜大承气汤。

《金匮要略·呕吐哕下利病脉证治》第38条：下利，脉迟而滑者，实也，利未欲止，急下之，宜大承气汤。

注解：脉迟主寒，但里实甚者则脉亦迟，今迟与滑俱见，则不为寒而反为热实甚明，故下利见此脉，则知为里实所致，实不去则利不止，宜大承气汤急下之。

《金匮要略·呕吐哕下利病脉证治》第39条：下利，脉反滑者，当有所去，下乃愈，宜大承气汤。

注解：下利，虚人最甚，脉当微弱，今脉反滑为里实之应，故谓当有所去，须下其实乃愈，宜大承气汤。

《金匮要略·呕吐哕下利病脉证治》第40条：下利已差，至其年月日时复发者，以病不尽故也，当下之，宜大承气汤。

注解：此即所谓休息痢，因初病时未能驱尽病毒，故至时复发，当下尽其毒，宜大承气汤。

《金匮要略·妇人产后病脉证治》第1条：问曰：新产妇人有三病，一者病痉，二者病郁冒，三者大便难，何谓也？师曰：新产血虚，多汗出，喜中风，故令病痉。亡血复汗，寒多，故令郁冒。亡津液胃燥，故大便难。

《金匮要略·妇人产后病脉证治》第2条：产妇郁冒，其脉微弱，不能食，大便反坚，但头汗出。所以然者，血虚而厥，厥而必冒。冒家欲解，必大汗出。以血虚下厥，孤阳上出，故头汗出。所以产妇喜汗出者，亡阴血虚，阳气独盛，故当汗出，阴阳乃复。大便坚，呕不能食，小柴胡汤主之。

《金匮要略·妇人产后病脉证治》第3条：病解能食，七八日更发热者，此为胃实，大承气汤主之。

注解：以上三条见小柴胡汤条。

《金匮要略·妇人产后病脉证治》第7条：产后七八日，无太阳证，少腹坚痛，此恶露不尽；不大便，烦躁发热，切脉微实，再倍发热，日晡时烦躁者不食，食则谵语，至夜即愈，宜大承气汤主之。热在里，结在膀胱也。

注解： 产后七八日，无太阳表证而少腹坚且痛，其为恶露结滞不去甚明，更审其人不大便、烦躁发热，尤其倍于日晡时，而脉微实不食，食则谵语，一派里实的证候，至夜即愈亦有别于一般的瘀证，以知为热实于里，因使恶露结于少腹而不去也，故宜大承气汤主之。

按： 产后恶露不尽，一般不宜大承气汤，但由于热实而致恶露结而不去者，又非此不治，不可不知，关键所在，须辨方证。

【临床应用】 本方证多见于急性病，亦见于慢性病。基于以上所论，当知大承气汤为阳明腑实证的攻下峻剂，但热实达至一定高度，又非此方不能以救治。不当用而用和当用而不用，均足以误人性命。燥屎宿食虽属本方应用的指标，但不是应用本方的目的。以上所述，在不同情况而有不同的证候，必须熟记。尤其应变急下各条，更要心中有数。若谓大承气汤法即泄下，所治不外大实、大热、大满云云，而于具体适应证毫无所知，敢断言其动手便错。今就其方证的辨证要点归纳如下：

（1）阳明病脉迟、汗出、不恶寒、发潮热、手足漐然而汗出者。

（2）不大便、发潮热而谵语者。

（3）阳明病谵语有潮热、不能食有燥屎、能食屎定硬者。

（4）汗出谵语、无太阳证者。

（5）发潮热、手足漐漐汗出、大便难而谵语者。

（6）心中懊憹而烦、胃中有燥屎者。

（7）不大便五六日、绕脐痛、烦躁发作有时者。

（8）病人烦热汗出则解，日晡发热而脉实者。

（9）大下后六七日不大便、烦不解、腹满痛者。

（10）小便不利、大便乍难乍易、有时微热、喘冒不能卧者。

（11）脉弱、烦躁心下硬、六七日不大便、小便利者。

（12）伤寒六七日，目中不了了、睛不和，无表里证，大便难身微热者。

（13）少阴病传为阳明病，自利清水，色纯青、心下必痛、口干燥者。

（14）少阴病传为阳明病，六七日腹胀不大便者。

（15）下利脉滑而数，或脉迟而滑、不欲食者。

冯世纶医案

孔某，男，42岁，迁西县中学体育教师。1976年11月3日初诊。平素无病，但地震后不久出现肝硬化腹水，听医生说要补充蛋白质，其妻煮一只鸡1次吃下，谁知以后1周大便不行，腹胀难忍，用开塞露不下，用生理盐水、肥皂水灌肠皆无效。患者昏昏欲睡，时说胡话，舌苔黄腻中褐，脉沉弦滑。腹大如锅按之痛。

证属水食积聚成阳明里实热，热犯神明，治以急下阳明实热，与大承气汤：

大黄12克，枳实12克，厚朴18克，芒硝15克（分冲）。

结果：患者服1煎，大便先干后溏，泄一大盆黑便恶臭熏天，人即感清醒，腹如卸负重。后改服小柴胡合茵陈五苓散、茯苓饮等，嘱其喝鸡汤少吃肉，并多吃蔬菜水果，调理半年后腹水渐消。

9.大黄甘草汤方（调胃承气汤去芒硝）

【辨证要点】阳明病，大便难见呕逆者。

【方剂组成】大黄12克，甘草3克。

【用法】上两味，水煎分温再服。

【方解】本方即调胃承气汤去芒硝而成。胃热上冲，食已即吐，苟非大黄急下以除上逆之邪，则津液悉随痰涎上涌，变证百出，故毫不以苦寒伤犯中州为虑，而以大黄下胃热，降逆气，以甘草和胃气，胃气和而吐止。

原文注释

《金匮要略·呕吐哕下利病脉证治》第17条：食已即吐者，大黄甘草汤主之。

注解：大便不利，胃气不下降，胃热上壅，故食已即吐，宜大黄甘草汤主之。大黄攻下，甘草缓急，两药合用，故治大便难而急迫，胃肠热而燥结不明显者。

【临床应用】急慢性胃肠病、发烧，出现呕吐、大便不畅者，可适证应用本方。

10. 麻子仁丸方（小承气汤加火麻仁杏仁芍药）

【辨证要点】经常便秘而无所苦者。

【歌诀】麻子仁丸小承气，杏仁芍药和蜂蜜，
　　　　安中缓下不伤正，老年虚人常便秘。

【方剂组成】火麻仁30克，芍药24克，枳实（炙）24克，大黄（去皮）48克，厚朴（炙，去皮）24克，杏仁（去皮尖，熬，别作脂）18克。

【用法】上六味，蜜和丸，如梧桐子大，饮服十丸，日三服，渐加，以知为度。

【方解】本方是小承气加润下的火麻仁、杏仁、芍药，和蜜为丸，安中缓下，使正不伤。

原文注释

《伤寒论》第247条：趺阳脉浮而涩，浮则胃气强，涩则小便数；浮涩相搏，大便则硬，其脾为约，麻子仁丸主之。

注解：趺阳为足阳明胃经之脉，古人用以候胃。脉浮主热，胃有热则气盛，故谓浮则胃气强。涩主津液虚，小便数则耗伤津液，故谓涩则小便数。浮涩相搏，亦必使阳绝于里，大便则硬。古人谓脾为胃运输津液，今胃中干已无津液可运，则脾的功能受到制约，故谓其脾为约，宜麻子仁丸主之。

【临床应用】习惯性或老人便秘、虚人里有积滞而属里实热者可适证服用。

经方大师胡希恕医案

李某，男，59岁，病历号61448，初诊日期1965年2月18日。感冒2周经服药治愈，唯胸胁闷满，纳差，大便干燥，三四日一行，苔白，脉弦细。肝下缘肋下1厘米轻微压痛。

此属津虚阳明内结，与麻子仁丸，早晚各1丸。

结果：服1日大便即通，继服无所苦。

11. 泻心汤方

【辨证要点】心烦吐衄、大便干者。

【歌诀】泻心汤方即三黄，阳明里热常用方，
　　　　芩连除烦大黄泻，心气不定易惊狂。

【方剂组成】大黄6克，黄连3克，黄芩3克。

【用法】上三味，水煎顿服。

【方解】大黄伍以除热解烦的黄连、黄芩，功能泻火清阳明里热。

古人认为心主火，故名以泻心汤。

原文注释

《金匮要略·惊悸吐衄下血胸满瘀血病脉证治》第17条：心气不足，吐血衄血，泻心汤主之。

注解：心气不足，《千金要方》作"心气不定"，可信。吐血衄血，其人心悸烦不安者，为有热，宜泻心汤主之。

【临床应用】本方治吐血衄血如神。心气不定即心悸烦、精神不安的样子，容易出现失眠惊狂、癫痫以及其他神经症等，这种心气不定也有用本方的机会。高血压现本方证明显者，亦多有之，须注意。

经方大师胡希恕医案

例1 赵某，男，53岁，病历号154112，1965年4月2日初诊。发现高血压20多年，常头疼失眠，近1个月来常鼻衄、烦躁心慌、大便干，舌红苔黄，脉弦数。血压170～200/130～140mmHg。

证属里热上犯，治以清泄里热，与泻心汤。

大黄10克，黄连6克，黄芩6克，生地榆炭10克。

结果：上药服3剂，大便通畅，心烦已，睡眠好转。因时有胸闷，改服大柴胡汤合桂枝茯苓丸加生石膏，服1个月，鼻衄未作，血压在150～160/100～110mmHg。

例2 刘某，女，65岁，延庆康庄公社巡诊病人。1965年11月9日初诊。患左半身不遂3天，老伴用两轮车拉来求诊。曾服镇肝息风等药，并用羚羊粉冲服，症不减，反更烦躁、整夜不眠、头晕头热、时感热气上冲、胸闷懊忱，舌苔黄腻，舌红，脉弦滑数。血压260/160mmHg。其老伴问胡老："能包治好吗？不包好就不治了，光羚羊角就花了五元钱，治不起！"胡老回答："包治不好说，但我开的药不过二角钱，您可试服一剂。"老者同意一试，于是胡老给与大黄汤加生石膏：

大黄 10 克，黄连 6 克，黄芩 10 克，生石膏 45 克。

结果：嘱其先以大黄浸汤，以其汤煎诸药。服 1 剂，第 2 天下午又来诊，老者进门即磕头作揖："可遇到救命恩人了！"并请求再赐良方。胡老详问之，知其服药后，大便通 1 次，诸症明显减轻，血压为 150／100mmHg。与服大柴胡汤合桂枝茯苓丸加生石膏调理。

12. 大黄黄连泻心汤方（泻心汤去黄芩）

【辨证要点】心烦、心下痞者。

【方剂组成】大黄 6 克，黄连 3 克。

【用法】上两味，以开水（麻沸汤）两杯许渍之须臾，绞去滓，分温再服。

【方解】此于泻心汤去黄芩，固亦泻心，但以沸水渍之不煎，气味俱薄，故泻下之力不剧，只能泻热而解心下痞。

原文注释

《伤寒论》第 154 条：**心下痞，按之濡，其脉关上浮者，大黄黄连泻心汤主之。**

注解：心下痞，即胃口处有痞塞不通的自觉证。痞属气结，不似结胸证的实结，此阳明沼热在上，而腑实证不明显，故按之不硬而濡，关上脉亦应之浮而不沉，故宜大黄黄连泻心汤主之。

《伤寒论》第 164 条：**伤寒大下后复发汗，心下痞、恶寒者，表未解也。不可攻痞，当先解表，表解乃可攻痞。解表宜桂枝汤，攻痞宜大黄黄连泻心汤。**

注解：见桂枝汤方证。

【临床应用】急性胃肠炎、热病中后期常见本方证。

13. 附子泻心汤方（泻心汤加附子）

【辨证要点】心下痞、上热下寒者。

【歌诀】附子泻心也三黄，减量加附不煎汤，
　　　　阳明太阴成合病，解痞可要细端详。

【方剂组成】大黄6克，黄连3克，黄芩3克，附子（炮，去皮，破八片）9克（另煮取汁）。

【用法】上四味，以麻沸汤（开水）两杯渍三黄，须臾，绞去滓，内附子汁，分温再服。

【方解】泻心汤减其用量，并渍之而不煎，亦同上方专以解痞，但加附子，故治心下痞陷于阴证而呈寒热错杂者。

原文注释

《伤寒论》第155条：心下痞，而复恶寒汗出者，附子泻心汤主之。

注解：心下痞，是承前"心下痞，按之濡，其脉关上浮者，大黄黄连泻心汤主之"的条文而言，本属阳明里热，即无关乎表证，而复恶寒汗出者，是因汗出津伤里虚而恶寒，则已陷于阴证甚明，故宜附子泻心汤主之。

【临床应用】急性胃炎、热病中后期见上热下寒证者。

14. 大黄硝石汤方

【辨证要点】实热黄疸，大便干、小便黄少者。

【歌诀】大黄硝石善驱黄，栀子黄柏挑大梁，
　　　　二便不利里有热，阳明里实用本方。

【方剂组成】大黄12克，黄柏12克，栀子9克，硝石（分冲）12克。

【用法】上四味，水煎三味，去滓，内硝石，更煮，温服。

【方解】大黄、硝石攻实下热，栀子、黄柏苦寒除热驱黄，故治黄疸证、里实有热、二便不利者。

原文注释

《金匮要略·黄疸病脉证并治》第19条：黄疸，腹满、小便不利而赤、自汗出，此为表和里实，当下之，宜大黄硝石汤。

注解：腹满、小便不利而赤、自汗出，显系实热在里。表和即说无表证，黄疸见此证，故当以大黄硝石汤下之。

【临床应用】急慢性肝胆病，出现里实热证见黄疸、大便干、小便黄少者，有用本方的机会。

15. 茵陈蒿汤方

【辨证要点】阳黄见大便干，小便不利者。

【歌诀】茵陈蒿汤治阳黄，瘀热在里湿邪强，
　　　　栀子祛黄又除烦，泻下通便靠大黄。

【方剂组成】茵陈蒿18克，栀子（擘）9克，大黄（去皮）6克。

【用法】上三味，先煮茵陈，汤成温服。

【方解】茵陈蒿，《神农本草经》谓："味苦，平。主风湿寒热邪气，热结黄疸。"有除湿解热作用，与栀子协力以祛黄除烦，伍以通便的大黄，故治黄疸证，见烦躁、小便不利而大便难者。

原文注释

《伤寒论》第236条：阳明病，发热、汗出者，此为热越，不能发黄也。但头汗出，身无汗，剂颈而还，小便不利，渴引水浆者，此为瘀热在里，身必发黄，茵陈蒿汤主之。

注解： 阳明病，为里热盛，发热汗出则热随汗越于外，故不发黄疸。若只头汗出而身无汗，小便不利，且渴欲饮水者，则热和湿瘀于里，故必发黄，宜以茵陈蒿汤主之。

《伤寒论》第260条： 伤寒七八日，身黄如橘子色，小便不利，腹微满者，茵陈蒿汤主之。

注解： 伤寒七八日，常为病传阳明的时期。身黄如橘子色，谓一身尽黄，其色鲜明如橘子皮那样，为多热的阳黄。小便不利、腹微满，为水不下行。此亦热与湿瘀的黄疸证，宜以茵陈蒿汤主之。

《金匮要略·黄疸病脉证并治》第13条： 谷疸之为病，寒热不食，食即头眩，心胸不安，久久发黄为谷疸，茵陈蒿汤主之。

注解： 谷疸初作，亦似外感而发寒热。因里有湿热，故不欲食，食则助湿动热，故食即头眩、心胸不安、久久发黄而为谷疸，宜以茵陈蒿汤主之。

【临床应用】常见于急性黄疸型肝炎，不过依据经验，此病单用本方的机会较少，而以本方合用大柴胡汤的机会较多，宜注意。

经方大师胡希恕医案

王某，男，34岁，某医院会诊病例，1964年5月8日初诊。患慢性肝炎有年，近突发黄疸，经中西医治疗，黄疸指数逐渐升高，人亦面目俱黄如橘色，发热口舌干，胸胁苦满，恶心不欲食，大便秘结，苔黄腻，脉滑数。

证属少阳阳明合病的阳黄，治以和解清热，与大柴胡汤合茵陈蒿汤：

柴胡12克，黄芩10克，枳实10克，白芍10克，生姜10克，半夏12克，大枣4枚，茵陈24克，大黄10克，山栀子10克。

结果：上药服2剂，大便得通，恶心已，胸胁苦满减，精神好转。

坚持服药28剂,黄疸退,查肝功完全正常,旧有肝病亦随之而愈,约1个月出院。

16. 栀子豉汤方

【辨证要点】胸中窒塞而烦闷者。

【方剂组成】栀子（擘）10克,香豉（绵裹）18克。

【用法】上两味,以水先煮栀子,后煎香豉,温服。

【方解】两物均属苦寒除热药,并均有解烦的特能,合以为方,故治烦热而心中懊侬者。

按：诸栀子豉汤服法后有"得吐者,止后服"注语,临床实践证明,栀子诸方并非吐剂,考察本条所述,为治疗汗、吐、下后的虚烦,更无复吐的道理,当是传抄有误,故应删去。

原文注释

《伤寒论》第76条：发汗后,水药不得入口为逆,若更发汗,必吐不止。发汗、吐下后,虚烦不得眠,若剧者,必反复颠倒,心中懊侬,栀子豉汤主之；若少气者,栀子甘草豉汤主之；若呕者,栀子生姜豉汤主之。

注解：心中懊侬,谓心中烦闷不可名状,实即心烦剧烈的意思。经过汗、吐、下的治疗后,实邪虽去,但遗热未除,仍为阳明里热在上,并攻冲头脑,因使虚烦不得眠。证之剧者,则更辗转反侧而心中懊侬,宜以栀子豉汤主之。若上证其人自觉虚怯少气者,则宜栀子甘草豉汤主之；若上证又见呕者,则宜栀子生姜豉汤主之。

按：此所谓虚烦是对实烦而言,不要以为本方能治虚,本条所述,即炎症或充血而使脑受刺激的剧烈证候。

《伤寒论》第77条：发汗,若下之,而烦热胸中窒者,栀子豉汤主之。

注解：胸中窒，即指胸部的正中间有窒塞感，食道狭窄常有近似的自觉症。发汗或下之，其人仍烦热并胸中有窒塞感者，栀子豉汤主之。

按：此证多有，但不定见之于发汗或下之后，即使有烦，亦不甚明显。患者主述胸中窒塞而烦闷者即是。此似咽中有炙脔的半夏厚朴汤证，常由于患者主述不清而易混淆，故问证必须详细。胡老讲道："昔时邻居老工人尹某，一日来告。谓经钡餐造影检查，确诊为食道憩室，请我治疗。我笑答曰，食道憩室我未曾见过，请告所苦。据述只觉食道阻塞，心烦不宁，与栀子豉汤3剂后，证大减，但食时尚觉不适，续服20余剂，症全消失。后再进行钡剂造影检查，未再见憩室。"此案较奇，故附此以供参考。

《伤寒论》第78条：伤寒五六日，大下之后，身热不去，心中结痛者，未欲解也，栀子豉汤主之。

注解：伤寒五六日，常为病传少阳而现柴胡汤证的时期，病不在里，故虽大下之后而身热不去。心中结痛，即胃上口处有结滞疼痛感，此亦因误下，邪热内陷，使该体部发炎的结果，宜栀子豉汤主之。

《伤寒论》第81条：凡用栀子豉汤，病人旧微溏者，不可与服之。

注解：栀子清热泻火，而不宜用于虚寒证，病人久有大便溏泻症，乃中虚多寒属太阴证，故不可与栀子为主的配剂。

《伤寒论》第221条：阳明病，脉浮而紧、咽燥、口苦、腹满而喘、发热汗出、不恶寒反恶热、身重。若发汗则躁，心愦愦反谵语；若加温针，必怵惕烦躁不得眠；若下之，则胃中空虚，客气动膈，心中懊憹，舌上苔者，栀子豉汤主之。

注解：心愦愦，谓心乱、昏聩。怵惕，为惊恐不安状。脉浮而紧，为太阳伤寒脉。咽燥口苦为少阳证。腹满而喘，不恶寒反恶热，为阳明证。身重为太阳阳明共有证，可见此为三阳并病。为太阳、少阳证欲罢，阳明外证已备，但尚未成胃家实证候，明示以白虎汤治疗，不可发汗、温针、攻下。

若误发其汗，致表虚里实，则必躁烦、心愦愦、反谵语。若误施温针，则以火助热，其人必怵惕烦躁不得眠，即所谓以火迫劫之，亡阳必惊狂者是也；若误下之，里虽热而不实，下则使胃中空虚，客热邪气必乘虚而动膈，因而为心中懊憹的虚烦证，舌上有白苔，亦虚热为候，宜以栀子豉汤主之。

按：此承第219条之三阳合病，今又见三阳并病，均就白虎汤证立论，汗、下、温针均属误治。前两者（发汗、温针）误治后的变证，虽未出方，但均见于前，读者不难理解，不过条文注重在误下，故详述其治。前（第208条）"阳明病脉迟，虽汗出不恶寒者，其身必重、短气、腹满而喘"的一段为证，与本条所述相似，皆示均不可下，学者宜前后细参。

《伤寒论》第228条：阳明病，下之，其外有热，手足温，不结胸，心中懊憹，饥不能食，但头汗出者，栀子豉汤主之。

注解：阳明病，表证未罢而即下之，必使邪热内陷，若其外有热，手足温，则热未结实于里，故不结胸，热自内上迫，故心中懊憹。饥不能食，但头汗出，为大陷胸汤和栀子豉汤的共有证，但结胸则热结于里，而外无大热。栀子豉汤证则外有热、手足温，此是两方证的主要鉴别点。

《伤寒论》第375条：下利后更烦，按之心下濡者，为虚烦也，宜栀子豉汤。

注解：下利后更烦者，遗热未除。按其心下濡软则里不实，知为虚烦，以栀子豉汤主之。

按：至此乃出示栀子豉汤的腹证，由于胃中空虚，故按之濡，可知本方证所主虚烦，主要是腑实证不明显，而属阳明里实热证。

【临床应用】常见于急性病的后期或慢性病某阶段，亦常见于胃胸疾病，如以上所举食道病变，还可见于食道裂孔疝、肺结核、胃病、冠心病等。

经方大师胡希恕医案

刘某，女，12岁，1966年3月10日初诊。感冒后头痛、恶心、呕吐、寒热往来、咽干口渴思凉饮、心中烦躁，服小柴胡加生石膏汤后，热降烦除，刻下仍心中懊侬、口干欲凉饮、饮食二便如常，苔白而干、舌尖红、脉滑数。

此上焦得通，津液得下，胃气因和，身溅然汗出为向愈之兆，唯仍为少阳余热未解、阳明之热未除，为栀子豉汤合小柴胡汤方证：

栀子6克，淡豆豉10克，柴胡6克，黄芩6克，党参6克，炙甘草3克，生姜6克，大枣3枚，生石膏30克。

结果：上药服1剂，睡眠好，全身汗出，寒热未作，体温正常。继以复胃阳、生津，调理1周而愈。

17. 栀子甘草豉汤方

【辨证要点】栀子豉汤证而虚怯少气者。

【方剂组成】栀子（擘）9克，香豉（绵裹）18克，甘草（炙）6克。

【用法】上三味，以水先煮栀子、甘草，再内香豉煎，汤成温服。

【方解】此于栀子豉汤加安中益气的甘草，故治栀子豉汤证而虚怯少气者。

原文注释

《伤寒论》第76条：发汗后，水药不得入口为逆，若更发汗，必吐下不止。发汗、吐下后，虚烦不得眠。若剧者，必反复颠倒，心中懊憹，栀子豉汤主之；若少气者，栀子甘草豉汤主之；若呕者，栀子生姜豉汤主之。

注解：见栀子豉汤条。

【临床应用】栀子豉汤用于胃胸里热，而本方证较适用于虚怯少气。

18. 栀子生姜豉汤方

【辨证要点】栀子豉汤证而呕者。

【方剂组成】栀子（擘）9克，香豉（绵裹）18克，生姜15克。

【用法】上三味，以水先煮栀子、生姜，再入香豉煎，汤成去滓，温服。

【方解】于栀子豉汤加治呕逆的生姜，故治栀子豉汤证而呕逆者。

原文注释

《伤寒论》第76条：发汗后，水药不得入口为逆，若更发汗必吐下不止。发汗、吐下后，虚烦不得眠，若剧者，必反复颠倒，心中懊憹，栀子豉汤主之；若少气者，栀子甘草豉汤主之；若呕者，栀子生姜豉汤主之。

注解：见栀子豉汤方。

【临床应用】栀子豉汤以里热为主，胃气失降则呕，因加生姜降逆止呕。本方证常见于胃、食道病变。

19. 枳实栀子豉汤方

【辨证要点】栀子豉汤证而心下胀满者。

【方剂组成】枳实（炙）9克，栀子（擘）9克，香豉（绵裹）18克。

【用法】上三味，以水四杯，先煎枳实、栀子，取二升，下香豉，更煮五六沸，去滓，温分再服，覆令微似汗。

【方解】此于栀子豉汤加消胀的枳实，故治栀子豉汤证而心下胀满者。

原文注释

《伤寒论》第393条：大病差后，劳复者，枳实栀子豉汤主之，若有宿食者，内大黄如博棋子五六枚，服之愈。

注解：大病差后即指伤寒病愈以后。劳复谓不善摄生，因使病复。但本条所指是由于饮食无节而致外无寒热，只心中懊憹、心下胀满者，当以本方主之。若有宿食、大便不通者，更宜加大黄服之，即愈。

按："若有宿食"以下一段，原是方后语，本条为文过于简略，有此一段，乃可理解为食复所致病，故并为一条解之。

【临床应用】主要见于胃肠疾病有热的胀满者。

20. 栀子大黄汤方

【辨证要点】栀子豉汤证又见腹胀满、大便难者。

【方剂组成】栀子（擘）9克，大黄6克，枳实（炙）9克，香豉（绵裹）18克。

【用法】同枳实栀子豉汤。

【方解】此于栀子豉汤加枳实、大黄，当治栀子豉汤方证而腹胀满、大便难者。

原文注释

《伤寒论》第393条：大病差后，劳复者，枳实栀子豉汤主之。若有宿食者，内大黄如博棋子五六枚，服之愈。

注解：见枳实栀子豉汤条。

《金匮要略·黄疸病脉证并治》第15条：酒黄疸，心中懊侬，或热痛，栀子大黄汤主之。

注解：酒黄疸，也是黄疸病的一种，凡酒黄疸，若心中懊侬或灼热痛者，为里有宿食，宜栀子大黄汤主之。

【临床应用】胃肠炎、肝胆病出现阳明里实证而见烦闷、大便难时，可考虑用本方。

经方大师胡希恕医案

陈慎吾老母，90岁。外感发热，发汗后热更甚，他医视其年迈气虚以小建中汤甘温除热，热益盛，诊其脉弦细数，苔白而干，与小柴胡加石膏汤1剂，热退。第3天因过食厚味而复高热，心烦，口渴，腹胀，大便干，苔白而干，脉细数。

此证为阳明余热与新邪相加，属栀子大黄汤的适应证：

淡豆豉18克，大黄6克，枳实10克，栀子10克。

结果：上药服1剂而愈，嘱慎饮食，未再复发。

21. 栀子厚朴汤方

【辨证要点】心烦热和腹胀满者。

【方剂组成】栀子（擘）9克，厚朴（炙，去皮）12克，枳实（水浸，炙令黄）9克。

【用法】上三味，水煎温服。

【方解】栀子解烦热，厚朴、枳实消胀满，三药协力，治里热心烦而腹胀满者。

原文注释

《伤寒论》第79条：伤寒下后心烦、腹满、卧起不安者，栀子厚朴汤主之。

注解：太阳伤寒证，本宜汗而不宜下，今以误下伤津，且使邪热内陷，因致心烦热、腹胀满、卧起不安者，栀子厚朴汤主之。

【临床应用】此腹满亦属虚满，即未至阳明腑实证的胀满，但与太阴病的腹满有寒热之别。由于心烦热和腹胀满，故使其人卧起不安。此证亦多有，宜注意。

22. 栀子柏皮汤方

【辨证要点】黄疸病，发热心烦者。

【方剂组成】肥栀子（擘）9克，甘草（炙）3克，黄柏9克。

【用法】上三味，水煎温服。

【方解】栀子、黄柏解热止烦，并有祛黄功能。甘草缓急迫，故治黄疸证烦热而急迫者。

原文注释

《伤寒论》第261条：伤寒身黄发热，栀子柏皮汤主之。

注解：黄疸初起形似太阳伤寒，发热而身黄者，栀子柏皮汤主之。

【临床应用】黄疸病，发烦热而不可下者，宜本方。

23. 栀子干姜汤方

【辨证要点】身热微烦而呕逆或下利者。

【方剂组成】栀子（擘）9克，干姜6克。

【用法】上两味，水煎温服。

【方解】栀子豉汤不用香豉，而伍以温中的干姜，故治栀子豉汤证烦热较轻而有呕逆或下利者。

原文注释

《伤寒论》第80条：伤寒，医以丸药大下之，身热不去，微烦者，栀子干姜汤主之。

注解：太阳伤寒，医误以丸药大下之，徒伤中气，而身热不去，呈上热下寒而现微烦者，则宜栀子干姜汤主之。

【临床应用】多见于热病误治或慢性胃肠疾患，而见上热下寒者。

24. 黄连阿胶汤方

【辨证要点】虚烦心悸不得眠、手足心热，或下利便脓血者。

【歌诀】黄连阿胶鸡子黄，黄芩芍药合自良，
　　　　除热止烦阴血虚，久痢失眠也能尝。

【方剂组成】黄连12克，黄芩6克，芍药6克，阿胶9克，鸡子黄2枚。

【用法】上五味，以水先煮三物，去滓，内阿胶烊尽，小冷，内鸡子黄，搅令相得，温服。

【方解】本方在《汤液经法》中称朱鸟汤，陶弘景注谓："朱鸟者，清滋之方。"黄连、黄芩除热止烦，芍药、阿胶、鸡子黄养阴补虚，故治虚热而心中烦悸不得眠，或失血，或便脓血者。

原文注释

《伤寒论》第303条：少阴病，得之二三日以上，心中烦、不得卧，黄连阿胶汤主之。

注解：少阴病二三日以上，即常传里，或半表半里，今心中烦不得卧，为里热和血虚血热证候，宜以黄连阿胶汤主之。

【临床应用】以虚热心烦为主证，可活用于诸失血和久痢便脓血者俱有验。

经方大师胡希恕医案

张某，男，48岁，病历号182577，1965年12月13日初诊。因患肺炎而高热半月方退，但心烦、失眠1个月不愈，口苦思饮、手足心热且易汗出、苔黄、舌质红、脉弦细数。

证属久热伤津血、热扰神明，治以清热养血，与黄连阿胶汤：

黄连10克，黄芩6克，白芍6克，生阿胶（烊化）10克，鸡子黄1枚。

结果：上药服1剂即感心烦减，夜眠好。

25.《千金》三物黄芩汤方

【辨证要点】里热血热见心烦、手足心热者。

【方剂组成】黄芩3克，苦参6克，干地黄12克。

【用法】上三味，水煎温服。

【方解】三物均有解热除烦的作用，由于生地黄的用量独多，故尤宜于有发热心烦之血证。此治外邪已解，血虚有热，四肢烦热剧甚者有良验。方后云"多吐下虫"，可能是衍文。苦参有抗菌、抗真菌作用，杀蛔虫，有待临床考证。

原文注释

《金匮要略·妇人产后病脉证治》附方（一）：《千金》三物黄芩汤：治妇人草褥，自发露得风，四肢苦烦热，头痛者，与小柴胡汤；头不痛但烦者，此汤主之。

注解：见小柴胡汤方。

【临床应用】本方证与小柴胡汤列在一起，其主要意义是：产妇患草褥热初可能是小柴胡汤方证，不久便传阳明呈里实热，并因失血多还出现血虚血热，因此在用黄芩、苦参清热的同时用大量的生地黄养血凉血。本方全是苦寒清热凉血药，如胃虚者不宜服用。

26. 白头翁汤方

【辨证要点】热痢下重、腹痛者。

【方剂组成】白头翁9克，黄连9克，黄柏9克，秦皮9克。

【用法】上四味，水煎温服。

【方解】四物均属苦寒收敛药而有除热烦、止下利等作用，白头翁更能逐血止痛，合以为方，故治热利下重、心烦腹痛而便脓血者。

原文注释

《伤寒论》第371条：热利下重者，白头翁汤主之。

注解：因内热而下利、里急后重者，宜白头翁汤主之。

《伤寒论》373条：下利欲饮水者，以有热故也，白头翁汤主之。

注解：热盛则思饮，故下痢而欲饮水者则为热痢可知，宜以白头翁汤主之。

【临床应用】由以上所述，则急性肠炎或痢疾，均有应用本方的机会，不过必须详审其为热痢乃可用之。若里急后重，渴欲饮水俱属其候，但后重滞下者，为阳明里实，宜更加大黄。

27. 白头翁加甘草阿胶汤方

【辨证要点】白头翁汤证又见血便、黏血便而虚乏少气者。

【方剂组成】白头翁9克，黄连9克，黄柏9克，秦皮9克，甘草6克，阿胶6克。

【用法】上六味，以水先煎五味，去滓内阿胶令消尽，温服。

【方解】于白头翁汤加益气的甘草，止血的阿胶，故治白头翁汤证虚乏少气而有血虚证，或血便或黏血便者。

原文注释

《金匮要略·妇人产后病脉证治》第11条：产后下利虚极，白头翁加甘草阿胶汤主之。

注解：虚极，即疲乏少气的意思。妇人产后本来血虚，患痢疾易出现疲乏少气，在治疗痢疾时宜用白头翁加甘草阿胶汤。

【临床应用】本方常用于产后或孕妇痢疾便脓血，应当说明，并不限于产后，凡见白头翁汤证，若所下为血便，或黏血便而虚乏少气者，即宜本方主之。

经方大师胡希恕医案

张某，女，31岁，病历号493431，1965年3月10日初诊。诉自前日开始腹泻便红白黏液，日二三次，夜7次，腹痛、里急后重、恶心、纳少、乏力、发冷溲黄，服西药无效，现孕已7个月，有血吸虫病史。苔薄白，舌质红，脉沉细滑数。

证属湿热滞下，伤及血分，治以清热凉血，兼以祛湿导滞，与白头翁加甘草阿胶汤：

白头翁10克，黄连5克，黄柏3克，秦皮3克，甘草10克，阿胶

10 克（烊化）。

结果：服 2 剂后，大便未见脓血，稍带黏液，每日 2 次。上方增黄连为 15 克，黄柏为 6 克，加茯苓 10 克，服 1 剂后腹痛已，大便日行 2 次，仍稀。上方再加焦白术 10 克，服 3 剂而诸症愈。

28.《千金》苇茎汤方

【辨证要点】咳吐黄脓痰、微热烦满者。

【方剂组成】苇茎 30 克，薏苡仁 18 克，桃仁 10 克，冬瓜仁 15 克。

【用法】上四味，以水先煮苇茎，去滓，内诸药再煎，汤成温服。

【方解】苇茎为解热除烦渴之药，并有排脓作用，与薏苡仁、桃仁、冬瓜仁协力消痈肿而排脓，故治肺痈之有脓者。

原文注释

《金匮要略·肺痿肺痈咳嗽上气病脉证并治》附方（六）:《千金》苇茎汤：治咳有微热，烦满，胸中甲错，是为肺痈。

注解：热壅于肺，故咳有微热而烦满。胸中甲错，为内有痈脓，宜本方治之。

【临床应用】以本方治肺脓疡确有验，热多增苇茎，脓多增薏苡仁，效缓亦可与桔梗汤合用。亦常用于支气管扩张，有效。

经方大师胡希恕医案

王某，女，47 岁，病历号 62409，初诊日期 1979 年 8 月 5 日。咳嗽、咳吐脓痰反复发作 1 年余，经支气管镜检查确诊为支气管扩张。近 1 周来，咳嗽、咳大量黄黏痰、纳差、口干不欲饮、胸闷、晚上身微热、恶寒、苔白腻厚、脉沉细滑。

证属痰饮阻肺、郁久化热，治以化痰清热，与《千金》苇茎汤合桔梗汤加减：

鲜苇茎30克，生薏苡仁15克，桃仁10克，冬瓜仁15克，桔梗10克，炙甘草6克，杏仁10克，紫苏子10克，竹茹6克。

结果：上药服6剂，咳痰减少，身热、恶寒消除。原方加减服1个月，咳痰基本消失。

29. 薏苡附子败酱散方

【辨证要点】肠痈腹痛，皮肤甲错，或皮肤肿痒流黄水者。

【方剂组成】薏苡仁30克，附子6克，败酱草15克。

【用法】上三味，研粗末，每用6克，水煎温服。

【方解】薏苡仁、败酱草清热、排脓、消肿，稍加附子以振郁滞之气，而利痈脓之排出，因治瘀血痈脓之变。

原文注释

《金匮要略·疮痈肠痈浸淫病脉证并治》第3条：肠痈之为病，其身甲错，腹皮急，按之濡，如肿状，腹无积聚，身无热，脉数，此为肠内有痈脓，薏苡附子败酱散主之。

注解：其身甲错，指腹皮如鱼鳞。腹皮外虽拘急，但按之则虚软无力。腹胀满虽形似肿状，但细按其腹内并无凝结物之感。脉数主热，今身无热，为无表热，当为里热甚明，其为肠内有痈脓无疑，宜薏苡附子败酱散主之。

【临床应用】常用于慢性阑尾炎、急性阑尾炎。又由于本条其身甲错的说明，活用于皮炎、痂癞等亦验。

经方大师胡希恕医案

例1 1972年胡老随教学连队在河南商丘曾治一女孩，手掌肿痒流黄水，即所谓鹅掌风的剧证，久治不愈，思与本方，因当时无败酱草，即以生薏苡仁30克、附子6克为方与之，1剂知，连服6剂即复常，为效之速，实出意料。

例2 董某，男，10岁。头面及四肢发黄水疮，瘙痒而流黄水，此起彼伏，已2个月不愈，曾用西药青霉素等消炎治疗无效。饮食如常而大便干燥，苔白厚，脉细数。

此属内有瘀热，郁久成痈毒而发于外，为薏苡附子败酱散的适应证，与薏苡附子败酱散加味：

生薏苡仁30克，制附片3克，败酱草30克，山栀10克，连翘18克，金银花18克，甘草6克。

结果：上药服2剂，流黄水减，服6剂，黄水疮消失。

30.猪苓汤方

【辨证要点】小便不利，或淋痛尿血而渴欲饮水者。

【方剂组成】猪苓（去皮）10克，茯苓10克，泽泻10克，滑石（碎）10克，阿胶10克。

【用法】上五味，以水先煮四味，去滓，内阿胶烊消，温服。

【方解】猪苓为寒性有力的利尿药，有消炎解渴作用，与茯苓、泽泻、滑石为伍，协力清热利尿，复用阿胶止血润燥，故治里热小便不利，或淋沥，或出血而渴欲饮水者。

原文注释

《伤寒论》第221条：阳明病，脉浮而紧，咽燥，口苦，腹满而喘，发热汗出，不恶寒反恶热，身重。若发汗则躁，心愦愦反谵语；若加温针，必怵惕烦躁不得眠；若下之，则胃中空虚，客气动膈，心中懊憹。舌上苔者，栀子豉汤主之。

《伤寒论》第222条：若渴欲饮水、口干舌燥者，白虎加人参汤主之。

《伤寒论》第223条：若脉浮、发热、渴欲饮水、小便不利者，猪苓汤主之。

注解：条文主讲阳明病误治又重在讲误下（见白虎加人参汤方证）。猪苓汤方证亦是误下后移热下焦，致津血虚、蓄水不化，而见脉浮发热、渴欲饮水、小便不利等症。

《伤寒论》第224条：阳明病，汗出多而渴者，不可与猪苓汤，以汗多胃中燥，猪苓汤复利其小便故也。

注解：阳明病，汗多、胃中燥而渴者，为白虎加人参汤证。万不可与猪苓汤，因为猪苓汤利小便更使胃中燥，而渴当更甚。

《伤寒论》第319条：少阴病，下利六七日，咳而呕、渴，心烦、不得眠者，猪苓汤主之。

注解：少阴病，往往传里为呕吐下利的太阴病，不过本方为寒性利尿药治里阳热证，不治阴寒证，此所以冒之以少阴病，不外证候有似少阴、太阴的并病，示人以鉴别之意。小便不利，水谷不别，故下利。湿热上犯故咳而呕渴。心烦不得眠，也是湿热上犯所致，猪苓汤利尿解热，故主之。

【临床应用】本方利饮解热，故用于泌尿系炎症多效。本方加大量薏苡仁治前列腺炎、肾盂肾炎、膀胱炎、淋疾、泌尿系感染等均有验。痛甚者可加甘草，灼热甚者可更加少量大黄。

经方大师胡希恕医案

韩某,女,31岁,病历号5157,1965年1月25日初诊。尿急、尿痛4个多月,13年前曾诊断为急性膀胱炎,治愈后有轻微尿痛、腰痛,未彻底治愈。1964年11月又急性发作,尿频尿急,日达50余次,夜达30余次,尿时痛如刀割、有血丝血块、尿道灼热、腰痛腹胀,经服中西药不效,曾用益肾降火及补中益气等法也不效。近症:仍尿频,日10余次,尿痛热如刀割,左腰痛引及下肢亦疼,时头晕,心悸,少腹里急,口干渴甚,脉细数,苔白舌红。

证属湿热瘀阻,治以利湿化瘀,与猪苓汤加生薏苡仁、大黄:

猪苓10克,茯苓皮10克,泽泻10克,生薏苡仁45克,滑石15克,阿胶珠10克,大黄3克。

结果:上药服3剂,尿色变清,尿道痛已,腰痛亦减未尽除,尿频减,脉仍细数,仍服上方,同时间服肾着汤。1965年2月17日复诊时,已无不适,吃东西量也增加一倍。

31. 葵子茯苓散方

【辨证要点】里虚有热,妊娠浮肿,小便不利者。

【方剂组成】葵子48克,茯苓9克。

【用法】上两味,研细末,每服3克,日三服。

【方解】葵子,即冬葵子,味甘,寒,《神农本草经》谓:"主五脏六腑寒热羸瘦,五癃,利小便。"可知有强壮作用,与茯苓为伍,用治妊娠里虚水停有热的水气、小便不利者最为稳妥。

原文注释

《金匮要略·妇人妊娠病脉证并治》第8条:妊娠有水气,身重,小便不利，洒淅恶寒，起即头眩，葵子茯苓散主之。

注解：妊娠由于里虚小便不利，往往水气外溢而浮肿，里外皆有水气，故身重。身如被水，郁而化热则卫气不利而洒淅恶寒，里饮上犯，故起则头眩，宜以葵子茯苓散主之。

【临床应用】本方不只用于妊娠浮肿，男性、女性非妊娠者，有是证者皆可用之。又据小便不利，可适证用于泌尿系疾病。

32. 牡蛎泽泻散方

【辨证要点】浮肿、小便不利而口渴者。

【方剂组成】牡蛎（熬）、泽泻、蜀漆（暖水洗，去腥）、海藻（洗，去咸）、瓜蒌根、商陆根（熬）、葶苈子（熬）各等份。

【用法】上七味，个别研细末，混合均匀，每用3克，米汤送服，日三服。小便利，止后服。

【方解】牡蛎、瓜蒌根润燥止渴，余皆逐水利尿之品，故此治里热水肿、渴而小便不利者。

原文注释

《伤寒论》第395条：大病差后，从腰以下有水气者，牡蛎泽泻散主之。

注解：伤寒病愈后，若其人从腰以下有水肿者，牡蛎泽泻散主之。

按：《金匮要略·水气病脉证并治》第18条曰："师曰：诸有水者，腰以下肿，当利小便；腰以上肿，当发汗乃愈。"是说肿在腰以上有表证者，用发汗治之；腰以下无表证者，用利尿法治之。本方为利尿药，故亦治腰以下肿，不过本方并不是所有腰以下肿的特效药，须适证用之乃验。又服法说明"有小便利，止后服"，即不可多服、久服。

【临床应用】急慢性浮肿表证不明显者，可考虑用本方。

33. 瓜蒌牡蛎散方

【辨证要点】里热而渴或胸腹动悸者。

【方剂组成】瓜蒌根、牡蛎（熬）等份。

【用法】上两味为细末，温开水送服3克，日三服。

【方解】瓜蒌根润燥止渴，牡蛎咸寒解烦热，故治里热津伤而渴或胸腹动悸不安者。

原文注释

《金匮要略·百合狐惑阴阳毒病脉证治》第7条：百合病，渴不差者，瓜蒌牡蛎散主之。

注解：百合病复成渴，经过百合洗法的治疗而渴不解者，为里热津伤，宜以瓜蒌牡蛎散主之。

【临床应用】表证不明，口渴明显者。

34. 百合地黄汤方

【辨证要点】百合病口苦、小便赤、脉微数者。

【方剂组成】百合（擘）7枚，生地黄汁一杯。

【用法】上以水洗百合，渍一宿，当白沫出，去其水，更清水两杯，煎取一杯，去滓，内生地黄汁，再煎取一杯半，分温再服。中病勿更服。大便当如漆。

【方解】生地黄，甘寒有补虚凉血、逐血痹、解烦热等作用，与百合为伍，尤能治血虚血热者。

原文注释

《金匮要略·百合狐惑阴阳毒病脉证治》第5条：百合病，不经吐、下、发汗，病形如初者，百合地黄汤主之。

注解：百合病是病名，《金匮要略·百合狐惑阴阳毒病脉证治》第1条谓："百合病者，百脉一宗，悉致其病也。意欲食，复不能食，常默默，欲卧不能卧，欲行不能行，饮食或有美时，或有不用闻食臭时，如寒无寒，如热无热，口苦，小便赤，诸药不能治，得药则剧吐、利，如有神灵者，身形如和，其脉微数……"

本条所谓病形如初，即以上之证，还未经吐下、发汗等误治而有所变化的意思，则宜以百合地黄汤主之。

【临床应用】百合病，即全身性的血脉病，如上所述"意欲食，复不能食，常默默，欲卧不能卧，欲行不能行"等，显然是无暂安时的精神失常症。此与桃核承气汤证的其人如狂一样，均属瘀血为患，只是证有虚实罢了。方后谓"大便当如漆"，即是服药驱下瘀血的效验。口苦，小便赤，其脉微数，正是里热血虚的证候，本方补血清里热兼祛瘀血，故主之。

35.百合鸡子汤方

【辨证要点】百合病有里虚热而胃虚弱者。

【方剂组成】百合（擘）7枚，鸡子黄1枚。

【用法】上先以水洗百合，渍一宿，当白沫出，去其水，更以清水两杯，煎取一杯，去滓，内鸡子黄，搅匀，再煎半杯，温服。

【方解】百合主虚热而缓急迫，用鸡子黄治吐后中气虚。

原文注释

《金匮要略·百合狐惑阴阳毒病脉证治》第4条：百合病，吐之后者，用后方主之。

注解： 百合病不能用吐法治疗，如果误用吐法，病不但不除反而伤胃，津伤致虚，这种情况宜用百合鸡子汤治疗。

【临床应用】慢性病虚热、胃弱者，可试用本方。

36. 百合知母汤方

【辨证要点】里虚热兼心烦者。

【方剂组成】百合（擘）7枚，知母（切）12克。

【用法】上先以水洗百合，渍一宿，当白沫出，去其水，更以清水两杯，煎取一杯，去滓。别以清水两杯，煎知母，取一杯，去滓后，混合煎取一杯半，分温再服。

【方解】百合补虚润燥而治虚热，尤其味甘亦能缓急，实为百合病的要药。用知母者，以解除解汗后热烦。

原文注释

《金匮要略·百合狐惑阴阳毒病脉证治》第2条：百合病，发汗后者，百合知母汤主之。

注解： 百合病是里热血虚证，宜和不宜攻，尤其津血虚，更不可发汗，发汗进一步夺其津液，更加重热烦，这时宜用百合知母汤治疗。

【临床应用】慢性病、神经衰弱症见心烦者。

37. 百合洗方

【辨证要点】百合病出现轻度口渴者。

【方剂组成】百合60克。

【用法】上以水浸泡一宿，以洗身，洗已。食煮饼。勿以盐豉也。

【方解】百合，《神农本草经》谓："味甘，平。主邪气腹胀、心痛。利大小便，补中益气。"其是治疗百合病的主药。外用洗法，亦显示其特点。

原文注释

《金匮要略·百合狐惑阴阳毒病脉证治》第6条：百合病，一月不解，变成渴者，百合洗方主之。

注解：百合病本来不渴，一个月不解也有变成有口渴症者，可用百合洗方治疗。

【临床应用】外用百合渍水洗身来解热，内食煮饼忌食盐豉，是防止大渴引饮。也可知此渴甚轻，大渴非此法所能治。

38. 百合滑石散方

【辨证要点】百合病有明显里热者。

【方剂组成】百合（炙）3克，滑石12克。

【用法】上为细末，每服3克，日三服。当微利者，止服，热则除。

【方解】滑石，甘寒利小便，伍百合微利二便，使热从下解。

原文注释

《金匮要略·百合狐惑阴阳毒病脉证治》第8条：百合病，变发热者，百合滑石散主之。

注解：百合病，本如寒无寒，如热无热，而不发热，今变发热，知为内热，这种情况宜用百合滑石散治疗。

【临床应用】原有慢性虚热病又见发热、小便不利者，适用本方。

39. 滑石代赭汤方

【辨证要点】百合病有虚热而便溏者。

【方剂组成】百合（擘）7枚，滑石（碎，绵裹）9克，代赭石（碎，绵裹）12克。

【用法】上先以水洗百合，渍一宿，当白沫出，去其水，更以清水两杯，煎取一杯。别以泉水两杯，煎滑石、代赭石，取一杯，去滓。后合重煎，取一杯半，分温服。

【方解】主用百合治虚热而缓急迫，又用滑石利尿清里热，代赭石收摄以治下后便溏。

原文注释

《金匮要略·百合狐惑阴阳毒病脉证治》第3条：百合病，下之后者，滑石代赭汤主之。

注解：百合病不能用下法，如果误用下法，则伤津里虚，病必不除，且虚其里，出现大便溏泻，这种情况宜用滑石代赭汤治疗。

【临床应用】虚热病见大便溏、小便不利者。

40. 蒲灰散方

【辨证要点】小便艰涩有热或有血者。

【方剂组成】蒲灰7克，滑石3克。

【用法】上两味，研细末，每服3克，日三服。

【方解】蒲灰为蒲席烧灰，或蒲草烧成的灰（可用蒲黄粉代之），有祛湿利小便及止血作用。滑石利湿清热、通九窍，两味合则治小便赤涩不利或尿血者。

原文注释

《金匮要略·消渴小便利淋病脉证并治》第 11 条：小便不利，蒲灰散主之，滑石白鱼散、茯苓戎盐汤并主之。

注解：小便艰涩不利者，为下有湿热，宜蒲灰散主之。滑石白鱼散、茯苓戎盐汤亦主之，是说后两方也有治小便艰涩不利的作用，宜依证选用治疗。

【临床应用】本方证常见于急慢性泌尿系感染、炎症，见小便艰涩有热或有血者。蒲灰可用蒲黄代之。

41. 滑石白鱼散方

【辨证要点】小便不利而尿道灼热或尿血者。

【方剂组成】滑石 6 克，乱发（烧）6 克，白鱼 6 克。

【用法】上三味，研为细末，每服 3 克，日三服。

【方解】白鱼即书纸中蠹虫，亦居衣帛中，故亦称衣鱼，《本草纲目》收此方于衣鱼条下可知。发乃血之余，乱发烧之即血余炭，能消瘀通小便，《神农本草经》记载"治妇人小便不利，又治妇人无故尿血"。白鱼去水气、理血脉，滑石清热利湿，故共起利尿、清热、止血作用。

原文注释

《金匮要略·消渴小便利淋病脉证并治》第 11 条：小便不利，蒲灰散主之，滑石白鱼散、茯苓戎盐汤并主之。

注解：参见蒲灰散方条。

【临床应用】本方证适用于泌尿系感染见小便不利、里热明显者。

42. 茯苓戎盐汤方

【辨证要点】小便淋沥、心下悸者。

【方剂组成】茯苓 24 克，白术 6 克，戎盐 12 克。

【用法】上三味，先将茯苓、白术以水五杯，煎取三杯，入戎盐再煎，分温三服。

【方解】茯苓、白术利小便，戎盐解热润下，本方的适应证是小便淋沥不通而心下悸者。

原文注释

《金匮要略·消渴小便利淋病脉证并治》第 11 条：小便不利，蒲灰散主之，滑石白鱼散、茯苓戎盐汤并主之。

注解：参见蒲灰散方条。

【临床应用】本方证适应用于泌尿系感染，见小便淋沥又见心下悸者。

43. 猪膏发煎方

【辨证要点】黄疸见大便干、小便不利者。

【方剂组成】猪膏 24 克，乱发如鸡子大 3 枚。

【用法】上两味，和膏中煎之，发消药成，分温再服，病从小便出。

【方解】猪膏润燥、通便、利血脉，乱发利尿，故治黄疸小便不利不可攻下者。

原文注释

《金匮要略·黄疸病脉证并治》第 17 条：诸黄，猪膏发煎主之。

注解：猪膏发方，润燥解热、利尿、消瘀，各种黄疸如属里虚热夹瘀者可用本方治。

【临床应用】黄疸病，里实热者，可与大黄、滑石等；如是津虚大便干又小便不利者宜与本方。

44. 文蛤散方

【辨证要点】渴欲饮水者。

【方剂组成】文蛤 15 克。

【用法】上一味，研为细末，以沸汤半杯，和服 3 克。

【方解】文蛤，《神农本草经》谓："主恶疮蚀、五痔。"其为寒性收敛药甚明。寒能解燥，敛能养液，当治津液枯燥而渴欲饮水不止者。

> 原文注释

《金匮要略·消渴小便利淋病脉证并治》第 6 条：渴欲饮水不止者，文蛤散主之。

注解：渴欲饮水，虽饮而渴不止者，为里热津伤，宜文蛤散主之。

【临床应用】急慢性病见里热明显口渴者。

45. 矾石汤方

【辨证要点】脚气痿弱不仁、气上冲心者。

【方剂组成】矾石 6 克。

【用法】上一味，以浆水（淘米水）煎三五沸，浸脚良。

【方解】矾石收涩，用以浸脚，可有燥湿祛水之效，可能为宋人所附。

> 原文注释

《金匮要略·中风历节病脉证并治》第 12 条：矾石汤，治脚气冲心。

注解：脚气痿弱不仁，而气上冲心者，宜本方洗之。

按：本条为附方之一，南京中医药大学出版的《金匮要略译释》编为第12条。

【临床应用】矾石或枯矾煎汤外用浸泡手足，可起燥湿作用，对真菌感染有良效。对于治疗脚气，当亦可适证用之。

46. 硝石矾石散方

【辨证要点】黄疸色暗黑，身热明显而瘀血轻者。

【方剂组成】硝石、矾石（烧）等份。

【用法】上两味，为细末，以大麦粥汁，送服3克，日三服，病随大小便去，小便正黄，大便正黑，是其候也。

【方解】硝石、矾石下热之力多，驱瘀之力少，故宜于黑疸热甚而瘀血轻者。若瘀血重者，当于抵当汤丸中求之，恐非此方所能治也。

原文注释

《金匮要略·黄疸病脉证并治》第14条：黄家，日晡所发热，而反恶寒，此为女劳得之；膀胱急，少腹满，身尽黄，额上黑，足下热，因作黑疸；其腹胀如水状，大便必黑，时溏，此女劳之病，非水也，腹满者难治，用硝石矾石散主之。

注解：日晡所发热属阳明，阳明病但热而不恶寒，今反恶寒知非阳明病而为女劳得之；膀胱急、少腹满、大便黑溏，为有瘀血；足下热者，瘀热在下焦；虽身尽黄，但额上黑，知为黑疸；虽腹胀如水状，此是女劳之病非一般的水气病；血因热瘀以致发黄，祛瘀下热治不宜缓，若腹满似水，中气已虚，不可攻下，故为难治。治疗黑疸宜用硝石矾石散。

【临床应用】本方可适用于慢性肝硬化见面色黧黑者。用于黄疸也是瘀血较轻者。《伤寒论》第 125 条曰："太阳病，身黄脉沉结，少腹硬，小便不利者，为无血也；小便自利，其人如狂者，血证谛也，抵当汤主之。"可与女劳疸诸条互参，当知为瘀血明显的黄疸，用抵当汤治疗。

47. 苦参汤方

【辨证要点】里热证的阴部湿疮、溃疡或阴部瘙痒者。

【方剂组成】苦参 60 克。

【用法】水煎，去滓，熏洗，日三次。

【方解】苦参苦寒，燥湿，除痈肿，熏洗患处，除湿、解毒、消肿以愈疮疡。

原文注释

《金匮要略·百合狐惑阴阳毒病脉证治》第 11 条：蚀于下部则咽干，苦参汤主之。

注解：蚀疮在阴部，虽喉咽无病，但下有湿热波及于咽故咽干，呈里热证，这种情况宜用苦参汤熏洗阴部。

【临床应用】用于前后二阴里热明显的溃疡、湿疮、阴道真菌、滴虫等，皆有效。

48. 当归贝母苦参汤方

【辨证要点】小便灼痛、淋沥者。

【方剂组成】当归 12 克，贝母 12 克，苦参 12 克。

【用法】上三味，研细末，炼蜜为丸如小豆大，饮服三丸，加至十丸。

【方解】苦参，苦寒，尤能除热消炎，《神农本草经》认为有治"溺有余沥"和"逐水"作用。贝母亦治"淋沥、邪气"。用当归以和血止痛，故三药合治津血枯燥而小便艰涩或灼热痛者。苦参味苦，煎服很难下咽，做成小豆大吞服，则无所苦。

原文注释

《金匮要略·妇人妊娠病脉证治》第7条：妊娠，小便难，饮食如故，当归贝母苦参丸主之。

注解： 小便难，是说小便艰涩，或灼热，或疼痛，与小便不利有别。因病在下焦，因此饮食如故，这种妊娠小便难，可用当归贝母苦参丸治疗。

【临床应用】妊娠时尿道受压易产生尿道感染，在非妊娠时或男子也常出现相同病症，皆可用本方治疗。

49. 下瘀血汤方

【辨证要点】少腹痛、硬满，大便干结者。

【歌诀】下瘀血汤为蜜丸，酒煎下血如猪肝，
　　　　大黄䗪虫并桃仁，里实腹痛血瘀顽。

【方剂组成】大黄12克，桃仁9克，䗪虫（熬，去足）9克。

【用法】上三味，研细末，炼蜜和为四丸，以酒一杯煎一丸，取半杯顿服之，新血下如猪肝。

按："新血"应改为"干血"，若新血如何能像豚肝？条文亦谓腹中有干血着脐下，可能传抄有误。

【方解】䗪虫咸寒，《神农本草经》认为其主"血积癥瘕，破坚，下血闭"，可见为一有力的驱瘀药，并有治瘀血性腹痛的作用，合桃仁、大黄，并用酒煎服，故治较顽固的瘀血腹痛而大便不通者。

原文注释

《金匮要略·妇人产后病脉证治》第6条：师曰：产后腹痛，法当以枳实芍药散，假令不愈者，此为腹中有干血着脐下，宜下瘀血汤主之。亦主经水不利。

注解： 产后腹痛，多属于气血郁滞，一般用枳实芍药散治疗，如果服后不愈者，这是因为瘀血固着于脐下不去，宜以下瘀血汤主之。亦主经血不利者，是说本方亦主经闭而腹痛者。

按： 本方所主腹痛在脐下，而且非常敏感，甚则手不可近，宜注意。

【临床应用】 不论是急慢性下腹痛，见胀满拒按、刺痛、痛有定处、大便干，或见其他瘀血兼证者，可适证用之。

经方大师胡希恕医案

杨某，女，30岁，北京，新中国成立前夕诊治。因久病卧床不起，家中一贫如洗，邻人怜之，请义诊之。望其骨瘦如柴，面色灰黑，少腹硬满而痛，大便1周未行，舌紫暗，苔黄褐，脉沉弦。

证属干血停聚少腹，治当急下其瘀血，与下瘀血汤加味：

大黄15克，桃仁10克，䗪虫6克，麝香少许。

结果：因其家境贫寒，麝香只找来一点，令其用纱布包裹，汤药煎成，把布包在汤中一蘸，仍留下次用。服1剂，泻下黑紫粪便及黑水一大盆，继服下瘀血汤加减、桂枝茯苓丸加减，1个月后面色变白变胖，如换一人。

50. 桃核承气汤方（调胃承气汤加桂枝桃仁）

【辨证要点】 调胃承气汤证，见腹痛有定处、气上冲者。

【歌诀】 桃核承气硝黄草，病在少腹上犯脑，调胃承气来加味，桂枝降逆治冲好。

【方剂组成】 桃仁（去皮尖）9克，大黄12克，桂枝（去皮）6克，甘草（炙）6克，芒硝6克。

【用法】 上五味，水煎四味，去滓，内芒硝，更上火，微沸下火，先食温服，当微利。

【方解】 本方是调胃承气汤加驱瘀血的桃仁和治气冲的桂枝，故治调胃承气汤方证气上冲而有瘀血，证见其人如狂、少腹急结者。

按：本方有桂枝、甘草，合调胃承气汤似为太阳阳明合病方证，但这里的桂枝主在降气冲逆、祛瘀，且条文中有"外解已，但少腹急结者，乃可攻之"说明，故本方证以阳明腑实证为主，即归类于太阳阳明方证。

原文注释

《伤寒论》第106条：太阳病不解，热结膀胱，其人如狂，血自下，下者愈，其外不解者，尚未可攻，当先解其外。外解已，但少腹急结者，乃可攻之，宜桃核承气汤。

注解：热结膀胱，即指热和血结于膀胱所在的部位。"急"即胀满之意。"结"即结实之意。少腹急结，是说自感小腹有硬结、胀满、疼痛。太阳病不解，常传里为胃家实的里实证，然亦有热结于膀胱部位的瘀血证，瘀恶之气上犯头脑，故其人如狂，若其血自下则亦常自解，故谓下者愈。假如血不自下，或虽下而不尽，势须以本方攻之。不过太阳证不罢者，还不可攻，当先解其外，外解后，但小腹急结者，乃可攻之，宜桃核承气汤。

【临床应用】 据本条其人如狂的说明，则精神病、神经系统疾患有瘀血所致者，宜注意。又据证合用柴胡剂效果更好。

经方大师胡希恕医案

段某，女，14岁，病历号173651，1965年10月4日初诊。于1964

年3月月经初潮，但后来未再来潮。1966年4月23日出现四肢抽搐、昏厥，近来发作频繁。每发作前厌食，右上腹痛、胸闷，当有气自腹向上冲时即出现抽搐及昏厥，时伴呼吸急迫、大声喧喊，口苦便干，苔白腻，脉弦细。

证属瘀血阻滞、郁久化热，治以祛瘀清热，与大柴胡汤合桃核承气汤：

柴胡12克，白芍10克，枳实10克，生姜10克，大枣4枚，半夏12克，大黄6克，桃仁10克，桂枝10克，炙甘草6克，黄芩10克，芒硝10克（分冲）。

结果：上药服3剂，右上腹痛、胸闷未作，抽搐也未发作，据证改服小柴胡汤合当归芍药散加减，调理3个月诸症已，月经来潮。

51. 大黄牡丹皮汤方

【辨证要点】右腹痛拒按、里实热者。

【歌诀】大黄牡丹皮汤俏，桃仁冬瓜加芒硝，

里实瘀血有痈肿，驱瘀活血肿能消。

【方剂组成】大黄12克，桃仁9克，牡丹皮3克，冬瓜子15克，芒硝12克。

【用法】上五味，先煎四味，去滓，内芒硝，再煎沸，顿服之。有脓当下，无脓当下血。

【方解】大黄、芒硝伍以祛瘀除癥的桃仁、牡丹皮和治痈肿有特能的冬瓜子，故治里实有瘀血或痈肿之病变者。

原文注释

《金匮要略·疮痈肠痈浸淫病脉证并治》第4条：肠痈者，少腹肿痞，按之即痛如淋，小便自调，时时发热，自汗出，复恶寒，其脉迟紧

者，脓未成，可下之，当有血；脉洪数者，脓已成，不可下也。大黄牡丹皮汤主之。

注解：肠痈的患者，若小腹部有肿块，按之则感痛引尿道如淋病的样子，但小便正常，而时时发热自汗出，其非淋病可知。以热实于里，故常发热自汗出。复恶寒者，即洒淅而恶寒，这是里有痈疮的特征。其脉迟紧者，为脓还未成，即可以本方下之，下后大便当仍有血。若脉洪数者，为脓已成，则不可以本方下之，言外当适证选用排脓的方药治之。

【临床应用】多见于急性阑尾炎、疮痈等的证治。不过依据经验，对于急性阑尾炎，以本方合大柴胡汤的机会为多，而单用本方的机会较少。又据方后语有脓当下，无脓当下血观之，则本条所谓脓未成，当指脓未成熟，不一定是无脓。脓已成，即脓已成熟，亦即全部化脓之意，此时宜与薏苡附子败酱散、排脓汤或散等以排脓，而不可与本方以下之。

经方大师胡希恕医案

齐某，男，19岁，病历号14296，1965年6月25日初诊。右下腹痛4个月。在某医院诊断为"亚急性阑尾炎"，治疗1个月后，症状减轻，但不久复发，继服中药治疗2个多月仍未痊愈，经人介绍而来求治。主诉：右下腹疼，按之痛剧，苔白根腻，脉弦滑。

证属瘀血夹脓在少腹，治以祛瘀排脓，与大黄牡丹皮汤加减：

牡丹皮15克，桃仁12克，冬瓜仁10克，生薏苡仁24克，白芍12克，炙甘草6克，大黄6克，芒硝6克。

结果：2日后自感一切良好。但阑尾部位按之仍痛，继服3剂而安。

52. 抵当汤方

【辨证要点】少腹硬满，小便利，或喜忘，或狂躁不安者。

【歌诀】抵当汤丸用大黄，水蛭虻虫桃仁帮，驱瘀活血皆峻猛，顽固瘀血能除光。

【方剂组成】水蛭（熬）6克，虻虫（去翅足，熬）6克，桃仁（去皮尖）6克，大黄（酒洗）9克。

【用法】上四味，水煎温服，不下更服。

【方解】水蛭、虻虫均为有力的祛瘀药，合桃仁、大黄，故治较顽固的瘀血证而大便难者。

原文注释

《伤寒论》第124条：太阳病，六七日，表证仍在，脉微而沉，反不结胸，其人发狂者，以热在下焦，少腹当硬满，小便自利者，下血乃愈。所以然者，以太阳随经，瘀热在里故也。抵当汤主之。

注解：太阳病六七日，常为传里而发阳明病的时期。但太阳病不罢者，不可下，今表证仍在，而反下之，阳气内陷，脉微而沉，法当结胸，今反不结胸，其人发狂者，是因为热与瘀血结在下焦的缘故。若小腹硬满，小便自利，其为瘀血无疑，故须下血乃愈。其所以病此，是由于太阳病邪热内陷，与旧有的瘀血相结合于里所致，宜抵当汤主之。

按：《伤寒论》第131条载"病发于阳，而反下之，热入因作结胸"，故本条"表证仍在"后须有"而反下之"四字，前后文义始相属，不然则"反不结胸"句便无法解释，定是传抄有误。

《伤寒论》第125条：太阳病，身黄、脉沉结、少腹硬、小便不利者，为无血也；小便自利，其人如狂者，血证谛也，抵当汤主之。

注解：身黄，指遍身俱黄的黄疸证。病在里则脉沉，血受阻则脉结。少腹硬为蓄水、蓄血的共有证，故小便不利者，当然为水而无血也。若小便自利，则肯定为无水，尤以其人如狂，更是蓄血的确证，以抵当汤主之。

按：本条是述血性的黄疸证治，据脉沉结的说明，可见结脉亦有因瘀血所致者。

《伤寒论》第 237 条：阳明证，其人喜忘者，必有蓄血。所以然者，本有久瘀血，故令喜忘。屎虽硬，大便反易，其色必黑者，宜抵当汤下之。

注解：里实的阳明证，若其人喜忘者，必有蓄血。蓄血所以喜忘，是因为本有久瘀血的关系。热结于里则大便硬。血与屎并排出反易而色必黑，宜以抵当汤下其久瘀血。

《伤寒论》第 257 条：病人无表里证，发热七八日，虽脉浮数者，可下之。假令已下，脉数不解，合热则消谷善饥，至六七日，不大便者，有瘀血，宜抵当汤。

注解：无表里证，这里指无表证和半表半里证而言，此和无太阳、柴胡证同义。但发热，七八日不已，明是里有热，虽脉浮数，当是里热外迫之候，故可以选用适应的方药下之。假令已下，脉浮解而脉数不解，热合于瘀血则消谷善饥，至六七日又不大便，故肯定是有瘀血，宜抵当汤下之。

按：下后脉数不解，明是热有所据而不去。消谷善饥，即嗜食证，为热合瘀血则消谷善饥。至六七日复不大便，则肯定其有瘀血。

《金匮要略·妇人杂病脉证并治》第 14 条：妇人经水不利下，抵当汤主之。

注解：妇人经闭，服其他通经药而仍不利下者，则以抵当汤主之。

【临床应用】瘀血致病很广泛，抵当汤证的出现多为急重症，可见于黄疸发热，妇女月经不调、经闭，还多见于精神疾患，其人如狂、喜忘，为瘀血的要症，即《内经》所谓"血并于下则乱而喜忘"是也。久瘀血其来也渐，故令喜忘；新瘀血其来也暴，故令如狂。但新者易攻，桃仁承气汤辈即能治之；久者难拔，势须抵当汤或丸，方可克之。由此也悟出，疯狂、癫痫等脑系病变，用祛瘀法治疗，是有效的方法之一，胡老曾治愈实热紫癜症。

经方大师胡希恕医案

李某，男，17岁。在颐和园游泳时发现下腿有紫癜点点，继之腹疼、腹泻，紫斑延及遍身，入道济医院，与止血针、止疼针，人渐消瘦，以至骨瘦如柴，但仍残存紫斑。大便干结，与蓖麻油，下大量血便，而腹痛止，人亦渐胖。出院后半年紫癜又复发，又入道济医院，再用蓖麻油则毫无效，无奈接回家拖延时日，后请胡老诊治，查身有紫斑，少腹疼、便干、烦躁、苔黄舌紫、脉沉弦。

证属瘀血阻络，与抵当汤合大柴胡汤证：

水蛭6克，虻虫6克，桃仁6克，大黄10克，柴胡12克，生姜10克，半夏12克，枳壳10克，白芍10克，黄芩10克，大枣4枚。

结果：上药服1剂，泻下大便及黑血数升，腹疼止，紫斑随之好转，身体健康，追访10年未见复发。

53. 抵当丸方

【辨证要点】抵当汤证较轻者。

【方剂组成】水蛭（熬）4克，虻虫（去翅足，熬）4克，桃仁（去皮尖）7克，大黄9克。

【用法】上四味，捣分四丸，以水煮一丸，服之，晬时当下血；若不下者，更服。

【方解】此与抵当汤药味同，不过用量较轻，当治抵当汤证之轻者，或不宜猛攻者。

原文注释

《伤寒论》第126条：伤寒有热，少腹满，应小便不利，今反利者，为有血也，当下之，不可余药，宜抵当丸。

注解：伤寒有热，暗示伤寒发汗后而仍脉浮有热之意，今少腹满，可能里有蓄水的关系。蓄水者，应小便不利，而今反利，排除因水引起少腹满，可知乃有瘀血，当下其血。不可余药者，谓不可用其他药，而宜抵当丸。

【临床应用】里有蓄水或蓄血均可致表热且脉浮数，并且二者均有少腹满，其主要鉴别点则在小便不利或自利。本条所述的瘀血证，既不发狂亦不喜忘，故不宜抵当汤重剂猛攻，而宜本方轻剂缓下。不可余药亦暗示不宜用汤剂。

54. 大黄䗪虫丸方

【辨证要点】虚劳证见面目黯黑、瘀斑、肌肤甲错者。

【歌诀】大黄䗪虫有抵当，芩芍草地杏蛴藏，
　　　　干漆四虫皆祛瘀，干血虚劳蜜丸良。

【方剂组成】大黄（蒸）8克，黄芩6克，甘草9克，桃仁24克，杏仁24克，芍药12克，干地黄30克，干漆3克，虻虫30克，水蛭60克，蛴螬30克，䗪虫24克。

【用法】上十二味，研细末，炼蜜和丸，小豆大，每以酒饮服五丸，日三服。

【方解】本方集四虫、干漆、桃仁等祛瘀群药，大黄蒸用且用量小，合芍药、黄芩、甘草、杏仁则不过濡干润燥而已，尤其重用生地黄滋液、补虚，炼蜜为丸缓中养正，实治干血劳的良法。

原文注释

《金匮要略·血痹虚劳病脉证并治》第18条：五劳虚极羸瘦，腹满不能饮食，食伤、忧伤、饮伤、房室伤、饥伤、劳伤、经络荣卫气伤，内有干血，肌肤甲错，两目暗黑，缓中补虚，大黄䗪虫丸主之。

注解： 五劳虚极之病，令人羸瘦腹满，不能饮食，为病之由多端。若食伤、忧伤、饮伤、房室伤、饥伤、劳伤均足致经络荣卫气伤，瘀为干血之变，肌肤甲错、面目暗黑，即其候也。瘀血当去，但已极虚，不宜猛攻，须以缓中补虚，大黄䗪虫丸主之。

【临床应用】 本方证常用于肝病、肾病、内分泌等病，见色素沉着、肝脾肿大者。

经方大师胡希恕医案

武某，男，24岁，病历号13980，1961年4月6日初诊。1960年7月确诊为慢性肝炎，经服中西药治疗效果不明显。现仍肝脾肿大，两胁痛闷，左侧尤甚，倦怠乏力，四肢皮肤甲错色紫暗黑，二便如常，苔白，舌有瘀斑，脉弦细。

证属虚劳夹瘀，治以缓中补虚、活血祛瘀，与四逆散合桂枝茯苓丸加减，兼服大黄䗪虫丸：

柴胡12克，白芍12克，枳实10克，炙甘草6克，桂枝10克，茯苓12克，牡丹皮10克，桃仁10克，茵陈15克，丹参20克，王不留行10克。大黄䗪虫丸每早1丸。

结果：上药加减服用约3个月，1961年6月28日来诊，胁痛已，肌肤甲错消失，继用丸药调理巩固。

55. 大陷胸汤方

【辨证要点】心下结硬、满痛拒按而烦躁者。

【歌诀】大陷胸汤证真凶，水热结上腹胸痛，
　　　　甘遂温服得快利，硝黄辅佐始成功。

【方剂组成】大黄（去皮）18克，芒硝15克，甘遂3克。

【用法】上三味，以水六杯，先煮大黄，取两杯，去滓，内芒硝，煮一二沸，内甘遂末，温服一杯，得快利，止后服。

【方解】甘遂苦寒，为下水峻药，使结于上的水和热从大小便而去。芒硝泄热软坚，大黄泄热破结，两味协甘遂泄热和消除心腹满痛。甘遂攻水峻猛，与芒硝、大黄为伍则攻下更猛，但热实结胸者，又非此不治。即本方治疗阳明里热并与水结于胃上胸胁者。

原文注释

《伤寒论》第134条：太阳病，脉浮而动数，浮则为风，数则为热，动则为痛，数则为虚。头痛、发热、微盗汗出而反恶寒者，表未解也。医反下之，动数变迟，膈内拒痛，胃中空虚，客气动膈，短气躁烦，心中懊憹，阳气内陷，心下因硬，则为结胸，大陷胸汤主之。若不结胸，但头汗出，余处无汗，剂颈而还，小便不利，身必发黄。

注解：脉浮主风邪，脉数主热，脉动主痛。热盛伤津，故脉数亦主虚。今太阳病头痛、发热、微盗汗出，则脉证亦正相应。虽微盗汗出，为欲传阳明证候，但其人反恶寒，为表还未解甚明，而反下之，因使表邪内陷，变动数脉为迟。胃因误下而虚，客邪遂得进犯而动膈，正邪交争，则膈内拒痛。心下有饮则短气，里复有热则烦躁、心中懊憹。饮热相结心下因硬，则为结胸，宜大陷胸汤主之。

若误下，虽使表热内陷，而不结胸，其人但头汗出，余处无汗，并

小便不利者，则水与热不得外越，相瘀于里身必发黄也。

按：水和热结于上者成结胸，水和热瘀于里者发黄疸。

《伤寒论》第 135 条：伤寒六七日，结胸热实，脉沉而紧，心下痛，按之石硬者，大陷胸汤主之。

注解：伤寒六七日，常为病传阳明的时期，亦有自发为结胸热实证者。脉沉而紧为里实之应。心下痛，按之石硬则为结胸，宜大陷胸汤主之。

《伤寒论》第 136 条：伤寒十余日，热结在里，复往来寒热者，与大柴胡汤；但结胸，无大热者，此为水结在胸胁也。但头微汗出者，大陷胸汤主之。

注解：伤寒十余日，已热结于里，又出现往来寒热症状，这是少阳阳明并病，宜与大柴胡汤下之。如果不见往来寒热，但结胸无大热，是说无大承气汤证的身大热，但头微汗出，亦不似大承气汤证的蒸蒸自汗出，知不只是热结在里，还有水相结在胸胁也。宜大陷胸汤主之。

按：此述大陷胸汤证与大柴胡汤证和大承气汤证的鉴别法，甚关重要，学者宜细研之。

《伤寒论》第 137 条：太阳病，重发汗而复下之，不大便五六日，舌上燥而渴，日晡所小有潮热，从心下至少腹硬满而痛不可近者，大陷胸汤主之。

注解：太阳病既重发汗，又不详审表解与否，而复下之，使邪热内陷。五六日不大便、舌上燥而渴，已有津枯燥结的证候。日晡所发潮热，为阳明里实，但只小有潮热，则里实当微，今患者出现从心下至少腹硬满不可触近，这不是纯热实于里的阳明证，而为水热相结的结胸证，故以大陷胸汤主之。

《伤寒论》第149条：伤寒五六日，呕而发热者，柴胡汤证具，而以他药下之，柴胡汤证仍在者，复与柴胡汤，此虽已下之，不为逆，必蒸蒸而振，却发热汗出而解。若心下满而硬痛者，此为结胸也，大陷胸汤主之；但满而不痛者，此为痞，柴胡不中与之，宜半夏泻心汤。

注解： 蒸蒸而振，即蒸蒸觉热，同时有振战恶寒的感觉，即战汗的瞑眩状态。

伤寒五六日，常为病传少阳的时期，呕而发热，则为柴胡汤证已备，此时治疗应用和法，而医以他药攻下，若柴胡汤证还在者，还可考虑给与柴胡汤，这种治疗虽已用误下法，而不为逆，因方药对证，服药后患者必蒸蒸而振，遂即发热汗出而解。若下后心下满而硬痛者，则已成结胸，宜以大陷胸汤主之。若只心下满而不痛者，则为痞，此非柴胡汤所宜，而宜半夏泻心汤。

按： 此述误下少阳柴胡汤证而致结胸者，并提出小柴胡汤证、大陷胸汤证、半夏泻心汤证的鉴别法，亦宜细研。

【临床应用】结胸证为汉代以前病名，其主要病机是热与水结。根据本方的适应证来看，其临床表现很像胸腹炎症有水、肿块且疼痛而呈热实证者，可见于急性胸腹膜炎、胰腺炎、癌肿等病。凡实证试服，见效则止，不可久服。

56. 大陷胸丸方

【辨证要点】心下结硬，疼痛较轻而项背强急者。

【歌诀】大陷胸丸本于汤，再加葶苈杏仁帮，
　　　　驱水逐饮力更大，合蜜煎服攻不狂。

【方剂组成】大黄24克，芒硝30克，葶苈子（熬）18克，杏仁（去皮尖，熬黑）18克。

【用法】上四味，捣筛两味，内杏仁、芒硝合研如脂，和散，取如弹丸一枚，别捣甘遂末3克，以白蜜五分之一杯、水两杯，煮取一杯，温顿服之，一宿乃下。如不下，更服，取下为效。禁如药法。

【方解】于大陷胸汤又加葶苈、杏仁，驱逐水饮当更有力。但服量较小，且合蜜煎，较之汤剂则攻下力缓矣。

原文注释

《伤寒论》第131条：病发于阳，而反下之，热入因作结胸；病发于阴，而反下之，因作痞也。所以成结胸者，以下之太早故也。结胸者，项亦强，如柔痉状，下之则和，宜大陷胸丸。

注解：这里的病发于阳，是指虽已转属阳明，为表未解的表阳证，治当解表而不可下，而反下之，则热陷入内因作结胸。如原病发于少阴，误用下法，则病传入太阴，宜温之，而反下之，伤及脏气因作痞。阴证理无下法，故不以迟早论；太阳转属阳明，本可议下，其所以成结胸者，因表证未罢，下之太早故也。

结胸的患者，因邪充实胸膈，不但心下硬满，而且也现项背强急，如柔痉状者，宜以大陷胸丸下之使和。

【临床应用】项背强如柔痉状，为水饮郁结剧甚的结果，而成结胸证，若热多痛剧者，宜大陷胸汤；若水多痛轻者，宜大陷胸丸，此于两方药物的组成亦可知之。

57. 十枣汤方

【辨证要点】咳而胸闷胁痛、心下痞硬满、脉沉弦者。

【歌诀】十枣汤方实用末，芫花甘遂大戟剉，
　　　　重用大枣制其猛，胁下悬饮攻勿过。

【方剂组成】芫花（熬）、甘遂、大戟各等份。

【用法】上三味，分别捣为散。以水一杯半，先煮大枣肥者十枚，取半杯，去滓，内药末，强人服3克，羸人服1.5克，温服之。平旦服。若下少，病不除者，明日更服，加1克，得快下利后，糜粥自养。

【方解】三物均属下水峻药，重用大枣制其猛烈，并兼养正，此用毒攻病的要法。

原文注释

《伤寒论》第152条：太阳中风，下利、呕逆、表解者，乃可攻之。其人漐漐汗出，发作有时、头痛、心下痞硬满、引胁下痛、干呕、短气、汗出不恶寒者，此表解里未和也，十枣汤主之。

注解：太阳中风，下利、呕逆乃表里合病之属，其人漐漐汗出、发作有时、头痛而恶寒为桂枝汤证，服桂枝汤表解而不恶寒，但心下痞硬满、引胁下痛、干呕、短气为水饮盘踞心胸不去，故谓此表解里未和也。宜以十枣汤主之。

按：读这一条要把暗示内容联系上才能读懂。有宿饮的人，外感时往往激动里饮，而为下利、呕逆的表里合病，时汗出头痛恶寒，本是桂枝汤证，给与桂枝汤不但表证解，下利、呕逆亦必治（参看桂枝汤方证）。要注意文中汗出不恶寒者，明明是说明服桂枝汤后，汗出不恶寒也。下面的心下痞硬满、引胁下痛、干呕、短气不除，乃水饮盘踞于里，即文中所谓表解里未和也，故以十枣汤攻其水。

《金匮要略·痰饮咳嗽病脉证并治》第21条：脉沉而弦者，悬饮内痛。

《金匮要略·痰饮咳嗽病脉证并治》第22条：病悬饮者，十枣汤主之。

注解：《金匮要略·痰饮咳嗽病脉证并治》第2条曰："饮后水流在胁

下，咳唾引痛谓之悬饮。"脉沉主里饮，弦主痛，故脉沉而弦为悬饮内痛之应，病悬饮者宜十枣汤主之。

《金匮要略·痰饮咳嗽病脉证并治》第33条：夫有支饮家，咳烦，胸中痛者，不卒死至一百日，或一岁，宜十枣汤。

注解：宿有支饮的患者，咳嗽胸中痛者，为十枣汤证，若至百日或一年不卒死，即宜十枣汤主之。

【临床应用】临床常以本方治腹水、胸水屡验，尤于胸水更有捷效。胡老改进服药方法，即先取大枣500克，用大砂锅煮烂去皮核，内芫花9克、甘遂9克、大戟9克，上火再煮少时，去滓，每服一小匙，一日4～5次，得快下，停后服。病不除，明日再续服。此法稳妥，于人无伤。

经方大师胡希恕医案

例1　辽宁省营口大石桥广田诊所贾广田来信述：1955年在京跟随恩师学习时，曾治一例肝硬化腹水患者，男，55岁，京西煤矿总工程师、政协委员。经亲友介绍来诊，已经中西医治疗一年多，病情越来越重。时腹胀如鼓，卧床不起，自感腹胀且痛，大便干结，苔腻黄，脉弦滑。给服十枣汤：

甘遂6克，芫花6克，大戟6克，大枣250克。

结果：甘遂、芫花、大戟研细面备用。大枣文火煎浓汁300毫升，适温频服，送服三味药面，先少量，渐增量，当小便增多、大便通利时停止服药面，仅吃大枣。3日后腹痛已，腹水减。后改茯苓导水汤调理3个月，腹水全消。

例2　男，84岁，1983年11月5日初诊。咳嗽、咯血2个月，拍X线断层胸片，确诊为左下肺癌。近1周来胸闷胁痛，呼吸困难，不能平卧，面目及双下肢重度浮肿。经X线胸片证实，左胸腔大量积液，右胸腔少量积液。于左胸腔抽出血性胸水500毫升，症状不见缓解。小便少、大便干、苔白腻、脉弦滑。

证属痰饮停滞，与十枣汤：

芫花10克，甘遂10克，大戟10克，大枣500克。

结果：先煮大枣，煮烂，去皮核，内芫花、甘遂、大戟，上火再煮两开，去滓，每服1小匙，每半小时服1次。服至4次时，大便连泄10余次，小便也连续不断，停止服药。第2天浮肿全消，能平卧入睡。4个月后死于脑转移，胸水、浮肿未见复发。

58. 甘遂半夏汤方

【辨证要点】心下坚满，腹挛急者。

【歌诀】甘遂半夏逐水气，芍药甘草来缓急，

蜜煎解毒并安中，心腹满痛皆可治。

【方剂组成】甘遂3克，半夏（以水一杯，煮取半杯，去滓）18克，芍药15克，甘草（炙）6克。

【用法】上四味，以水两杯，煮取半杯，去滓，以蜜半杯和药汁煎，取五分之四杯，顿服之。

【方解】甘遂、半夏下水逐饮，芍药、甘草消胀缓急，合以蜜煎解药毒并亦安中，故此治水饮心腹胀满而腹挛急者。

原文注释

《金匮要略·痰饮咳嗽病脉证并治》第18条：病者脉伏，其人欲自利，利反快，虽利，心下续坚满，此为留饮欲去故也，甘遂半夏汤主之。

注解：脉伏主水饮，其人欲自下利，利后一时舒畅，故取以下利为快，但下利后不久心下又感到坚满，这是因为有留饮欲去而不能自去的缘故，宜以甘遂半夏汤主之。

【临床应用】本条所述，本方适应证为腹水证伴见心下坚满甚者。胡老曾治一肝癌患者，心下坚满而痛剧，服本方收一时良验。惜后复发，终未救其死。

59. 大黄甘遂汤方

【辨证要点】少腹满痛、小便不利、大便不畅者。
【方剂组成】大黄12克，甘遂6克，阿胶（烊化）6克。
【用法】以水三杯煮取一杯，顿服之，其血当下。
【方解】大黄主攻蓄血，甘遂主攻蓄水，两药相伍攻逐血与水。妇女产后血虚，故加入阿胶补血养正，亦利下血，故此治水与血结于血室而少腹硬满者。

原文注释

《金匮要略·妇人杂病脉证并治》第13条：妇人少腹满如敦状，小便微难而不渴，生后者，此水与血俱结在血室也，大黄甘遂汤主之。

注解：敦音对，为盛黍稷的一种祭器。少腹满有蓄水和蓄血之别，若满而小便自利为蓄血；若满而小便不利、口渴为蓄水。今见妇人少腹满如敦状，小便微难，而口不渴，可知不是单纯蓄水，尤其产后见此，肯定为水与血结于血室，宜以大黄甘遂汤主之。

【临床应用】此方虽治水与血结于血室，但以治水为主治血为客，凡少腹满或痛、二便闭塞者，无论男女均可用之。

60. 己椒苈黄丸方

【辨证要点】腹满、肠鸣、便干者。
【方剂组成】防己6克，椒目6克，葶苈子（熬）6克，大黄6克。

【用法】上四味，研细末，蜜丸如梧子大，先食饮服一丸，日三次，稍增。

【方解】三药均属驱饮逐水之品，伍以大黄，故治腹中有水饮、二便不利者。本方亦可作煎剂。

原文注释

《金匮要略·痰饮咳嗽病脉证并治》第29条：腹满，口舌干燥，此肠间有水气，己椒苈黄丸主之。

注解：水充于里则腹胀满，水停不化则口舌干燥，肠间有水气，即腹部、腹膜有水停，宜以己椒苈黄丸主之。

【临床应用】本方不但治疗腹水亦治疗胸水，凡见二便不利的胸腹水证，有用本方的机会。曾以本方与大柴胡汤合方治肝硬化腹水得捷效。

经方大师胡希恕医案

王某，男，45岁，病历号3343，1978年4月27日初诊。痢疾后腹胀、腹水、下肢浮肿，诊断为肝硬化，已2个月。近症：腹胀纳差，右胁胀痛，头晕恶心，口苦咽干，低热乏力，苔黄，舌红，脉弦数。GPT>600U，TTT 17U，TFT（++），蛋白电泳 Alb 46.4%，γ 26.7%。

证属里热水停，治以清热利水，与己椒苈黄丸合大柴胡汤加减：

木防己10克，葶苈子10克，川椒目10克，大黄6克，柴胡12克，半夏10克，黄芩10克，枳壳10克，白芍10克，生姜10克，大枣4枚。

结果：服药第2天，大便1日2次，小便增多，第3天下肢浮肿明显减轻，腹胀减，纳增。1周后腹水已不明显，据证加减：去利水药，加丹参、茵陈、当归等养肝和血药。1978年12月29日检查：GPT、TFT、TTT皆正常。

61. 小陷胸汤方

【辨证要点】胸膈满闷、心烦、按之心下痛者。

【歌诀】小陷胸汤用黄连，解除心热又除烦，

　　　　瓜蒌半夏降痰气，除却胸痹心下满。

【方剂组成】黄连6克，半夏（洗）15克，瓜蒌实45克。

【用法】上三味，以水六杯，先煮瓜蒌，取三杯，去滓，内诸药，煎取两升，去滓，分温三服。

【方解】瓜蒌、半夏开胸逐水。黄连除热解烦，故此治饮与热结、胸胁胀满、心下按之痛或痰咳烦热者。

原文注释

《伤寒论》第138条：小结胸病，正在心下，按之则痛，脉浮滑者，小陷胸汤主之。

注解：小结胸证，虽亦为水与热结所致，但为证不剧，故正在心下，按之则痛，较大陷胸汤从心下至少腹硬满不可近者，大相悬殊，由于结实的程度亦较浅，故脉亦不沉而浮滑，此宜小陷胸汤主之。

【临床应用】临床应用并不限于小结胸证，凡胸膈满闷、痰嗽烦热、按之心下有结痛感者，即可用之。

62. 葶苈大枣泻肺汤方

【辨证要点】咳喘、吐黄脓痰偏实热证者。

【方剂组成】葶苈子熬令黄色，捣丸如弹丸大，大枣12枚。

【用法】上两味，先以水三杯，煮大枣取两杯，去大枣，内葶苈子，煮取一杯，顿服。

【方解】葶苈子，味辛、寒。《神农本草经》谓："主癥瘕积聚结气，饮食寒热，破坚逐邪，通利水道。即有清热下水消痰作用。"服用枣汤与皂角丸用枣糕的取意同，是用毒药攻病勿使伤正的配伍。

原文注释

《金匮要略·肺痿肺痈咳嗽上气病脉证并治》第 11 条：肺痈，喘不得卧，葶苈大枣泻肺汤主之。

注解： 胸中隐隐痛的肺痈，喘而不得卧，是因痰饮壅逆于肺，这种肺痈宜用葶苈大枣泻肺汤治疗。

《金匮要略·痰饮咳嗽病》第 27 条：支饮不得息，葶苈大枣泻肺汤主之。

注解： 支饮因饮邪壅逆于肺，甚则不能平卧，这种支饮也可用葶苈大枣泻肺汤治疗。

按： 张仲景原文仅以上两条，且论述简要，从药测证及临床观察，本方证的适应证为里热痰饮。

【临床应用】可见于痰实热咳喘、胸膜炎等症。

63. 枳实芍药散方

【辨证要点】腹满挛痛或心烦不安者。

【方剂组成】枳实（烧令黑，勿太过）、芍药等份。

【用法】上两味，研为细末，每服 3 克，日三服，并主痈脓，以麦粥下之。

【方解】此于枳实伍以除血痹、治腹挛痛的芍药，故治血阻气滞而腹满痛者。下之以麦粥，亦不外于安中养正之意，故亦主痈脓。

原文注释

《金匮要略·妇人产后病脉证治》第5条：产后腹痛，烦满不得卧，枳实芍药散主之。

注解：产后腹痛多由于血阻气滞所致，烦满不得卧，更是热郁气壅之象，故宜枳实芍药散主之。

《金匮要略·妇人产后病脉证治》第6条：师曰：产妇腹痛，法当以枳实芍药散，假令不愈者，此为腹中有干血着脐下，宜下瘀血汤主之。亦主经水不利。

注解：见下瘀血汤方。

【临床应用】本方理气养血而解腹挛痛，不论男女皆可用之，但病久痛有定处、痛如刺者应加用祛瘀药，或用下瘀血汤。

64. 排脓散方

【辨证要点】枳实芍药散证有脓肿者。

【方剂组成】枳实9克，芍药9克，桔梗6克。

【用法】上三味，研为细末，取鸡子黄一枚，以药末与鸡子黄相等，揉和令相得，饮和服之，日一服。

【方解】本方出自《金匮要略·疮痈肠痈浸淫病脉证并治》篇，亦有方无证，从其方名和药物组成看，知为治疮痈之剂。此于枳实芍药散加排脓的桔梗，故治枳实芍药散证而有痈脓者。

【临床应用】由于是枳实芍药散的加味方，可参照枳实芍药散方证而用之。

65. 雄黄熏方

【辨证要点】肛门溃烂、湿疹皆可用之。

【方剂组成】雄黄。

【用法】上一味，为末，筒瓦两枚，合之烧，向肛熏之。

【方解】雄黄，为含硫化砷的矿物药，《神农本草经》谓："主寒热、鼠瘘、恶疮、疽痔、死肌，杀百虫毒。"可见有杀虫、解毒作用，外用烧烟熏患处，即起解毒、消炎作用，宜于湿热甚烂于下者。

原文注释

《金匮要略·百合狐惑阴阳毒病脉证治》第12条：蚀于肛者，雄黄熏之。

注解：蚀于肛者，是指溃疡、糜烂一类的疮疡在肛门部位，可用雄黄熏之的外治法。

【临床应用】前后二阴湿疹、溃疡皆可用之。

66. 狼牙汤方

【辨证要点】外阴、阴道溃烂者。

【方剂组成】狼牙12克。

【用法】上一味，以水四杯，煮取半杯，以绵缠筋如茧，浸汤沥阴中，日四遍。

【方解】狼牙即狼牙草，《神农本草经》谓：狼牙味苦寒，治邪气、热气、疥瘙恶病、疮痔，去白虫，可见为收敛消炎药而有治疮疡及杀虫等作用。

原文注释

《金匮要略·妇人杂病脉证并治》第21条：少阴脉滑而数者，阴中即生疮、阴中蚀疮烂者，狼牙汤洗之。

注解：妇人阴中生疮、溃烂者，可用狼牙草煎汤坐洗治疗。

【临床应用】外阴及阴道生疮凡属热实证者，可用本方坐浴。

67.大猪胆汁方

【辨证要点】大便不通而不宜攻下者。

【方剂组成】大猪胆1枚。

【用法】上一物，泻汁，和少许法醋，以灌谷道内，如一食顷，当大便出宿食恶物，甚效。

【方解】猪胆汁，苦寒，清热解毒。法醋亦酸苦，《本草拾遗》谓："破血运，除癥块坚积，消食，杀恶毒，破结气。"两者合之灌肠，不仅通便，尚能清热解毒，实为外治良方。

原文注释

《伤寒论》第233条：阳明病，自汗出，若发汗，小便自利者，此为津液内竭，虽硬不可攻之，当须自欲大便，宜蜜煎导而通之。若土瓜根及大猪胆汁，皆可为导。

注解：阳明病本自汗出，即便微恶寒而表未解，亦宜桂枝汤微发汗治疗。若复以麻黄汤发其汗，则益使津液亡失。汗出多者，小便当少，今反自利，此为津液内竭，胃中干，故令大便硬，此与热盛之燥结不同，大便虽硬，亦不可攻之，当须使其自欲大便，宜蜜煎导而通之。余如土瓜根亦可为导。如里热明显者，可用大猪胆汁导之。

【临床应用】本方证适应于里热大便不通而不宜攻下者。

第三部分
少阳病（半表半里阳证）篇

以八纲来分析，少阳病即症状反应于半表半里的阳证。判定少阳病主要依据的经文有：《伤寒论》第263条："少阳之为病，口苦咽干、目眩也。"《伤寒论》第97条："血弱、气尽、腠理开，邪气因入，与正气相搏，结于胁下。正邪分争，往来寒热，休作有时，嘿嘿不欲饮食。脏腑相连，其痛必下，邪高痛下，故使呕也。"《伤寒论》第148条："伤寒五六日，头汗出、微恶寒、手足冷、心下满、口不欲食、大便硬、脉细者，此为阳微结，必有表，复有里也；脉沉亦在里也，汗出为阳微。假令纯阴结，不得复有外证，悉入在里，此为半在里半在外也；脉虽沉紧，不得为少阴病，所以然者，阴不得有汗，今头汗出，故知非少阴也。可与小柴胡汤，若不了了者，得屎而解。"是说热郁于半表半里，既不得出表，又不得入里，势必上迫头脑，则口苦、咽干、目眩，乃是自然的反应。故凡病见有口苦、咽干、目眩者，即可判定为少阳病，也即半表半里阳证。伤寒病初作，邪在表，则邪气交争于肌腠、骨肉，此即太阳病在表的一段病理过程，若精气已不足拒邪于外，退而卫于内，是体表的血弱气尽、腠理遂开，邪乘虚进入半表半里，与正气相搏结于胁下，因而胸胁苦满，这就进入少阳病的病理阶段了。正邪分争，即正邪相拒的意思，正进邪退，病近于表则恶寒；邪进正退，病近于里则恶热。邪热郁结胸胁，故嘿嘿不欲饮食；胸胁之处，上有心肺，旁及肝脾，下接胃肠，故谓脏腑相连。热激里饮则腹痛，胸胁在腹上，因谓为邪高痛下。上邪下饮，故使呕也。由于半表半里为诸脏器所在，病邪郁集于此往往影响某一脏器，或某些脏器而出现异常反应，导致证情复杂多变，不似表里的为证单纯，较易提出简明概括特征。如提纲所述口苦、咽干、目眩亦只说明热证的必然反应，故对于半表半里阳证来说，这样概括是不够全面的。少阳病之辨，与其求之于正面，还不如求之于侧面，更较正确。即要辅以排除法，因为表里易知，阴阳易判，凡阳性证除外表里者，当然既属半表半里阳证，也即少阳病。《伤寒论》于三阳病篇先太阳、次阳明、而后少阳即暗示人此意。本篇探讨的是，有关半表半里的方证。

1. 小柴胡汤方

【辨证要点】 半表半里热证或见口苦、咽干、目眩、胸胁苦满、纳差者。

【歌诀】 小柴胡汤治少阳，芩夏参草枣生姜，
　　　　　补中滋液抗外邪，和解清热邪无藏。

【方剂组成】 柴胡24克，黄芩9克，人参9克，半夏（洗）15克，甘草（炙）9克，生姜（切）9克，大枣（擘）4枚。

【用法】 上七味，水煎温服。

【方解】 柴胡苦平，《神农本草经》谓："治心腹肠胃中结气、饮食积聚、寒热邪气、推陈致新。"可见其是疏气行滞的解热药，且有治胸胁苦满的特能，方中用为主药。佐以黄芩除热止烦，半夏、生姜逐饮止呕，复以人参、大枣、甘草补胃以滋津液。病之所以传入少阳，主要是胃气失振、气血外却。用人参补中滋液，实是此时祛邪的要着。徐灵胎谓"小柴胡汤之妙在人参"，确是见道之语。

原文注释

《伤寒论》第37条：太阳病，十日已去，脉浮细而嗜卧者，外已解也。设胸满胁痛者，与小柴胡汤；脉但浮者，与麻黄汤。

注解： 太阳病证，迁延时日，而见脉浮细者，为血气不气于外。嗜卧者，病邪侵及内脏，令人身乏神倦。依此脉证，可判定病传少阳。外证已解，如见胸满胁痛，为小柴汤证，故与小柴胡汤治之。如见脉浮，其病仍在表，故仍以麻黄汤治疗。

按：《伤寒论》第97条谓："血弱、气尽、腠理开。"说明病传少阳多是体表的血气不足。本条的脉浮细，就是体表气血不足的脉应。身倦卧为病传少阳的确证。临床之重感冒表解而热不退，常见此证，以小柴胡

汤随证加减，治多可愈，但不限于十日已去，即便是三四日亦多常见，宜注意。

《伤寒论》第96条：伤寒五六日中风，往来寒热、胸胁苦满、嘿嘿不欲饮食、心烦喜呕，或胸中烦而不呕，或渴，或腹中痛，或胁下痞硬，或心下悸、小便不利，或不渴、身有微热，或咳者，小柴胡汤主之。

注解：太阳伤寒或中风，均常于五六日时传入半表半里而发少阳病。往来寒热，即指寒往则热来，热往则寒来，寒和热交替出现的样子。胸胁苦满，即胸胁甚满之意。嘿同默，嘿嘿不欲饮食，即精神郁闷常默默然而不欲食也。心烦喜呕，是说心中烦躁而且欲呕。胸中烦而不呕，是说或邪热较轻则胸中烦而心不烦，胃中无饮亦不呕。或胃津伤则渴，或肠津伤则腹中痛，或肝脾津伤则胁下痞硬，或心肾津伤则心下悸、小便不利，或邪未犯里故不渴、表还未罢而身微热，或津伤肺则咳，宜小柴胡汤主之。

按：往来寒热、胸胁苦满、嘿嘿不欲饮食、心烦喜呕四者，为小柴胡汤的主证，或以下均属不定的客证，主证治则客证自已，故无论客证如何，均宜小柴胡汤主之。方后原有加减法，多与证不符，当是后人所附，故去之。

《伤寒论》第97条：血弱、气尽、腠理开，邪气因入，与正气相搏，结于胁下。正邪分争，往来寒热，休作有时，嘿嘿不欲饮食，脏腑相连，其痛必下，邪高痛下，故使呕也，小柴胡汤主之。服柴胡汤已，渴者，属阳明，以法治之。

注解：伤寒病初作，则邪气交争于骨肉，此即太阳病在表的一段病理过程，若精气已不足拒邪于外，则退而卫于内，以是体表的血弱气尽、腠理遂开，邪乘虚进入半表半里，与正气相搏结于胁下，因而胸胁苦满，这就进入少阳病的病理阶段了。正邪分争，即正邪相拒的意思，正进邪退，病近于表则恶寒；邪进正退，病近于里则恶热。邪热郁结胸胁，故嘿嘿不欲饮食。胸胁之处，上有心肺，旁及肝脾，下接胃肠，故谓脏腑相连。热激里饮则腹痛，胸胁在腹上，因谓为邪高痛下。上邪下饮，故使呕也，宜小柴汤主之。若服小柴胡汤上证解而消渴者，则又转属阳明病了，应依治阳明病的方法随证治之。

按：此承上条，进一步阐明病之所以传入少阳和其发作柴胡证的原因，由此可见小柴胡汤为病始传少阳的主治方。

《伤寒论》第 99 条：伤寒四五日，身热、恶风、颈项强、胁下满、手足温而渴者，小柴胡汤主之。

注解：伤寒四五日常为病传少阳的时期。身热、恶风为太阳病还未罢。脖子两侧为颈，后则为项。颈强属少阳，项强属太阳，胁下满为少阳柴胡证。手足温而渴属阳明。此三阳并病，宜以小柴胡汤主之。

按：少阳病不可发汗或吐下，故三阳并病则取治少阳，此亦定法。外感此证多有依据经验，口舌干而渴者，以小柴胡加石膏汤为宜，多试皆验。

《伤寒论》第 100 条：伤寒，阳脉涩，阴脉弦，法当腹中急痛，先与小建中汤；不差者，小柴胡汤主之。

注解：见小建中汤条。

《伤寒论》第 101 条：伤寒中风，有柴胡证，但见一证便是，不必悉具。凡柴胡汤病证而下之，若柴胡证不罢者，复与柴胡汤，必蒸蒸而振，却复发热汗出而解。

注解：无论伤寒或中风，若已传少阳而有柴胡汤证，但见其四症中的一症，便可与小柴胡汤，不必诸症俱备。蒸蒸而振，谓先蒸蒸觉热，随即震栗恶寒的样子。凡小柴胡汤证而误下之，若柴胡证未因误下而罢者，宜继与小柴胡汤。其人必蒸蒸而振，然后即发热汗出而解。

按：外感初传少阳，柴胡证往往四症不备，医者不知用小柴胡汤，因使风寒小病久久不愈，此例甚多，学者宜注意。

蒸蒸而振，却发热汗出而解，即所谓战汗，亦一种瞑眩状态，久病或误治后，病实人虚，药如中病，往往发作瞑眩，不可不知。

《伤寒论》第103条：太阳病，过经十余日，反二三下之，后四五日，柴胡证仍在者，先与小柴胡汤。呕不止、心下急、郁郁微烦者，为未解也，与大柴胡汤下之则愈。

注解：心下急，指胃脘有不宽快的痞塞感。

太阳病经过十余日，本已传少阳而有柴胡汤证，医未与柴胡汤而反二三下之，后四五日，若柴胡汤证未罢而还在，宜先与小柴胡汤。若呕不止，心下急、郁郁微烦者，此由于连续误下，病已半陷于里，故未全解，再以大柴胡汤下之即愈。

《伤寒论》第104条：伤寒十三日不解，胸胁满而呕，日晡所发潮热，已而微利。此本柴胡汤证，下之以不得利，今反利者，知医以丸药下之，此非其治也。潮热者，实也。先宜服小柴胡汤以解外，后以柴胡加芒硝汤主之。

注解：太阳伤寒已十三日不解，胸胁满而呕为少阳柴胡证。日晡所发热为阳明里实证。此属少阳阳明并病，本大柴胡汤证，如与大柴胡汤下之，里外当俱解，而不得利，今反微利者，知医以其他丸药下之，乃非误治之过。今潮热仍见，为里实未去，但在下后，续有微利，大柴胡汤已非所宜，故宜先与小柴胡汤以解其外，而后再与柴胡加芒硝汤兼攻其里。

按：半表半里在里之外，用小柴胡汤以解外，是指半表半里的少阳证，不要以为是解太阳在表的证。

《伤寒论》第 144 条：妇人中风，七八日续得寒热，发作有时，经水适断者，此为热入血室，其血必结，故使如疟状，发作有时，小柴胡汤主之。

注解：妇人患太阳中风证，于七八日时，又续得往来寒热发作有时，而正来潮的月经适于此时而中断，此为邪热乘往来之虚而内入血室，经血即热而中断，故使寒热如疟状而发作有时，宜小柴胡汤主之。

按：热入血室的证候不是单纯一种，本条所述的寒热如疟状发作有时，为小柴胡汤证，故以小柴胡汤主之。但不要以为小柴胡汤即热入血室的专用方，用其他的方药也可治热入血室，胡老讲述治验一例供参考。

1940 年夏，友人徐某一日来告，其爱人病在垂危，已备后事，邀往一诊。当时患者言行如狂，身热汗出，脉弦数急，烦无暂安时。据徐某言，本病初似重感冒，一度经来而突然中止，症状转剧，脉证合参知此为少阳阳明合病兼夹瘀血，发为热入血室之证，当与大柴胡汤合桃核承气汤加生石膏，与之服后，遂愈。

《伤寒论》第 149 条：伤寒五六日，呕而发热者，柴胡汤证具，而以他药下之，柴胡证仍在者，复与柴胡汤，此虽已下之，不为逆，必蒸蒸而振，却发热汗出而解。若心下满而硬痛者，此为结胸也，大陷胸汤主之。但满而不痛者，此为痞，柴胡不中与之，宜半夏泻心汤。

注解：见大陷胸汤方证。

《伤寒论》第 229 条：阳明病，发潮热、大便溏、小便自可、胸胁满不去者，与小柴胡汤。

注解：阳明病，虽发潮热，但大便溏，而小便自可，不宜攻下甚明。尤其胸胁满不去，则柴胡汤证还在，故以小柴胡汤主之。

按：本条所论亦少阳阳明并病之属，日本汤本求真于《皇汉医学》

中谓："以余之实验，则本方不特限于本病，凡一般之急性、亚急性、慢性胃肠卡答儿，尤以小儿之疫痢、消化不良症等，最有奇效。若效力微弱时宜加芍药；有不消化之便或黏液、黏血便时，宜加大黄；有口舌干燥、发热、烦渴等症时，当加石膏。盖余根据本条及下条呕而发热者，小柴胡汤主之，及黄芩汤、黄芩加半夏生姜汤、白虎汤诸条，潜心精思，综合玩索而得之者也。"此说甚佳，颇能发挥古方之用，与其女儿患痢亲身经历不无关系。无独有偶，胡老小女六岁时患中毒性痢疾，高热40℃，用西药治疗，住院输液，高热不退，并令转传染病院，时已过夜半，无法叫车，乃负之归家，与大柴胡加石膏汤，次日即愈。又以小柴胡加生石膏汤，治一重笃的噤口痢，七八日未易一药而愈，今并附此以供参考。

《伤寒论》第230条：阳明病，胁下硬满，不大便而呕，舌上白苔者，可与小柴胡汤。上焦得通，津液得下，胃气因和，身濈然汗出而解。

注解：阳明病，虽不大便，但舌苔白而不黄，热还未尽入里。胁下硬满而呕，更是柴胡之证，此亦少阳阳明并病，故可与小柴胡通其上焦，则津液得下，胃气自和。上下既通，表里气畅，故身当濈然汗出而解。

《伤寒论》第231条：阳明中风，脉弦浮大而短气，腹都满，胁下及心痛，久按之气不通，鼻干，不得汗，嗜卧，一身及目悉黄，小便难，有潮热，时时哕，耳前后肿，刺之小差，外不解，病过十日，脉续浮者，与小柴胡汤。

《伤寒论》第232条：脉但浮，无余证者，与麻黄汤。若不尿，腹满加哕者，不治。

注解：弦为少阳脉，浮为太阳脉，大为阳明脉。短气腹部满、胁下及心痛、久按之气不通，属少阳证；鼻干属阳明证；不得汗属太阳证；

嗜卧属少阳证；一身面目悉黄、小便难为黄疸病，有潮热、时时哕属阳明证；耳前后肿属少阳证。据以上的脉证，显系三阳合病而并发黄疸和腹水。刺之小差，谓经过针刺治疗证稍减轻。病过十日而脉仍浮者，可与小柴胡汤。若脉但浮而无余证者，可与麻黄汤。若上之腹水证，虽利其小便而终不尿，腹仍满，并加哕逆不已，则胃气已败，故谓不治。

按：本条似述黄疸并发腹水而现三阳合病的重证，与小柴胡汤固无不可，但麻黄汤之用，殊难理解，其中必有错简，故于麻黄汤删去此条。实践证明，黄疸型肝炎并发腹水者，确多预后不良，谓为不治并非虚言。

《伤寒论》第266条：本太阳病不解，转入少阳者，胁下硬满，干呕不能食，往来寒热，尚未吐下，脉沉紧者，与小柴胡汤。

《伤寒论》第267条：若已吐、下、发汗、温针，谵语，柴胡汤证罢，此为坏病，知犯何逆，以法治之。

注解：本由于太阳病不解而转入少阳者，则一般常现胁下硬满、干呕不能食、往来寒热的小柴胡汤证，若还未经吐、下等误治，即便脉沉紧而有里实象者，与小柴胡汤即治。若已经吐、下、发汗、温针等误治因而发谵语者，柴胡证已罢，则已成误治的坏病，宜详审其所犯何逆，以适当的方法治之。

《伤寒论》第379条：呕而发热者，小柴胡汤主之。

注解：呕吐而且发热者，宜小柴胡汤主之。

《伤寒论》第394条：伤寒差以后，更发热，小柴胡汤主之。脉浮者，以汗解之；脉沉实者，以下解之。

注解：伤寒病愈后，由于不善摄生，而又发热者，一般多宜小柴胡汤主之。但脉浮者，为病在表，则宜汗以解之。脉沉实者，为有宿食，则宜下以解之。

《金匮要略·黄疸病脉证并治》第 21 条：诸黄，腹痛而呕者，宜柴胡汤。

注解：腹痛而呕为柴胡汤证。诸黄疸病若腹痛而呕者，当然宜小柴胡汤主之。

《金匮要略·妇人产后病脉证治》第 1 条：问曰：新产妇人有三病，一者病痉，二者病郁冒，三者大便难，何谓也？师曰：新产血虚，多汗出，喜中风，故令病痉。亡血复汗，寒多，故令郁冒。亡津液胃燥，故令大便难。

《金匮要略·妇人产后病脉证治》第 2 条：产妇郁冒，其脉微弱，不能食，大便反坚，但头汗出。所以然者，血虚而厥，厥而必冒，冒家欲解，必大汗出。以血虚下厥，孤阳上出，故头汗出。所以产妇喜汗出者，亡阴血虚，阳气独盛，故当汗出，阴阳乃复，大便坚，呕不能食，小柴胡汤主之。

《金匮要略·妇人产后病脉证治》第 3 条：病解能食，七八日更发热者，此为胃实，大承气汤主之。

注解：痉、郁冒、大便难，为新产妇人常见的三种病，这是由于新产血虚、多汗出而易感冒、血少津虚，再感受外邪，故会病痉；新产亡血复汗再加受寒，故令郁冒；亡津液、胃中燥，故大便难。

郁冒，即昏冒不省，俗谓为新产血晕，实即今所谓脑贫血的证候。其脉微弱，为血虚之应，胃中有饮故呕不能食；津液不下故大便反坚但头汗出。血虚饮逆则四肢厥冷，厥冷者，同时也必郁冒。大便坚，呕不能食，为柴胡汤证，故以小柴胡汤主之。冒家欲解，必大汗出者，暗示郁冒本虚，服小柴胡汤后当战汗而解。

服小柴胡汤后，病即解而能食。若七八日后又发热者，此为胃中实，宜以大承气汤主之。

按：新产妇人，由于亡血多汗，易感冒，往往有痉、郁冒、大便难三种病发作。首段即说明三者之所以出现的道理。二段似专论郁冒的证治，其实是承首段概括三病的治法，只以三病中郁冒为主，着重说明其发病原因和服小柴胡汤后必致瞑眩战汗而解的理由。文中虽未明言痉，但痉与郁冒同时存在不可不知。

《金匮要略·妇人产后病脉证并治》附方（一）：《千金》三物黄芩汤：治妇人草蓐，自发露得风，四肢若烦热，头痛者，与小柴胡汤；头不痛但烦者，此汤主之。

注解：妇人于临产时以身露被风，致四肢苦烦热而头痛者，可与小柴胡汤，若头不痛但四肢苦烦热者，三物黄芩汤主之。

按：产后中风，由于失治使病久不解，致烦热。若兼见头痛者，与小柴胡汤即解。如头不痛但烦热者，已成劳热，宜三物黄芩汤主之。虚劳及诸失血后多此证，宜注意。

【临床应用】从以上所论看，小柴胡汤为太阳病初传少阳的主治方，但其为用并不只限于此，不论伤寒杂病，凡有其证俱宜用之，常见的证候可归纳如下。

（1）往来寒热、胸胁苦满、嘿嘿不欲饮食、心烦喜呕，或胸中烦而不呕，或渴，或腹中痛，或胁下痞硬，或心下悸小便不利，或不渴身有微热，或咳者。

（2）无论伤寒或中风，有柴胡证，但见四主症中的一症便是，不必悉具。

（3）太阳病，脉浮细、嗜卧而胸满胁痛者。

（4）伤寒四五日，身热恶风、颈项强、胁下满、手足温而渴者。

（5）热入血室经水适断、寒热如疟状者。

（6）阳明发潮热、大便溏、小便自可、胸胁满不去者。

（7）呕而发热者。

（8）阳明病胁下硬满、不大便而呕、舌上白苔者。

（9）伤寒差以后更发热者。

（10）诸黄腹痛而呕者。

（11）妇人产后痉、郁冒、大便难而呕不能食者。

（12）四肢苦烦而头痛者。

经方大师胡希恕医案

孔某，男，2岁，1965年1月24日初诊。感冒发热10日不愈，已用青霉素、氨茶碱、四环素及中药汤药治疗均不效，故找胡老诊治。现咳嗽、痰盛而喘，呼吸困难，腹胀，便溏，手足心热，苔白腻，脉弦数。

证属三阳合病又兼夹痰湿，治以清解三阳，兼祛痰湿，与小柴胡加生石膏合半夏厚朴汤：

柴胡24克，半夏12克，党参10克，黄芩10克，生姜10克，大枣4枚，炙甘草6克，生石膏45克，厚朴10克，紫苏子10克，茯苓12克。

结果：上药水煎2次得200毫升，频频喂饮，约1天半服完。药后漐漐汗出，热退身凉，咳减喘已，腹胀已，继给半夏厚朴汤2剂，咳也自止。

附：胡希恕老师常用的加味方

（1）小柴胡加生石膏汤：于小柴胡汤加生石膏45～90克，煎服法同原方。此为日常应用的良方，小柴胡汤证口干舌燥者即可用之。外感表解而热不退多现本方证。发热、不欲食而口苦、头痛者，本方有捷效。肺炎汗出而喘，若有柴胡证，不可与麻杏石甘汤，宜本方，尤其小儿肺炎更多本方证，宜注意。他如腮腺炎、淋巴结炎、乳腺炎、睾丸炎等均有奇效。

（2）小柴胡加桔梗汤：原方加桔梗10克，煎服法同原方。治小柴胡汤证咽痛、排痰困难者。若口舌干燥，宜加生石膏。

（3）小柴胡加橘皮汤：原方加橘皮12～24克，治小柴胡汤证而哕逆、干嗽频作者。若口舌干燥宜加生石膏。排痰困难宜加桔梗。

（4）小柴胡加芍药汤：原方加芍药10～18克，煎服法同原方。治小柴胡汤证而腹挛痛者。

（5）小柴胡加吴茱萸汤：原方加吴茱萸10克，煎服法同原方。此即小柴胡汤与吴萸汤合方，故治二方的合并证。

（6）小柴胡加苓术汤：原方加茯苓10克、苍术10克，煎服法同原方。治小柴胡汤证大便溏、身浮肿而小便不利者。

（7）小柴胡加丹参茵陈汤：原方加丹参15～30克、茵陈18克。治小柴胡汤证胸胁满而烦、小便黄赤者。肝炎患者常见本方证，小儿尤多。

2.柴胡去半夏加瓜蒌汤方（小柴胡汤去半夏加瓜蒌根）

【辨证要点】小柴胡汤方证不呕而渴明显者。

【方剂组成】柴胡24克，人参9克，黄芩9克，生姜6克，甘草9克，瓜蒌根12克，大枣4枚。

【用法】上七味，水煎温服。

【方解】此方原出《外台秘要》方。张仲景《伤寒论》载"疟发渴者，与小柴胡去半夏加瓜蒌汤"，即于小柴胡汤去逐饮止呕的半夏，而加润燥解渴的瓜蒌根，故治小柴胡汤证不呕而渴者。

原文注释

《金匮要略·疟病脉证并治》附方（二）：柴胡去半夏加瓜蒌汤，治疟病发渴者，亦治劳疟。

注解：疟病津液枯燥而发渴者，宜以柴胡去半夏加瓜蒌根汤主之。劳疟指疟久不愈，其人瘦弱虚乏，有似虚劳者，本方亦主之。

【临床应用】瓜蒌根所主之渴，为由于津液枯燥所致，即所谓虚热证，故常伴有疲劳倦怠证候，与石膏所主之烦渴不同，凡小柴胡汤不呕而渴、困倦乏力者，即可用之，不必限于治疟。

3. 柴胡桂枝汤方

【辨证要点】小柴胡汤证与桂枝汤证同时并见者。

【方剂组成】柴胡12克，半夏（洗）10克，黄芩5克，人参5克，桂枝5克，芍药5克，生姜（切）5克，大枣（擘）3枚，甘草（炙）3克。

【用法】上九味，水煎温服。

【方解】此即柴胡桂枝各半汤，故治二方证的合并者。

原文注释

《伤寒论》第146条：伤寒六七日，发热、微恶寒、支节烦痛、微呕、心下支结、外证未去者，柴胡桂枝汤主之。

注解：支节烦痛，即四肢关节痛甚的意思。心下支结，支为侧之意，即心下两侧有结滞不快感，为胸胁苦满的轻微者。

伤寒六七日，以传少阳为常，又以治用柴胡汤为常，今发热微恶寒、支节烦疼，则太阳病证未已。但微呕、心下支结，则柴胡汤证已显。外证未去者，暗示伤寒已发汗而桂枝汤的外证还未解，故以柴胡桂枝汤主之。

《金匮要略·腹满寒疝宿食病脉证治》附方（二）：《外台》柴胡桂枝汤方：治心腹卒中痛者。

注解：心腹卒中痛，即指心下及腹中突然疼痛的意思。应参考上条，当有发热、微恶寒、支节烦疼……外证未去者。

【临床应用】太阳病转属少阳柴胡汤证，外证未去应与柴胡桂枝汤。假设表证未去，当然亦有用柴胡、麻黄合方的机会，不过依据经验以柴胡与葛根汤合用的机会较多。外感重证往往于发病之初常见柴胡葛根汤方证。可见太少并病，或合病均有用以上合方的机会。无论柴胡桂枝汤，或柴胡葛根汤，若口舌干燥者，均宜加石膏。又由于本条有支节烦疼之治，则本方可用于治疗急性风湿性关节炎，或用于感冒后关节痛。

经方大师胡希恕医案

岩某，女，34岁，病历号16753，1961年1月26日初诊。3天前感冒经水适来，在本国使馆以西药治疗不效而求中医会诊。现寒热往来，身体疼痛，口苦咽干，微呕，微恶风寒，苔薄白，脉弦细。

证属太少合病，治以和解少阳兼以解表，与柴胡桂枝汤：

柴胡12克，桂枝10克，白芍10克，生姜10克，半夏10克，黄芩10克，大枣4枚，党参10克，炙甘草6克。

结果：上药服3剂诸症已，月经已净。

4.四逆散方

【辨证要点】胸胁苦满，或腹痛、大便溏泻者。

【方剂组成】柴胡、芍药、枳实（破，水渍，炙干）、甘草（炙）等份。

【用法】上四味，研细末，开水送3克，日三服。

【方解】本方实际是大柴胡汤去黄芩、大黄、生姜、大枣、半夏加甘草而成。柴胡、枳实、芍药均属行气解热药，但柴胡主胸胁苦满，枳实主心下坚满，芍药主腹挛痛。另以甘草和诸药而缓急迫，故此治热壅气郁、胸胁苦满、心下痞塞、腹挛痛而急迫者。

原文注释

《伤寒论》第318条：少阴病，四逆，其人或咳，或悸，或小便不利，或腹中痛，或泄利下重者，四逆散主之。

注解： 热壅气郁，血行受阻因致四逆。其人或咳者，波及于肺也；或悸者，波及于心也；或小便不利者，波及于肾也；或腹中痛，或泄利下重者，波及于胃肠也，宜四逆散主之。

【临床应用】本条所述明明是少阳病证，而冠之以少阴病者，可有以下二义：①原本少阴病，今传入半表半里而转属少阳也；②由于热壅气郁，血行受阻，因致脉微细、四逆，形似少阴病的外观，因以少阴病冠之，教人加以鉴别也。不过实践验之，四逆见本方证者甚少，故本方的应用，不必限于以上所述的四逆，凡形似大柴胡汤证、不呕且不可下者，大都宜本方。又由于本条所述或腹中痛，或泄利下重之治，则痢疾有用本方的机会甚明，宜注意。本方治阳痿效佳。

经方大师胡希恕医案

薛某，男，38岁，病历号142788，1965年10月13日初诊。患阳痿不举已2年，服滋补之品甚多，不见效应。常有胸闷太息，少腹拘挛痛，小便急迫，下肢酸软，精神不佳，小劳则两眼发酸，视物昏花，苔白微黄，脉弦细。

证属气郁血瘀，宗筋失养。治以疏气行血，与四逆散加味：

柴胡12克，白芍12克，枳实12克，生牡蛎15克，生龙骨10克，桂枝10克，炙甘草6克，生姜6克，大枣4枚，川芎6克。

结果：上药连进9剂，诸症均减，阳事已举，但尚不坚。上方加川附子6克、苍术10克，又服6剂而痊愈。

5. 泽漆汤方

【辨证要点】咳喘吐黄痰、寒热、口渴、浮肿者。

【歌诀】泽漆白前夏紫参，参草生姜桂黄芩，
　　　　逐饮清热治咳逆，解除顽痰和宿饮。

【方剂组成】半夏15克，紫参（一作紫菀）15克，泽漆（水五碗煮取一碗半）144克，生姜15克，白前15克，甘草9克，黄芩9克，桂枝9克，人参9克。

【用法】上九味，先煎泽漆，去滓，加入八味再煎，温服。

【方解】本方为柴胡桂枝汤去柴胡、芍药、大枣，加泽漆、紫参、白前而成。泽漆又名猫儿眼睛草、马虎眼、乳草、五凤灵枝等，味苦，微寒，主皮肤热，大腹水气，四肢面目浮肿。本方用其利水于下，复以半夏、生姜逐饮于上，使顽痰宿饮不得复留。另以人参、甘草安中，黄芩除热，紫参、白前散结止咳，桂枝镇气冲，故此治痰饮在半表半里咳逆者。

原文注释

《金匮要略·肺痿肺痈咳嗽上气病脉证并治》第8条：咳而脉浮者，厚朴麻黄汤主之。

《金匮要略·肺痿肺痈咳嗽上气病脉证并治》第9条：脉沉者，泽漆汤主之。

注解：咳而脉浮，为邪在表，因呈外邪里饮证，故治用厚朴麻黄汤；脉沉，是说里饮重，外邪不明显，因呈半表半里阳证，故治用泽漆汤。

按：读张仲景书要前后全书联系分析、先后合参，本条以脉的浮沉来定治咳用方，似显武断不准确，实际这里主要在强调以脉的浮沉，帮

助我们判定外邪内饮的表证是否明显，而进一步判定方证。

【临床应用】痰饮咳逆兼有外邪者，宜依证选用厚朴麻黄汤、射干麻黄汤、小青龙汤治之。若无外邪，寒多者，则宜茯苓、甘草、五味子、生姜、细辛、半夏辈。若胃虚有寒热而身现浮肿者，宜本方。

6. 黄芩汤方

【辨证要点】发热、腹泻、腹痛者。

【歌诀】黄芩汤方用大枣，挛急腹痛须芍草，
　　　　太阳少阳并下利，湿热肠澼都逃跑。

【方剂组成】黄芩9克，甘草（炙）6克，芍药6克，大枣（擘）4枚。

【用法】上四味，水煎温服。

【方解】黄芩主肠澼下利，本方用为主药。甘草、芍药、大枣治外邪入里引起的腹挛痛。故本方为治里热下利、腹挛痛而急迫者。

原文注释

《伤寒论》第172条：太阳与少阳合病，自下利者，与黄芩汤；若呕者，黄芩加半夏生姜汤主之。

注解：太阳病之发热恶寒与少阳病之口苦咽干同时出现，故谓太阳与少阳合病。若此合病自下利者，宜与黄芩汤；若更呕者，则宜黄芩加半夏生姜汤主之。

按：本条宜参考《伤寒论》第32条："太阳与阳明合病者，必自下利，葛根汤主之。"一起读，彼太阳与阳明合病，只用葛根汤解表，却能治下利，是因表重而里热轻；此太阳与少阳合病见下利，实际也见阳明，治却只和解少阳不解表，亦能治下利，是因表轻而半表半里热重，里热亦轻，病主在少阳，三阳合病，故治在少阳。这里亦可知，黄芩汤为治

少阳阳明合病方。

【临床应用】本方证多见于急性肠胃炎、急性痢疾。发热腹泻，或痢疾而腹挛痛者，即可用本方，不必限于太阳与少阳合病。若痢疾见里急后重，或便脓血，宜加大黄。

7. 黄芩加半夏生姜汤方（黄芩汤合小半夏汤）

【辨证要点】黄芩汤方证又见恶心、呕吐者。

【方剂组成】黄芩9克，甘草（炙）6克，芍药6克，大枣（擘）4枚，半夏（洗）15克，生姜（切）9克。

【用法】上六味，水煎温服。

【方解】本方是黄芩汤加半夏、生姜，即黄芩汤与小半夏汤合方，故治二方的合并证。

原文注释

《伤寒论》第172条：太阳与少阳合病，自下利者，与黄芩汤；若呕者，黄芩加半夏生姜汤主之。

注解：见黄芩汤方。

《金匮要略·呕吐哕下利病脉证治》第11条：干呕而利者，黄芩加半夏生姜汤主之。

注解：干呕较呕证轻，干呕而下利者，当然有用本方的机会，但宜参照上条所述证候为妥。

【临床应用】本方证多见于胃肠炎、胆囊炎，尤于胃部病变突出而恶心呕逆明显者。

经方大师胡希恕医案

刘某，女，50岁，初诊日期1965年9月12日。因吃不洁葡萄，患急性胃肠炎，出现身热恶寒、泻稀水便、温温欲吐，服葛根加半夏汤后，热退而吐利不止，苔白厚，脉弦细数。

证属太少合病，为黄芩加半夏生姜汤证：

黄芩10克，炙甘草6克，白芍10克，大枣4枚，半夏12克，生姜10克。

结果：上药服1剂，体温恢复正常，腹泻止，胃稍和，仍不思饮食。服2剂，身微汗出，食饮如常，仍感乏力，继善后调理。

8. 当归散方

【辨证要点】当归芍药散证腹痛较轻、妊娠血虚有热者。

【方剂组成】当归48克，黄芩48克，芍药48克，川芎48克，白术24克。

【用法】上五味，研细末，酒服3克，日再服。

【方解】本方是当归芍药散去茯苓、泽泻，减芍药和白术的用量而加黄芩，故治当归芍药散证腹痛较轻，无水饮或少有水饮而较烦热者。

原文注释

《金匮要略·妇人妊娠病脉证治》第9条：妇人妊娠，宜常服当归散主之。

注解：妇人妊娠，无病无须服药。若血虚上热下寒，热呈半表半里阳证者，可服此方以安胎。

【临床应用】后世流传黄芩、白术为安胎圣药，可能源于此。按照经方理论，有是证，用是方，无症状是不能用药的。故必须孕妇有血虚兼热者才可服用本方，当身体无病时不能用本方，也不能用其他药。方后说明"产后百病悉主之"更无道理，显然是后人所加。

9. 猪肤汤方

【辨证要点】咽痛、胸满、心烦者。

【方剂组成】猪肤 48 克。

【用法】上一味，以水一碗，煮取半碗，去滓，加白蜜一杯，白粉半杯，熬香，和令相得，温分六服。

【方解】猪肤，即猪皮，甘寒润燥解热，合白蜜甘寒以治咽痛，用白粉以止下利。

原文注释

《伤寒论》第 310 条：少阴病，下利、咽痛、胸满、心烦，猪肤汤主之。

注解：少阴病，下利、咽痛、胸满、心烦者，为热邪内盛，充斥上下，已转属少阳。由于津液枯燥，故不宜苦寒而立咸甘，故以猪肤汤主之。

按：胸满、心烦为少阳热，热上炎则咽痛，热下迫则下利。冒之以少阴病，是因少阴病本虚，内寒者多，故常传太阴或厥阴。但若内热亦间有传阳明或少阳者，前条（283 条）少阴病汗出而脉复紧，即热邪内盛之证，法当咽痛而复吐利者，乃预后其传少阳言也。本条所述当其具体证治，宜互参。

【临床应用】口苦、咽干、咽痛多见于急慢性咽喉炎、扁桃体炎，以小柴胡汤加桔梗、生石膏为常用，如津伤明显者，可用本方治之。

10. 奔豚汤方

【辨证要点】血虚水盛见气上冲，往来寒热者。

【方剂组成】甘草6克，川芎6克，当归6克，半夏12克，黄芩6克，生葛根15克，芍药6克，生姜12克，甘李根白皮15克。

【用法】上九味，水煎温服。

【方解】李根皮，大寒，止心烦逆、奔豚气，是本方主药，佐以葛根、黄芩以解半表半里邪热，半夏、生姜下气逐饮，当归、芍药、川芎、甘草补血并治腹痛。本方治半表半里有水饮而血虚热盛，也呈半表半里阳证者。

原文注释

《金匮要略·奔豚气病脉证治》第2条：奔豚，气上冲胸，腹痛，往来寒热，奔豚汤主之。

注解：此也是本于血虚水盛，外邪入于半表半里，出现往来寒热之证，即血虚水饮郁而化热，邪热夹饮乘于下，故发奔豚，出现气上冲胸等症，宜用奔豚汤治疗。

【临床应用】本方治奔豚，是气上冲明显者，比桂枝加桂汤证气上冲严重，且本方证热明显，为血虚水盛呈半表半里阳证，而桂枝加桂汤证热轻微，为太阳夹饮证。

11. 甘草汤方

【辨证要点】咽喉痛之轻证者。

【方剂组成】甘草6克。

【用法】上一味，水煎温服。

【方解】甘草有缓急安中、止痛、解毒等作用。其在临床应用广泛，因有补中益气作用。

原文注释

《伤寒论》第311条：少阴病二三日，咽痛者，可与甘草汤；不差，与桔梗汤。

注解：这里的少阴病二三日，是说将由表传里，或半表半里，今见咽痛，又不见其他症状，这是病在少阳，可用甘草汤治疗。如服后痛不愈者，可再与桔梗汤治之。

按：少阴病津血本虚，最易传里或半表半里，少阴传少阳，故见咽痛。本证常见于扁桃体炎、咽喉炎，红肿轻者，则痛轻，与甘草汤即治；红肿重者，则痛重，须更加桔梗治之。但据经验，单用此二方的机会不多，而以小柴胡加生石膏、桔梗的机会多，应注意。

【临床应用】本条是论述咽喉部发炎的证治，红肿轻者则痛轻，与甘草汤即治。红肿重者则痛重，须更加桔梗治之。至于少阴病云云，已解于半夏散及汤方证，可互参。

12. 桔梗汤方

【辨证要点】咽痛、咳吐脓痰，或胸痛者。

【方剂组成】桔梗3克，甘草6克。

【用法】上二味，水煎温服。

【方解】桔梗味辛，微温，有排脓作用，并有治胸胁痛的功能，于甘草汤加入此味，故治甘草汤证而有上述的桔梗汤证者。

原文注释

《伤寒论》第311条：少阴病二三日，咽痛者，可与甘草汤；不差者，与桔梗汤。

注解：见甘草汤方。

《金匮要略·肺痿肺痈咳嗽上气病脉证并治》第12条：咳而胸满，振寒，脉数，咽干，不渴，时出浊唾腥臭，久久吐脓如米粥者，为肺痈，桔梗汤主之。

注解：咳而胸满，即因咳而胸满的意思。振寒、脉数为有痈脓之候。多咳唾故咽干。里无热故不渴。时出浊唾腥臭以至吐脓如米粥者，此肺痈的明证，宜以桔梗汤主之。

【临床应用】肺痈用桔梗，不只为排脓，亦治胸胁痛，临床于肝炎患者有肝区痛剧者，常于适方加桔梗，确有效验。《神农本草经》谓桔梗："治胸胁痛如刀刺。"可信。

第四部分
太阴病（里阴证）篇

以八纲分析，太阴病即症状反应于里的阴虚寒证。判定太阴病主要经文为《伤寒论》第273条："太阴之为病，腹满而吐，食不下，自利益甚，时腹自痛。若下之，必胸下结硬。"《伤寒论》第277条："自利不渴者，属太阴，以其脏有寒故也，当温之，宜服四逆辈。"

太阴病，是说病在里，胃虚饮聚，故腹满而吐、食不下，胃肠之里不但有寒饮，而且不能收持之，故自利益甚；寒气下趋少腹则腹自痛，寒气不下行则痛自止。太阴病宜温不宜下，若不慎而误下之，必使胃益虚而饮益聚，甚则恶化出现胸下结硬。这里提出太阴病的概括特征，凡临床见此特征者，即可判定为太阴病，依治太阴病的方法治之便不会错。

太阴病还有明显的特点，即自下利而不渴，其所以不渴，是因胃中、内脏有寒饮的关系，宜服四逆汤一类温中逐寒剂。又下利为阳明、太阴共有证，热则必渴，寒则不渴，这里提出自利不渴，以示与阳明区别。

这里要注意，阳明和太阴，病位都是在里，为同一病位的阳证和阴证。阳明多热多实，太阴多寒多虚，是病位同在里的阴阳相对的证。由于里虚寒，津虚影响血虚，血虚可生热，饮郁可化热，津伤寒甚皆可使便结，故太阴病出现的合并证亦虚实、寒热错杂，临床常见方证亦复杂多变，本篇探讨的是，有关太阴病的常见方证。

第七章 温中祛饮类方

1. 干姜附子汤方

【辨证要点】四逆、身冷、脉沉微者。

【方剂组成】干姜3克，附子（生用，去皮，破8片）15克。

【用法】上两味，以水三杯，煮取一杯，去滓，顿服。

【方解】干姜、附子均属温中祛寒药，但干姜偏主寒饮上逆，而附子偏主寒饮下迫，二药合用则温彻上下，故为温中逐寒的重剂。本方即四逆汤去甘草，但顿服量较重，故治四逆汤证不急迫而阴寒较甚者。这里注意附子生用，不是里虚寒甚是不能用的。

原文注释

《伤寒论》第61条：下之后，复发汗，昼日烦躁不得眠，夜而安静，不呕、不渴、无表证、脉沉微、身无大热者，干姜附子汤主之。

注解：下之则虚其里，复发汗又虚其表，今其人昼日烦躁，夜而安静，不是虚烦不得眠的栀子豉汤证甚明。不呕则无关于少阳证，不渴则无关于阳明证。又无表证，当亦无关于表不解的发烦躁，而脉沉微、身无大热，故肯定为阴寒极虚的烦躁，故用干姜附子汤主之。

【临床应用】用于太阴里虚寒、里阴证。里阴证而烦躁不宁，多属极虚寒的险恶证候，若待至呕吐、下利、四肢厥逆则往往不治。三阳证亦均有烦躁，一一详审后予以除外，此乃从侧面辨证的方法。证候反映较少，不易从正面判定者，常用此法，学者当仔细体会。

2. 理中汤或丸（甘草干姜汤加人参白术）

【辨证要点】心下痞，大便溏泻，小便少者。

【歌诀】理中汤方用人参，甘草干姜白术追，

　　　　太阴里证心下痞，小便不利治认真。

【方剂组成】人参9克，炙甘草9克，白术9克，干姜9克。

【用法】上四味，研细末，蜜和为丸，如鸡子黄许大。温开水送服，一日三次。亦可水煎服。

【方解】本方是甘草干姜汤加人参、白术而成，故治甘草干姜汤证心下痞硬而小便不利者。治心下痞、胃虚主用人参，故本方又名人参汤（丸）。

原文注释

《伤寒论》第159条：伤寒服汤药，下利不止，心下痞硬，服泻心汤已，复以他药下之，利不止，医以理中与之，利益甚。理中者，理中焦，此利在下焦，赤石脂禹余粮汤主之。复不止者，当利其小便。

注解：太阳伤寒，治应汗解，如果误服攻下的汤药，造成下利不止、心下痞硬的甘草泻心汤证，服泻心汤则证已，但又误用其他攻下的药，则可造成下利不止。此时医者用理中汤治疗，不仅无效，反而下利更甚。这是由于理中汤专理中焦的胃，今之下利不止，是因反复误下，使下焦肠虚失权而滑下不止，宜以收涩止泻的赤石脂禹余粮汤主之。若服后利还不止，则当利其小便，使水谷别，而下利自止。

《伤寒论》第386条：霍乱，头痛、发热、身疼痛、热多欲饮水者，五苓散主之；寒多不用水者，理中丸主之。

注解：霍乱初起，亦常见头疼、发热、身疼痛的表证。如果兼见口

渴欲饮者，为外邪里饮证，宜用五苓散解表利水；如果口中和不思饮，为里寒，宜用理中汤先救其里，而后解表。见五苓散条。

《伤寒论》第396条：大病差后，喜唾，久不了了，胸上有寒，当以丸药温之，宜理中丸。

注解：伤寒病愈后，其人喜唾，久久不已，此为胃中有寒饮，宜以理中丸温以和之。

按：喜唾为胃虚有饮，此证多有，不必限于大病差后，本方有良验。

《金匮要略·胸痹心痛短气病脉证治》第5条：胸痹，心中痞，留气结在胸，胸满，胁下逆抢心，枳实薤白桂枝汤主之，人参汤亦主之。

注解：心中痞，指心中痞塞气不畅通之意。气结在胸，是说气结于胸中而胸满闷。胁下逆抢心，是说自觉有气自胁下而逆于心胸。枳实薤白桂枝汤，功能降逆行气以消胀满，故可用其治疗。而又说人参汤（即本方）亦主之者，是因中气大虚，饮自下乘，亦可引起气结胸满的类似证候。前者是实证，后者是虚证，要根据证的虚实选方。

【**临床应用**】本方在临床应用较广，可见于慢性肝炎、胃肠炎、肠功能紊乱等病，主要证候是心下痞、口不渴。

经方大师胡希恕医案

李某，男，58岁，病历号155413，1965年4月6日初诊。受凉后腹泻已3个月，每日3～4行，便有完谷不化，胃腹胀满，食后益甚，时有嗳气、头昏，苔白润，脉细缓。

证属里虚胃寒，治以温中益气，与理中汤加减：

党参10克，炙甘草6克，炮姜6克，苍术10克，炒扁豆10克，陈皮15克。

结果：上药服6剂，腹泻基本已止，腹胀亦明显减轻，继服6剂症已。

3. 四逆汤方

【辨证要点】四逆、脉微欲绝里虚寒甚者。

【方剂组成】甘草（炙）9克，干姜6克，附子（生用，去皮，破8片）1枚。

【用法】上三味，水煎温服。强人可大附子1枚，干姜9克。

【方解】本方主用生附子温中回阳，振兴沉衰。复用甘草缓急养液，佐以干姜温中逐饮。故治疗里寒甚见四逆、脉微弱者。此即甘草干姜与干姜附子汤的合方，故治二方的合并证。

原文注释

《伤寒论》第29条：伤寒脉浮，自汗出，小便数，心烦，微恶寒，脚挛急，反与桂枝欲攻其表，此误也。得之便厥、咽中干、烦躁吐逆者，作甘草干姜汤与之，以复其阳。若厥愈足温者，更作芍药甘草汤与之，其脚即伸；若胃气不和、谵语者，少与调胃承气汤；若重发汗、复加烧针者，四逆汤主之。

注解：伤寒脉浮，法当发汗，但今见自汗出，是津液虚于外；小便数，为津液亏于内；心烦者，已显示阳明内结；脚挛急，已是津液虚竭的明征。这时虽有脉浮、心烦、微恶寒，表还未解，亦不可与桂枝汤再攻其表，若与之则重亡津液，故出现厥逆、咽中干。如激动里饮更必烦躁而吐逆，宜用甘草干姜汤治之，缓急逐饮以止烦逆。所谓以复其阳者，是指调理胃气恢复津液。若厥愈足温后，再给以芍药甘草汤，脚即当伸；若胃气不和而谵语者，可少与调胃承气汤，胃和即愈。若重发汗，又加烧针迫使大汗出者，势必虚极而陷于阴寒重证，此时必见四肢厥逆等症，但非甘草干姜汤所能治，则须用四逆汤大剂回阳。

按：自汗出、小便数、脚挛急，一派津液虚竭之候，即所谓此无阳也，虽表未解，亦宜桂枝加人参新加汤类，益气生津治之，不可与桂枝汤专攻其表也。

《伤寒论》第 92 条：病发热、头痛、脉反沉，若不差，身体疼痛，当救其里，四逆汤方。

注解：病发热，头痛，脉反沉，为少阴病麻黄附子细辛汤证。若不差，即指服过麻黄附子细辛汤后，若脉沉不解而身疼痛者，此是虚寒在里、血气外郁的证候，故宜四逆汤以救其里。

按：本条所述的身体疼痛，纯由于里气不振、血气外郁所致，已无关于表证，故谓当救其里，宜四逆汤。

《伤寒论》第 225 条：脉浮而迟，表热里寒，下利清谷者，四逆汤主之。

注解：脉浮而迟，为表热里寒之应，今下利清谷，为寒极于里虚热外浮可知，故宜四逆汤主之。

《伤寒论》第 323 条：少阴病，脉沉者，急温之，宜四逆汤。

注解：脉沉为里虚寒，少阴病见此脉，虽有表证亦宜四逆汤急温其里，缓则吐利厥逆等险恶证候随之而来。

《伤寒论》第 324 条：少阴病，饮食入口则吐，心中温温欲吐，复不能吐，始得之，手足寒、脉弦迟者，此胸中实，不可下也，当吐之；若膈上有寒饮，干呕者，不可吐也，当温之，宜四逆汤。

注解：温温同愠愠，可作恶心愤闷状解。病实于胸中，气机受阻，故手足寒，而脉弦迟，现少阴病外观。上实则拒纳，故饮食入口则吐，即不饮食，其人也有心中温温欲吐、复不能吐的情况。此为胸中实，宜顺其势，用瓜蒂散吐之，不可误为食入即吐的大黄甘草汤证而下之。若上证，其人只干呕而无物，亦无心中温温欲吐、复不能吐的情况者，此为里有寒饮，则不可误为胸中实而吐之，宜用四逆汤以温之。

按：本条四逆汤温之一段，亦为少阴与太阴并病，不过本条主要就呕之一证，为示瓜蒂散证、大黄甘草汤证和四逆汤证的鉴别法，即大黄甘草汤治食已即吐，虽有似瓜蒂散证，饮食入口则吐，但大黄甘草汤证，并没有心中温温欲吐、复不能吐的情况。至于四逆汤虽亦治呕，但不是饮食入口则吐，亦不是食已即吐，而只是干呕，亦不难分辨。

《伤寒论》第 353 条：大汗出，热不去，内拘急，四肢疼，又下利厥逆而恶寒者，四逆汤主之。

注解：大汗出，为精气亡于外。热不去，为邪反留于内。腹内拘急，津液虚损并兼有寒，四肢疼痛，外邪亦兼血郁，中气沉衰。因又下利，阳去入阴，故厥逆而恶寒，则宜四逆汤主之。

按：大汗出而热不去，已是精却邪胜之象，又复下利以至厥逆，胃气已极沉衰。此时虽有表候亦宜急救里，若误与桂枝汤以攻表，则祸变立至。

《伤寒论》第 354 条：大汗，若大下利而厥冷者，四逆汤主之。

注解：大汗、大下利均足以亡津液、亡血液，若至血气不充于四肢末而厥冷者，已虚极陷于阴证，宜以四逆汤主之。

《伤寒论》第 372 条：下利腹胀满，身体疼痛者，先温其里，乃攻其表。温里宜四逆汤，攻表宜桂枝汤。

注解：见桂枝汤方。

《伤寒论》第 377 条：呕而脉弱，小便复利，身有微热，见厥者难治，四逆汤主之。

注解：胃虚有寒则呕而脉弱，上虚不能以制下，故小便复利。身有微热而见厥。更属阴寒内盛，虚阳外浮的恶候，故为难治，亦只宜四逆汤主之。

按：本条所述，乍看似无关于生死大证，实际不然，其关键就在身有微热见厥的"见"字上面，里阴证以至于厥，反有微热见于外，多属残阳欲息的凶候。由此可知，呕和小便利，亦非一般痰饮水气为患，大有上越下泄的虚脱情况。此时唯有以本方温中救里的一策，振起一分胃气，即有一分生机，舍此更无别法。

《伤寒论》第388条：吐利、汗出、发热恶寒、四肢拘急、手足厥冷者，四逆汤主之。

注解：既吐且利，又复汗出，津液亡失至速，组织枯燥，故四肢拘急，虚极转阴，故四肢厥冷，虽发热恶寒则宜舍表而救里，宜四逆汤主之。

《伤寒论》第389条：既吐且利，小便复利而大汗出，下利清谷，内寒外热，脉微欲绝者，四逆汤主之。

注解：既吐且利，小便复利，而大汗出，则津液亡失于上下内外。下利清谷则寒已甚于里，寒甚于内者，热常浮于外，故内寒外热。胃阳不振、津液虚竭，故脉微而欲绝，此种情况只有急于温中以滋液，以四逆汤主之。

按：以上二条，均述霍乱的虚脱重证，皆属津液外脱、虚寒内甚的危笃证候，乘其生机未至断灭，急以本方温中救里，胃气一振，则谷气布，津液复，还可望其得生。

【临床应用】常用于霍乱、吐泻等急性传染病、瘟疫出现的津液虚里寒甚证，也用于一般急性病，因津液大伤出现里虚寒甚四肢厥逆，而呈现心脏循环衰竭，在古代是常用的急救方药，在现代仍有其在急救上的优越性。1926年前后，霍乱在上海大流行，章太炎用四逆汤、理中汤治疗 26 人，均得愈，而未亡故人，说明本方用治急性病其功不可没。本方也用于慢性病，还可适证治疗疑难病。

经方大师胡希恕医案

例1 孙某，男，38岁，病历号134809，1964年4月6日初诊。1961年患无黄疸型肝炎，后肝功正常，但长期四肢冰冷，时有腹胀，右胁及胃脘疼。先找西医治疗无效，后求中医多方治疗，效也不明显，审其方药多为疏肝理气之类。近来症状为：腹胀，饭后明显，时胃脘及胁痛，四肢逆冷，晚上常用热水袋焐脚，但半夜常因冷而醒。舌淡苔白，脉沉细。检查：肝大肋下一指，质中硬，轻微压痛，心下有振水声。

此属里虚寒甚，为四逆汤方证：

炙甘草10克，干姜8克，制附片15克。

结果：上药服3剂，四肢冷大减，已不用热水袋焐脚，仍腹胀，上方加枳壳、陈皮、党参随证加减，服3个月腹胀消。

例2 刘某，女，50岁，1976年4月23日初诊。近月来食则昏冒，甚则休克，下肢瘦弱不能站立，静卧少许时可复常。自觉胃中冷，脉沉细，苔薄白。

此属里虚寒甚，治以温中祛寒，与四逆汤：

炙甘草10克，干姜10克，制附片15克。

结果：服3剂，诸症已，迄今未再发。

4. 通脉四逆汤方（四逆汤增姜附用量）

【辨证要点】四逆汤证虚寒更甚者。

【方剂组成】甘草（炙）6克，附子（生用，去皮，破8片）大者1枚，干姜9克（强人可12克）。

【用法】上三味，水煎温服，其脉即出者，愈。

【方解】本方是四逆汤增加干姜、附子的用量,故治四逆汤证虚寒更剧者。

原文注释

《伤寒论》第317条:少阴病,下利清谷,里寒外热,手足厥逆,脉微欲绝,身反不恶寒,其人面色赤,或腹痛,或干呕,或咽痛,或利止脉不出者,通脉四逆汤主之。

注解:本条所述亦是少阴与太阴并病,下利清谷、手足厥逆,证属里寒身反不恶寒。面色赤,证属外热,脉微欲绝为极虚欲脱之证,可知里寒为真寒,外热为虚热,即所谓无根之火,虚浮上泛者是也。或以下均属或有或无的客证,不问其有无,宜以通脉四逆汤主之。

《伤寒论》第370条:下利清谷,里寒外热,汗出而厥者,通脉四逆汤主之。

注解:下利清谷而厥,为阴寒盛于里,外反有热而汗出,其为虚阳欲脱甚明,故宜通脉四逆汤主之。

【临床应用】急性传染病吐泻后,或慢性病下利,出现四逆、脉微弱时,当考虑以本方救治。

5. 通脉四逆加猪胆汁汤方

【辨证要点】通脉四逆汤证沉衰更甚,脉微欲绝,或脉不出者。

【方剂组成】甘草(炙)6克,干姜9克(强人可12克),附子(生用,去皮,破8片)大者1枚,猪胆汁1小勺。

【用法】上四味,以水三杯,煮取一杯半,去滓,内猪胆汁,分温再服,其脉即来。无猪胆以羊胆代之。

【方解】猪胆汁为一有力的苦味亢奋药,苦入心,当更有作用于心衰。加于通脉四逆汤，故治通脉四逆汤证沉衰更甚，而脉微欲绝，或脉不出者。

原文注释

《伤寒论》第390条：吐已下断，汗出而厥，四肢拘急不解，脉微欲绝者，通脉四逆加猪胆汤主之。

注解：此承前条"吐利汗出，发热恶寒，四肢拘急，手足厥冷者，四逆汤主之"而言，其意是说，服四逆汤后，虽吐利均止，但汗出而厥，四肢拘急不解，则津液未复，仍有持续脱汗，且脉微欲绝，心力大衰，故以通脉四逆加猪胆汁主之。

《伤寒论》第315条：少阴病，下利，脉微者，与白通汤；利不止，厥逆无脉，干哕烦者，白通加猪胆汁汤主之。服汤脉暴出者死，微续者生。

注解：白通加猪胆汁汤应是通脉四逆加猪胆汁汤，参见白通加猪胆汁汤方证解。

【临床应用】用于各种病处于病重、病危时，心衰严重，甚则脉微欲绝者。

6.四逆加人参汤方（四逆汤加人参）

【辨证要点】吐利后，胃气虚衰，脉微弱者。

【方剂组成】甘草（炙）9克，干姜6克，附子（生用，去皮，破8片）1枚，人参5克。

【用法】上四味，水煎温服。

【方解】人参补中益津血，加于四逆汤中治四逆汤证胃气虚衰而津血不足者。

原文注释

《伤寒论》第385条：恶寒、脉微而复利，利止，亡血也，四逆加人参汤主之。

注解：恶寒、脉微而复利，是说霍乱瘥后，仍恶寒、脉微而又下利也。利止，指先病霍乱的下利止。亡血者，是指霍乱、吐利期中，津液耗损过甚，吐利虽止，胃气未复，津血大虚，因此出现恶寒、脉微又下利，故以四逆加人参汤主之。

【临床应用】霍乱吐利剧烈，虚人至甚，吐利虽止，胃气未复，津液、血液亡失过多，因而又出现本方证，即论中所谓"昔是霍乱，今是伤寒者是也"。《医宗金鉴》谓："利止亡血，如何用大热补药？利止当是利不止，亡血当是亡阳。"这不但未识透文义，而且不知温中滋液之理。试看四逆汤和通脉四逆汤各条证治，亦多属胃气沉衰、津血欲竭重证，舍大热补药如四逆汤辈，又何足以振兴其沉衰，而能生津液益血？亡阳即由亡津液所致，不能一见"阳"字，一律简单作热看。

7. 茯苓四逆汤方（四逆加人参汤加茯苓）

【辨证要点】四逆加人参汤证又见心下悸、烦躁及小便不利者。

【方剂组成】茯苓12克，人参3克，附子（生用，去皮，破八片）1枚，甘草（炙）6克，干姜5克。

【用法】上五味，水煎温服。

【方解】本方是四逆加人参汤又加茯苓，故治四逆加人参汤证，心下悸、烦躁而小便不利者。

原文注释

《伤寒论》第69条：发汗，若下之，病仍不解，烦躁者，茯苓四逆汤主之。

注解：由于汗下误施，病仍不解，若陷于里阴证而烦躁者，宜以茯苓四逆汤主之。

【临床应用】本条述证殊不详备，临证应依照四逆加人参汤证和茯苓所主而活用之。急性病常见本方证，一些慢性病亦可见本方证。

经方大师胡希恕医案

赵某，男，45岁，1966年3月18日初诊。于1963年发现十二指肠球部溃疡。现症：时胃脘痛，泛酸，腹胀，欲呕，吐涎沫，心烦，口中和不思饮，小便少，时心悸，苔白根腻，脉沉细弦。

证为中寒停饮，属茯苓四逆汤证：

茯苓12克，党参10克，制附片10克，干姜6克，炙甘草6克。

结果：上药服1剂，胃脘疼减，3剂后诸症明显减轻，继随证调理月余，自感无所苦。

8.附子汤方

【辨证要点】里虚寒饮、骨节疼痛、下肢拘急痛而脉沉者。

【歌诀】附子汤方苓术附，腹痛痹疼芍药主，
　　　　人参补胃扶正气，风湿痹痛常可服。

【方剂组成】附子（炮，去皮，破八片）2枚，茯苓9克，人参6克，白术12克，芍药9克。

【用法】上五味，水煎温服。

【方解】主用附子温中祛寒，佐以人参健胃补虚，茯苓、白术利小

便以逐留饮，伍以附子并解痹痛，芍药缓挛急之痛，故此治胃虚有寒饮、小便不利、身痛、骨节痛或腹挛痛者。

原文注释

《伤寒论》第304条：少阴病，得之一二日，口中和，其背恶寒者，当灸之，附子汤主之。

注解： 里有寒则口中和，胃中有饮则背恶寒。少阴病，得之一二日即见此候，急宜温中逐饮，缓则必并于太阴而吐利，故当灸之，并以附子汤主之。

按： 《金匮要略·痰饮咳嗽病脉证并治》第8条曰："夫心下有留饮，其人背寒冷如掌大。"少阴病虽得之一二日，但口中和而背恶寒，可知为里虚饮聚的证候已显，宜舍表而救里。本方温中逐饮，可止吐利于未萌，此即良工治未病的手段。又白虎汤证的背恶寒与本方证很相似，但白虎汤证为热、口舌燥，而本方证为寒、口中和，不难分辨。至于当灸何穴，书中无明文，注家有谓膈关（第七胸椎下两侧三寸陷中）及关元（腹中线任脉脐下三寸）各穴，是否，待考。

《伤寒论》第305条：少阴病，身体痛，手足寒，骨节痛，脉沉者，附子汤主之。

注解： 里虚寒甚，则手足寒。因有水气，则脉沉，故知身体疼、骨节疼，当为湿痹为主而非外邪，故以附子汤主之。

【临床应用】 以上两条说明，虚寒痹痛，多有用本方的机会。依据经验，下肢拘急痛，屈伸不利而脉沉者，更有良效。

经方大师胡希恕医案

郭某，男，38岁，病历号178894，1965年11月1日初诊。40余日来腹痛腹泻，大便日2～3行，胃脘自觉有冷气，腰痛，下肢酸痛怕冷。

苔薄白润，脉沉细。

证属里虚寒饮痹阻，治以温中化饮、驱寒行痹，与附子汤加味：

制附片10克，茯苓10克，党参10克，苍术10克，白芍12克，炮姜6克。

结果：上方服12剂，诸症痊愈。

9. 附子粳米汤方

【辨证要点】腹痛肠鸣、恶心、里虚寒者。

【方剂组成】附子（炮）6克，粳米15克，半夏12克，甘草3克，大枣4枚。

【用法】上五味，水煮米熟汤成，去滓，温服。

【方解】附子温中祛寒，半夏逐饮止呕，粳米、大枣、甘草安中止痛，故治里有寒饮、呕吐、胸胁逆满而腹中痛甚者。

原文注释

《金匮要略·腹满寒疝宿食病脉证治》第10条：腹中寒气，雷鸣切痛，胸胁逆满，呕吐，附子粳米汤主之。

注解：腹中寒气，是说腹中寒，并有水气。雷鸣，是说水声如雷，言其声之大。切痛，是说痛如切，言其痛之剧。寒气自下以上迫，故胸胁逆满而且呕吐，宜以附子粳米汤主之。

【临床应用】本方证的腹痛、呕吐，有似大建中汤方证，不过大建中汤证痛在上腹而上及于心胸，本方证痛在下腹，则不及于心胸。若寒疝痛剧上及心胸者，以此二方合用有奇效。

经方大师胡希恕医案

周某，男，20岁，病历号6319，1965年4月9日初诊。腹痛2年，多于受凉而激发，此次已痛作 3 天，左腹痛明显，呈持续性，上下移动，肠鸣时作，每见腹疼则大便秘结，手足常凉，苔薄白，舌质淡，脉沉迟。

证属沉寒在里，治以温里安中，与附子粳米汤：

半夏 12 克，川附子 10 克，粳米 15 克，炙甘草 6 克，大枣 4 枚，生姜 10 克。

结果：上药服 3 剂，腹疼大减，便秘改善，两手转温，仍怕冷，继服 6 剂，腹痛已无发作，纳也增。

10. 大乌头煎方

【辨证要点】寒疝腹痛、手足厥逆、脉沉弦者。

【方剂组成】乌头（熬，去皮，不切片）大者 5 枚。

【用法】上以水三杯，煮取一杯，去滓，内蜜两杯，煎令水气尽，取一杯，强人服四分之三杯，弱人服半杯，不差，明日更服，不可日再服。

【方解】乌头治同附子，而力更猛峻，合以蜜煎缓痛而且解毒，故此治寒疝、腹中痛、自汗出而手足厥冷者。

原文注释

《金匮要略·腹满寒疝宿食病脉证治》第 17 条：腹痛，脉弦而紧，弦则卫气不行，即恶寒，紧则不欲食，邪正相搏，即为寒疝。绕脐痛，若发则白汗出，手足厥冷，其脉沉紧者，大乌头煎主之。

注解：正虚则卫气不行，故恶寒，脉因应之弦。寒盛则食不消，故不欲食，脉因应之紧。正虚邪盛乃为寒疝。若寒疝绕脐痛、发作冷汗出、手足厥冷而脉沉紧者，以大乌头煎主之。

【临床应用】乌头是有大毒的一味药，如腹痛确属里寒，可用本方，煎服法要照上说明。

11. 乌头赤石脂丸方

【辨证要点】心口痛甚且虚寒甚者。

【方剂组成】蜀椒6克,附子(炮)3克,干姜6克,赤石脂6克,乌头(炮)0.6克。

【用法】上五味,研细末,蜜丸如桐子大,先食服一丸,日三服。

【方解】乌头、干姜、附子、蜀椒温中祛寒而止痛。赤石脂敛气血而养心,故本方治心痛剧甚而陷于阴寒虚证者。

原文注释

《金匮要略·胸痹心痛短气病脉证治》第9条:心痛彻背,背痛彻心,乌头赤石脂丸主之。

注解:心痛彻背,背痛彻心,是说时而心痛通于背,时而背痛通于心,比桂枝生姜枳实汤证的心悬痛严重得多,这种心痛用乌头赤石脂丸治疗。

【临床应用】可见于胃、胆、胰、心等病而呈明显寒证者,急性心肌梗死更为多见,但有实热和虚寒不同表现,本方证是很明显的虚寒证。

12. 赤丸方

【辨证要点】寒性腹痛痰饮明显者。

【方剂组成】茯苓12克,半夏(洗)12克,乌头(炮)6克,细辛3克。

【用法】上四味,研细末,内真朱为色,炼蜜丸如麻子大,先食酒下三丸,日再夜一服,不知稍增之,以知为度。

【方解】茯苓、半夏逐饮,乌头、细辛驱寒,故此亦寒气在里的治剂。当治寒疝腹中痛、四肢厥、呕而心下悸者。

原文注释

《金匮要略·腹满寒疝宿食病脉证治》第16条：寒气厥逆，赤丸主之。

注解：本条述证简略，但由于"寒气"二字当与附子粳米汤条的腹中寒气同，自然亦有里饮、寒疝腹痛一类证而且手足厥冷者。

【临床应用】因述证简略，以药测证，寒性腹痛停饮明显者，可试用之。

13. 薏苡附子散方

【辨证要点】寒湿痹痛，胸痹疼痛，时缓时急者。
【方剂组成】薏苡仁45克，大附子（炮）10克。
【用法】上两味，研细末，每服3克，日三服。
【方解】薏苡仁味甘，微寒，有利尿排脓、消炎、止痛、解痹、解痉等作用，今与附子为伍，以治湿痹痛，与白术、附子配伍同法，不过薏苡仁有解凝作用，治顽固湿痹胜于白术。本方附子用量大，故重在祛寒驱湿，适用于湿痹兼标热者。

原文注释

《金匮要略·胸痹心痛短气病脉证治》第7条：胸痹，缓急者，薏苡附子散主之。

注解：胸痹缓急者，是说胸痹痛时缓时急，而久不愈的证候，主因湿郁不去，属于顽痹之类，用薏苡附子散主之。

【临床应用】可单独用于治疗寒湿胸痹，也可以用于治疗关节痛，还可用于湿疹、疮疡，或与其他方合用。

14. 瓜蒌瞿麦丸方

【辨证要点】体虚寒见小便不利、腹水或下肢肿者。

【方剂组成】瓜蒌根6克，茯苓9克，薯蓣9克，附子（炮）1枚，瞿麦3克。

【用法】上五味，研细末，炼蜜丸，梧子大，开水送服三丸，日三服，不知增七至八丸，以小便利、腹中温为知。

【方解】天花粉、山药补虚润燥，茯苓、瞿麦利小便，附子振其沉衰。本方是肾气丸的变剂，故治小便不利，渴而有水气且陷于阴证者。

原文注释

《金匮要略·消渴小便不利淋病脉证治》第10条：小便不利者，有水气，其人苦渴，瓜蒌瞿麦丸主之。

注解：这里的小便不利，是由于水蓄而不化，有用之水不能上承、布津，故其人苦渴。这种水饮停蓄出现的口渴证，主因里虚寒停饮，宜用瓜蒌瞿麦丸治疗。

【临床应用】本方证的口渴与五苓散证的口渴同，不过五苓散证为阳证的外邪内饮，故脉浮有微热；本方证为阴证的里饮停蓄，则脉当沉有寒，方后说"腹中温为知"，服药前必是腹中寒甚明。

15. 大黄附子汤方

【辨证要点】寒湿偏注而见身体某侧、某处疼痛者。

【方剂组成】大黄9克，附子（炮）3枚，细辛6克。

【用法】上三味，水煎温服。

【方解】大黄伍以附子、细辛等热药，且附子用量大，此即所谓温下法而治寒于里而宜下者。

原文注释

《金匮要略·腹满寒疝宿食病脉证治》第 15 条：胁下偏痛，发热，其脉紧弦，此寒也，以温药下之，宜大黄附子汤。

注解：胁下偏痛，指偏于一侧的胁下痛。紧弦为寒实的脉应。今虽发热而脉紧弦，故知为寒实夹瘀血，宜大黄附子汤以下其寒瘀。

【临床应用】本方不仅治胁下偏痛，无论哪一体部，凡偏于一侧痛者，大多属于久寒夹瘀所致，用之均验。寒疝腹痛，有宜下者，本方亦有效。

经方大师胡希恕医案

刘某，男，36 岁，某厂门诊病历号 3683，1966 年 5 月 6 日初诊。左小腿腨部疼痛，腰亦强急不适，或痛，经中西药治疗 1 年多无效，口中和，不思饮，苔白润，脉弦迟。

证属寒饮阻滞、经筋失养，治以温通化滞，兼养筋和血，与大黄附子汤合芍药甘草汤：

大黄 6 克，赤芍 10 克，白芍 10 克，细辛 6 克，炙甘草 10 克。

结果：上药服 6 剂，腰强急减，遇劳则腨痛，上方加苍术 12 克，服 6 剂，腰强急基本愈，腨部痛亦减，继服 1 个月诸症不复作。

16. 八味（肾气）丸方

【辨证要点】瘀血水毒交互为患而陷于里虚寒证，见少腹不仁、小便不利、腰膝酸软者。

【歌诀】八味丸桂萸生地，苓泽山药丹附子，
　　　　瘀血水毒阴虚证，益精壮血可祛痹。

【方剂组成】干地黄24克，山茱萸12克，薯蓣12克，茯苓9克，牡丹皮9克，泽泻9克，桂枝3克，附子（炮）3克。

【用法】上八味，研细末，炼蜜和丸，梧子大，酒下十五丸，日再服。

【方解】主用生地黄，佐以补中益气的山药，收敛固脱的山茱萸，以滋精气壮血脉。复以茯苓、泽泻利小便，牡丹皮祛瘀血，桂枝通利关节，附子振兴沉衰。故此治瘀血水毒交互为患而陷于里阴虚证，以至下焦痿痹、少腹不仁、小便不利，或失禁，或腰腿酸软，或痹痛，或虚热烦者。

按：本方证用六经理论分析，本方证是以里虚寒饮兼见津血虚夹瘀，且外有表寒，即为太阴少阴合病兼血虚、血瘀、寒饮之证。从脏腑生理看，排尿不顺畅，多由肾气虚，气化不利所致。本方强壮补虚，使肾气旺，气化正常，而使排尿正常。用本方治子宫下垂亦常有验。他如老人小便失禁、男子阳痿、妇人带下等亦多用本方。总之下焦虚证多用之，名为肾气丸，即由于此。

原文注释

《金匮要略·中风历节病脉证并治》附方：崔氏八味丸：治脚气上入，少腹不仁。

注解：少腹不仁，即指小腹部知觉麻痹。若脚气病上入少腹，致该体部麻痹不仁者，为里虚寒、血虚血瘀、痰饮瘀阻所致，宜本方主之。

《金匮要略·血痹虚劳病脉证并治》第15条：虚劳腰痛，少腹拘急，小便不利者，八味肾气丸主之。

注解：虚劳病，见腰痛、少腹拘急、小便不利者，为外寒里饮、血虚血瘀，可用八味丸治疗。

按：少腹拘急与四逆汤的腹拘急，同属阴寒虚证。拘急在少腹为虚寒在下焦，故腰痛与小便不利，皆虚寒所作，因以本方主之。

《金匮要略·痰饮咳嗽病脉证并治》第17条：夫短气有微饮，当从小便去之，苓桂术甘汤主之，肾气丸亦主之。

注解：见苓桂术甘汤方。

《金匮要略·消渴小便利淋病脉证并治》第3条：男子消渴，小便反多，以饮一斗，小便一斗，肾气丸主之。

注解：五苓散证消渴而小便不利，为外寒里饮。今虽消渴而小便反多，竟饮一斗小便亦一斗，为里虚寒甚，故宜以八味丸主之。

按：本条所述，颇似今之糖尿病，但糖尿病用本方的机会很少，而反以石膏的配剂用之较多，宜注意。

《金匮要略·妇人杂病脉证并治》第19条：问曰：妇人病，饮食如故，烦热不得卧，而反倚息者，何也？师曰：此名转胞，不得溺也。以胞系了戾，故致此病，但利小便则愈，宜肾气丸主之。

注解：转胞之胞，当指膀胱而言，转胞为病名，胞系即输尿管、膀胱、尿道等排尿系统。胞系了戾，是指排尿不痛快。

病无关胃，故饮食如故。烦热有二因，半由于津血枯燥，半由于小便不利，水不得下行，上压胸脯，阻碍呼吸，因而倚息不得卧。此病名转胞，即以胞系了戾而不得小便的证候，亦因里虚寒主因，宜以本方使小便利即愈。

【临床应用】本方证常见于慢性病，见下焦痿痹、少腹不仁、小便不利，或失禁，或腰膝酸软，或痹痛，或虚热烦者。

经方大师胡希恕医案

王某，女，75岁，病历号5157，初诊日期1966年2月22日。左半身不遂已半年，近 1 月来尿频、遗尿、淋沥不尽、口干思饮、四肢逆冷、腰酸疼，苔白、脉沉细。

证属里虚兼外寒、气化不利，与肾气丸：

干地黄 24 克，山萸肉 10 克，山药 10 克，茯苓 10 克，牡丹皮 10 克，泽泻 18 克，桂枝 3 克，制附片 3 克。

结果：上药服 1 剂，诸症明显好转，继服 6 剂痊愈。

17. 小半夏汤方

【辨证要点】呕逆或头痛，口不渴者。

【方剂组成】半夏 15 克，生姜 24 克。

【用法】上两味，水煎温服。

【方解】半夏下气逐饮，生姜温中降逆，故治胃中有水饮而呕逆不渴者。

原文注释

《金匮要略·痰饮咳嗽病脉证并治》第 28 条：呕家本渴，渴者为欲解。今反不渴，心下有支饮故也，小半夏汤主之。

注解： 呕吐丧失胃液，故呕家本来应渴。渴者乃饮去胃中干的证候，按道理讲呕应当自止，故谓渴者为欲解。今仍呕吐而反不渴，则说明胃中有水饮，故以小半夏汤主之。

《金匮要略·黄疸病脉证并治》第 20 条：黄疸病，小便色不变，欲自利，腹满而喘，不可除热，热除必哕。哕者，小半夏汤主之。

注解： 欲自利，指小便不多而有欲自利之情。黄疸病多属湿热，一般宜茵陈蒿汤、栀子大黄汤等祛湿除热的治法为常。今小便不红赤，而且有欲自利之情，乃湿盛少热之证，腹满而喘显系多饮逆迫的证候。宜利其小便，慎勿以苦寒药下之除其热，除热则必使胃虚饮逆而哕，哕者宜以小半夏汤主之。

《金匮要略·呕吐哕下利病脉证治》第 12 条：诸呕吐，谷不得下者，小半夏汤主之。

注解： 有声有物则谓呕，无声有物则谓吐。凡诸呕吐而饮食不得下咽者，小半夏汤主之。

【临床应用】本方为治呕吐的主剂，乃医家所周知者，不过本方所治应以胃有水饮为主，呕而不渴，饮食不得下咽，皆胃有饮的证候，为应用本方的适应证。又本方虽能治哕，但亦限于水饮冲逆之证，否则非其所主也。眉棱骨痛不可忍，世所谓痰厥者，其实亦饮气逆迫所使然，故用本方亦验。

18. 生姜半夏汤方

【辨证要点】小半夏汤证而饮剧者。

【方剂组成】半夏 15 克，生姜汁 1 杯。

【用法】上两味，以水三杯，煮半夏，取两杯，内生姜汁，煮取一杯半，小冷，分四服，日三服，夜一服，呕哕一服得止者，停后服。

【方解】此于小半夏汤大增生姜的用量，故治小半夏汤证而饮剧甚者。

原文注释

《金匮要略·呕吐哕下利病脉证治》第 21 条：病人胸中似喘不喘，似呕不呕，似哕不哕，彻心中愦愦然无奈者，生姜半夏汤主之。

注解： 水饮逆迫胸中，因致其人似喘不喘、似呕不呕、似哕不哕而心中闷乱无奈何者，宜生姜半夏汤主之。

【临床应用】本方与小半夏汤药味同，只是增量生姜，当小半夏汤证因痰饮盛呕逆重时重用生姜，重立方名，也是强调方证对应的重要性。

19. 小半夏加茯苓汤方

【辨证要点】小半夏汤证又见心悸头晕者。

【方剂组成】半夏 15 克，生姜 24 克，茯苓 9 克。

【用法】上三味，水煎温服。

【方解】此于小半夏汤再加茯苓，故治小半夏汤证而有头眩心悸的茯苓证者。

原文注释

《金匮要略·痰饮咳嗽病脉证并治》第 30 条：卒呕吐，心下痞，膈间有水，眩悸者，小半夏加茯苓汤主之。

注解：卒呕吐，是说突然呕吐。心下痞，为有水饮所致，故以膈间有水饮明之。头眩心悸亦皆水饮的证候，因以小半夏加茯苓汤主之。

《金匮要略·痰饮咳嗽病脉证并治》第 41 条：先渴后呕，为水停心下，此属饮家，小半夏加茯苓汤主之。

注解：先渴饮而后呕吐者，为水停胃中不清，此属饮家而非消渴，治宜小半夏加茯苓汤主之。

【临床应用】本方治渴呕，有似五苓散，不过五苓散证渴甚而呕急。本方证则渴轻而呕缓，且有心悸头晕。

20. 大半夏汤方

【辨证要点】胃虚之心下痞，呕吐者。

【方剂组成】半夏（洗）30 克，人参 9 克，白蜜 1 杯。

【用法】上三味，以水十二杯，煎取两杯半，温服一杯，余分再服。

【方解】半夏下气逐饮，人参补中益气，复用白蜜助人参以安中。同时又解半夏之毒，故此治胃虚有饮、宿食不化而呕吐者。

原文注释

《金匮要略·呕吐哕下利病脉证治》第 16 条：胃反呕吐者，大半夏汤主之。

注解：胃反指朝食暮吐，暮食朝吐的病证而言。若胃反的呕吐证，大半夏汤主之。

【临床应用】小半夏汤证不食亦吐，甚者食不得下。而大半夏汤证，食后则吐，不食则不吐。二方主要鉴别点是本方证有心下痞，《外台秘要》谓"本方治呕，心下痞硬者"就是对药物主治的说明。

21. 半夏厚朴汤方（小半夏加茯苓厚朴苏叶）

【辨证要点】痰饮气结所致胸满、咽堵、咳逆者。

【歌诀】半夏厚朴茯苓苏，生姜化痰七气舒，
　　　　原本善治梅核气，温化止咳效更殊。

【方剂组成】半夏 15 克，厚朴 9 克，茯苓 12 克，生姜 15 克，干紫苏叶 6 克。

【用法】上五味，水煎温服。

【方解】此小半夏加茯苓汤更加厚朴、紫苏叶消胀行气之品，故治小半夏加茯苓汤证而满闷气结者。如以紫苏子代紫苏叶治疗寒性咳嗽更良。

原文注释

《金匮要略·妇人杂病脉证并治》第 5 条：妇人咽中如有炙脔，半夏厚朴汤主之。

注解：咽中如有炙脔，指咽中如有炙肉黏着，咯之不出，咽之不下，

即自觉的一种神经症,《千金要方》谓:"胸满,心下坚,咽中怗怗如有炙肉,吐之不出,吞之不下。"多指咽喉部位病变,为里虚寒,痰气郁滞所致,故以半夏厚朴汤主之。

【临床应用】此证不限妇人,男人亦多有。本方的应用并不限于此证。若以咽中不利和胸闷满为目的,可活用于不定的神经症均有良效。曾治一年老妇人,经常冒眩,发则但卧不能起,胸闷咽塞,不进饮食,口舌干燥,与本方加生石膏获速愈。又本方开胃进食、消胀止呕,用于胃病的机会亦多。他如伤风、咳嗽适证加桑白皮、瓜蒌、橘皮、杏仁之属亦有捷效。

经方大师胡希恕医案

黄某,女,38岁,病历号67951,1966年2月12日初诊。1周来咳嗽,服汤药数剂而不效,吐白痰,咽痒胸闷,口干不欲饮,两胁胀,苔白厚腻,脉滑细。

证属里寒痰饮上犯,治以化饮降逆,与半夏厚朴汤:

半夏12克,厚朴10克,茯苓12克,紫苏子10克,橘皮15克,杏仁10克,桔梗10克,生姜15克。

结果:上药服2剂,咳即止。

22.厚朴生姜半夏甘草人参汤方(生姜半夏汤加厚朴甘草人参)

【辨证要点】中气虚之腹胀满者。

【方剂组成】厚朴(炙,去皮)24克,生姜(切)24克,半夏(洗)9克,甘草(炙)6克,人参3克。

【用法】上五味,水煎温服。

【方解】此于生姜半夏汤加大量厚朴以消胀满,加甘草、人参以补中虚,故治生姜半夏汤证腹胀满而中气虚者。

原文注释

《伤寒论》第66条：发汗后，腹胀满者，厚朴生姜半夏甘草人参汤主之。

注解： 发汗不得法，伤及中气而腹胀满者，厚朴生姜半夏甘草人参汤主之。

【临床应用】临床常见的腹胀满、口不渴属里虚寒者，皆可用本方。胡希恕老师讲述：1972年曾治中年妇女，体丰腹大形似腹水，而详查无腹水，因胀满不能食，已多年不愈，其脉沉细，苔薄白润。乃与本方，连服10余剂即愈，效之速，出乎意料，因附此以供参考。

23. 大建中汤方

【辨证要点】心腹痛剧、呕逆不能食，属虚寒者。

【歌诀】大建中汤用干姜，人参蜀椒加饴糖，
里虚寒重腹痛甚，更使蛔虫无处藏。

【方剂组成】蜀椒（炒，去汗）9克，干姜12克，人参6克，胶饴45克。

【用法】上四味，先以水煎三味，去滓，内胶饴，微火再煎，分温再服。

【方解】大建中是针对小建中而言。小建中用桂枝、大枣、甘草缓中祛寒。大建中用大量干姜、蜀椒，并用人参补胃，比小建中温中作用大，故名大建中。方中蜀椒、干姜驱寒止呕，人参、胶饴补中缓痛，故此治胃虚有寒，腹痛呃逆不能食者。肠道蛔虫多者，常见本方证，蜀椒不但温中祛寒，而且有驱蛔作用。

原文注释

《金匮要略·腹满寒疝宿食病脉证治》第14条：心胸中大寒痛，呕不能饮食，腹中寒，上冲皮起，出见有头足，上下痛而不可触近，大建中汤主之。

注解： 寒气自里迫于上，则心胸中大寒痛，呕而不能食；迫于下，则腹中寒，肠被寒激，蠕动不宁，上冲腹皮起伏无常，出现有头足上下，痛剧不可触近，肠道蛔虫症常有类似发作，宜大建中汤主之。

【临床应用】本方应用于腹痛较重者。小建中汤侧重于腹肌拘挛，大建中汤则重在温里驱寒凝。凡心腹痛剧、呕逆不能食，确知其里之虚寒者，即可用之。又因蜀椒有杀虫作用，若虫积而心腹痛剧者，本方亦有验。

经方大师胡希恕医案

李某，男，32岁，病历号478529，1965年3月16日初诊。2年来常胃腹窜痛，胃脘喜温喜按，但痛甚时不能按，痛作时恶心，不能食，稍吃生冷胃亦痛，常畏寒，苔薄白，脉沉细弦。

证属里虚寒凝，治以温中驱寒，与大建中汤：

川椒12克，干姜15克，党参10克，饴糖45克，细辛6克。

结果：上药服3剂，腹痛发作次数大减，连续2天大便中下蛔虫，共5条，继服3剂诸症已。

24. 半夏干姜散方（小半夏汤干姜易生姜）

【辨证要点】干呕，吐涎沫而属胃虚寒者。

【方剂组成】半夏、干姜各等份。

【用法】上两味，研细末，每取3克，水煎顿服之。

【方解】此于小半夏汤以干姜易生姜，半夏下气止呕，干姜温散寒饮，煎之以浆水为调中益气之意，故此治胃中寒有微饮而呕吐涎沫者。本方虽亦治呕逆，但更偏于治寒。

原文注释

《金匮要略·呕吐哕下利病脉证治》第 20 条：干呕吐逆，吐涎沫，半夏干姜散主之。

注解：干呕无物，只吐涎沫，此胃中有寒饮，半夏干姜散主之。

【临床应用】本方证只有一条条文，述证简单，不似小半夏汤证较详。但从临床来看，小半夏汤证多是新病、近病寒较轻；本方多是慢性病、久病寒较重。

经方大师胡希恕医案

赵某，男，22 岁，初诊日期 1965 年 5 月 27 日。反胃呕吐已 2～3 个月，食后胃脘胀满，恶心，口干多饮，有时脘腹疼、胸闷或痛，腹部常怕冷，大便溏。服半夏泻心汤加吴茱萸 6 剂，诸症不减，反见吐酸水，苔薄白，脉浮弦。

此为寒饮停胃，胃气失降，服温药和胃，正邪相争，邪即上越，因见吞酸。应专于温胃，与半夏干姜散：

半夏 30 克，干姜 30 克。

结果：上药共研细面，每服 2 克，1 日 3 次，服 1 日即未见呕吐，服 1 周，诸症已。

25. 干姜人参半夏丸方（小半夏汤合半夏干姜散）

【辨证要点】呕吐甚而心下痞硬者。

【方剂组成】干姜 3 克，人参 3 克，半夏 6 克。

【用法】上三味,研细末,以生姜汁糊为丸,如梧子大,开水送服十丸,日三服。

【方解】此合小半夏汤、半夏干姜散为一方,逐饮止呕俱较有力,复加人参则更含有理中汤意,故治呕吐而心下痞硬者。丸药效缓。但施于妇人妊娠恶阻,反较稳妥。

原文注释

《金匮要略·妇人妊娠病脉证并治》第6条:妊娠呕吐不止,干姜人参半夏丸主之。

注解:妇人妊娠恶阻剧甚,服其他治呕药而呕吐还不止者,宜干姜半夏人参丸主之。

【临床应用】后世方家多谓半夏害胎,干姜为热药妊娠尤当禁用,但常以本方治此证屡验,并无一失。但本方并不只限于妊娠恶阻,凡有此证即使男人亦宜用之。

26. 吴茱萸汤方

【辨证要点】胃虚寒干呕吐涎沫、胸闷或头痛者。

【歌诀】吴茱萸汤治太阴,生姜大枣更人参,
　　　　胸闷烦躁甚欲死,头痛吐涎皆寒饮。

【方剂组成】吴茱萸(洗)15克,人参9克,生姜(切)18克,大枣(擘)4枚。

【用法】上四味,水煎温服。

【方解】吴茱萸辛温,《神农本草经》谓"温中下气、止痛、除湿血痹"。伍以生姜、人参、大枣健胃止呕之品,故治胃虚寒饮冲逆、因食谷欲呕者,或呕而手足厥冷、烦躁欲死者,或干呕吐涎沫而头痛者,或呕而胸满者。

原文注释

《伤寒论》第243条：食谷欲呕，属阳明也，吴茱萸汤主之。得汤反剧者，属上焦也。

注解： 属阳明，这里是指胃，不是指阳明病。胃中有寒饮，故食谷欲呕，宜吴茱萸汤主之。若服吴茱萸汤而呕反增剧者，是上焦有热的呕，不当用本方治之。

按： 属上焦是暗示小柴胡汤证，由于欲呕为二方的共有证，故特提出以教人临证时细心辨别，读者宜与小柴胡汤方证条互参。论中阳明病提纲已明确指出："阳明之为病，胃家实也。"吴茱萸汤治胃虚寒，也即太阴病，因此，"属阳明也"，有错简之疑，有待商讨。

《伤寒论》第309条：少阴病，吐利，手足逆冷，烦躁欲死者，吴茱萸汤主之。

注解： 少阴病转属太阴病而吐利，若手足厥冷、烦躁欲死者，为寒饮暴迫所致，故宜吴茱萸汤主之。

按： 文中虽谓吐利，应以吐为主，即是说吐而不利，利亦微不足道。这里吐应是以吐涎沫为主。手足厥冷、烦躁欲死，可能说是寒饮逆迫的急剧情况，否则与另条"少阴病吐利、烦躁、四逆者，死"证无所别，又何以吴茱萸汤主之？

《伤寒论》第378条：干呕吐涎沫、头痛者，吴茱萸汤主之。

注解： 干呕或吐涎沫而头痛者，为寒饮冲逆的证候，吴茱萸汤主之。

《金匮要略·呕吐哕下利病脉证治》第8条：呕而胸满者，茱萸汤主之。

注解： 寒饮自里以上迫，故呕而胸满，吴茱萸汤主之。

【临床应用】本方主治寒饮冲逆，如上所述食谷欲呕者；呕吐、手足厥冷、烦躁欲死者；干呕吐涎沫、头痛者；呕而胸满者，均属其证，亦即运用本方的要点。应用于胃肠及头脑诸症，均有惊人的疗效，今略举数端以供参考。

剧烈头痛或头晕而呕吐，或恶心欲吐，无热象者（除外小柴胡加石膏汤证），本方俱有捷验。西医所称的美尼尔综合征亦多见本方证，宜注意。偏头痛，尤其偏于左侧者，大多属于本方证。胃脘疼，呕而不欲食者，宜本方。若更腹鸣、大便溏频者，可于半夏泻心汤加吴茱萸治之，即本方与半夏泻心汤合方，无论胃肠炎、胃溃疡依证用之，均有良验。剧痛的青光眼而呕恶者，也多有应用本方的机会。

经方大师胡希恕医案

李某，女，43岁，东北锦州人，头痛呕吐已六七年，近2年来视物模糊，到处求医，诊断为青光眼，服中西药罔效。近1个月左眼失明，专程来京求治，自感有物覆于眼上，常头痛如裂，伴呕吐、目干涩、心中发热、手足心热、口干不欲饮，苔薄白，脉弦细。

证属血虚饮盛，治以补血除饮，与吴茱萸汤合柴胡桂姜汤、当归芍药散：

吴茱萸10克，党参10克，干姜6克，大枣4枚，柴胡12克，黄芩10克，桂枝10克，天花粉12克，当归10克，白芍10克，川芎10克，泽泻18克，生龙骨15克，生牡蛎15克，茯苓12克，苍术10克，炙甘草6克。

结果：上方服3剂，诸症即见好转，连服21剂，视物渐清，治疗2个月未易一药，左眼视物清晰，头痛等症消失。

27. 生姜甘草汤方

【辨证要点】咳吐白痰而呕,胃虚纳差者。

【方剂组成】生姜5克,人参9克,甘草12克,大枣5枚。

【用法】上四味,水煎温服。

【方解】生姜温中健胃治呕,余皆温中健胃养正之品,此亦胃虚饮逆的治剂。

原文注释

《金匮要略·肺痿肺痈咳嗽上气病脉证并治》附方(三):《千金》生姜甘草汤:治肺痿,咳唾涎沫不止,咽燥而渴。

注解:里虚胃寒饮逆,故咳唾涎沫不止,以是则伤津损液,因致咽燥而渴者,本方治之。

【临床应用】此咽燥而渴,只是咽中干思水润,与白虎汤证烦渴引饮者大异,宜注意。凡慢性咳喘,吐白痰,纳差、呕逆者,可适证用之。

28. 麦门冬汤方

【辨证要点】咳逆上气、咽干口燥者。

【歌诀】麦门冬汤热伤气,草人半夏麦枣米,
　　　　健胃生津化痰饮,咳逆上气咽喉利。

【方剂组成】麦冬90克,半夏(洗)15克,人参6克,甘草(炙)6克,粳米9克,大枣4枚。

【用法】上六味,水煎温服。

【方解】麦冬为补虚润燥药,而有健胃镇咳等作用,本方用为主药,佐以人参、甘草、粳米、大枣补中益气,伍以半夏下气逐饮,故此治里

虚津虚、虚火夹痰而致之咳逆上气、咽中枯燥、痰涎黏着不去者。

原文注释

《金匮要略·肺痿肺痈咳嗽上气病脉症并治》第 10 条：火逆上气，咽喉不利，止逆下气者，麦门冬汤主之。

注解：上气，是指咳逆喘息而言。火逆上气，是说此喘咳由火逆所致。咽喉不利，指咽喉枯燥，痰涎胶着不去，若止此火逆而下其气，则宜以麦门冬汤主之。

【临床应用】慢性咳喘、结核病多因咳喘久吐出大量痰液，同时痰饮阻滞胃纳欠佳，致使津液大伤，故见咳喘连绵、咽喉不利。这种情况健胃生津是关键，而佐以降气化痰和清润。因此本方常用于咳喘的后期或恢复期而有咽喉不利者。

29. 甘草干姜汤方

【辨证要点】胃虚寒，吐涎沫呕逆者。

【方剂组成】甘草（炙）12 克，干姜 6 克。

【用法】上两味，水煎温服。

【方解】本方主用甘草缓急养液，佐以干姜温中逐饮，故治胃虚有寒饮，或呕逆吐涎沫，或遗尿、小便数而急迫者。

原文注释

《伤寒论》第 29 条：伤寒，脉浮、自汗出、小便数、心烦、微恶寒、脚挛急，反与桂枝汤欲攻其表，此误也。得之便厥，咽中干、烦躁吐逆者，作甘草干姜汤与之，以复其阳。若厥愈足温者，更作芍药甘草汤与之，其脚即伸；若胃气不和、谵语者，少与调胃承气汤；若重发汗，复加烧针者，四逆汤主之。

注解：脉浮、自汗出、心烦、微恶寒，虽形似桂枝汤证，但无热而恶寒，则病已有从阳入阴之象，尤其小便数为胃虚不能制水，脚挛急为津少不足以养筋。这种情况如错用桂枝汤攻表以发汗，则更使人体津液伤损，引起四肢厥而咽中干，如激动里饮则进一步引起烦躁、吐逆，这时的治疗应用甘草干姜汤温中逐饮，以治烦逆。以复其阳者，是说振兴其胃气，以恢复津液（已多次讲经方的"阳"指津液）。若厥愈足温，而脚挛急不已，再与芍药甘草汤缓其拘挛，其脚即伸。若由于津液亡失，胃中不和而谵语者，可与调胃承气汤微和胃气。假如重发汗或复加烧针，迫使大汗出，必致虚极的阴虚寒重证，虽亦出现四肢厥逆，但并非用本方所能治了，当须用四逆汤主之。

按：用甘草干姜汤治疗烦躁吐逆证，临床常见于慢性气管炎、支气管扩张等病。"以复其阳"，指恢复津液，这是经方理论概念，与麻黄汤（第46条）治疗阳气重类属，宜注意。

《金匮要略·肺痿肺痈咳嗽上气病脉证并治》第5条：肺痿，吐涎沫而不咳者，其人不渴，必遗尿，小便数，所以然者，以上虚不能制下故也，此为肺中冷。必眩、多涎唾，甘草干姜汤以温之。若服汤已，渴者，属消渴。

注解：肺痿的概念，《金匮要略·肺痿肺痈咳嗽上气病脉证并治》第1条说："……寸口脉数，其人咳，口中反有浊唾涎沫者何？师曰：为肺痿之病……"本条所述，为形似肺痿，吐涎沫但不咳者，此非有热的肺痿，而为肺中冷。胃虚有饮，故其人不渴。胃虚于上，则不能制水于下，故遗尿、小便数。至于头眩、多涎唾，皆水气上犯的证候，亦即肺中冷之所由来也，故宜甘草干姜汤温中以逐饮，服后诸证已。若发渴者，此又转为消渴病，当于消渴门中求之，而非本方所能治了。

按：本条很显然是讲肺痿与肺中冷的鉴别，也就是说甘草干姜汤用于胃虚寒的肺中冷，不能用于有热的肺痿。临证主要依据里虚寒，而不是依据病名。

【临床应用】临床常见于慢性气管炎、支气管扩张等病，亦见于急慢性病，由于里虚寒而出现咽干、吐涎沫者。

经方大师胡希恕医案

宋某，男，35岁，病历号124743，1968年3月24日初诊。头晕、呕逆、吐涎沫1月余，伴嗳气，右偏头疼，口干不思饮，大便溏，苔白滑，脉沉弦细，右寸浮。

证为胃虚寒、饮邪上犯。治应温中化饮，与甘草干姜汤加味：

炙甘草18克，干姜10克，陈皮30克，半夏15克。

结果：上药服3剂，诸症均已。

30. 甘草干姜茯苓白术汤方（甘草干姜汤加茯苓白术）

【辨证要点】腰冷沉重、小便自利者。

【方剂组成】甘草6克，白术6克，干姜12克，茯苓12克。

【用法】上四味，水煎温服。

【方解】本方是由甘草干姜汤加味而成。茯苓、白术并用，温中祛寒，故反治小便自利。干姜重用，伍茯苓、白术更治湿痹，因此本方治肾着而腰以下冷痛，故又称肾着汤。

原文注释

《金匮要略·五脏风寒积聚病脉证并治》第16条：肾着之病，其人身体重，腰中冷，如坐水中，形如水状，反不渴，小便自利，饮食如故，病属下焦，身劳汗出，衣里冷湿，久久得之，腰以下冷痛，腹重如带五千钱，甘姜苓术汤主之。

注解：古人以腰属肾，湿痹在腰，故名为肾着。腰被寒湿所困，故其人身体重而腰中冷，如坐水中，形如水肿状，但反不渴而小便自利，与一般的水气病不同，水不在胃，故饮食如故。病在下焦，故腰以下冷痛，腹重如带五千钱。此病多由于身劳汗出、衣里冷湿而久久得之者，宜以甘姜苓术汤主之。

【临床应用】以腰冷重为本方的主证，用于腰痛水肿以及遗尿等证均有验。本方尤善治遗尿。

经方大师胡希恕医案

刘某，女，16岁，"文革"时东北串联学生，初诊日期1966年10月19日。自8岁遗尿，经中西医久治无效，串联至此，特来求医。自感无特殊不适，唯腰稍酸沉，苔白润，脉细缓。

证属寒湿下注，治以温化寒湿，与甘姜苓术汤：

茯苓12克，干姜10克，苍术10克，炙甘草6克。

结果：上药服2剂症已，1966年12月1日特来索处方以备后患。

31. 苓甘五味姜辛汤方（苓桂五味甘草汤去桂枝加干姜细辛）

【辨证要点】里虚寒无表证咳而胸满、口不渴者。

【歌诀】苓甘五味姜辛汤，病属太阴里寒方，
　　　　冲气不显胸满甚，温中逐饮祛寒凉。

【方剂组成】茯苓12克，甘草9克，干姜9克，细辛9克，五味子15克。

【用法】上五味，水煎温服。

【方解】本方是由苓桂五味甘草汤去桂枝加干姜、细辛而成。细辛、干姜温中逐饮；五味子性酸温，益气止咳，并敛细辛、干姜的辛散，这三味常在一起配伍治寒饮咳逆。茯苓、甘草亦益气化痰祛饮，故五味配合，共治病属太阴里寒的痰饮咳而胸满者。

原文注释

《金匮要略·痰饮咳嗽病脉证并治》第37条：冲气即低，而反更咳胸满者，用桂苓五味甘草汤去桂，加干姜、细辛，以治其咳满。

注解：本条是接前第36条而说，服苓桂五味甘草汤后，则冲气即低，但因里寒饮盛未去，故咳逆不减反更感胸满，因此去治冲气的桂枝，加驱寒饮的干姜、细辛治之。

【临床应用】本方证常见于慢性咳喘，如慢性支气管炎、肺气肿、肺心病无表证，而属太阴里寒证者。

32. 苓甘五味姜辛夏汤方（苓甘五味姜辛汤加半夏）

【辨证要点】咳而胸满、吐稀白痰、头晕呕逆者。

【歌诀】苓甘五味姜辛夏，咳满暂止冲气发，
　　　　痰饮在里无表证，治疗支饮效可夸。

【方剂组成】茯苓12克，甘草（炙）6克，细辛6克，干姜6克，五味子15克，半夏15克。

【用法】上六味，水煎温服。

【方解】本方是由苓甘五味姜辛汤加半夏而成。半夏逐饮止呕，降逆治咳，加于苓甘五味姜辛汤中，故治疗该方证见饮多而呕逆者。

原文注释

《金匮要略·痰饮咳嗽病脉证并治》第38条：咳满即止，而更复渴，冲气复发者，以细辛、干姜为热药也，服之当遂渴，而渴反止者，为支饮也。支饮者，法当冒，冒必呕，呕者复内半夏，以去其水。

注解：本条是接前苓甘五味姜辛汤方证而说，服苓甘五味姜辛汤后，咳满即止，但患者又感口渴、气上冲，这是因为细辛、干姜为驱寒逐饮

的热药，服后痰饮去，同时胃中燥，故感口渴。但没多久口渴又消失了，这是心下有支饮的缘故。支饮容易出现饮逆上冲而见眩冒，眩冒和呕的成因都是饮逆上冲，两者多同时并见，故谓冒者亦必呕，这种证是因水饮重，所以用苓甘五味姜辛汤加半夏，以去水饮。

【临床应用】本方与苓甘五味姜辛汤方义相同，凡遇前方证痰饮重者即可用本方。

33. 苓甘五味姜辛夏杏汤方（苓甘五味姜辛夏汤加杏仁）

【辨证要点】苓甘五味姜辛夏汤证兼见头面、四肢浮肿者。

【方剂组成】茯苓12克，甘草9克，细辛9克，干姜9克，五味子15克，半夏15克，杏仁（去皮尖）15克。

【用法】上七味，水煎温服。

【方解】本方是由苓甘五味姜辛夏汤加杏仁而成。杏仁温化寒饮、降逆止咳，这里主要用其逐水气，故本方的适应证是苓甘五味姜辛夏汤证而有浮肿者。

原文注释

《金匮要略·痰饮咳嗽病脉证并治》第39条：水去呕止，其人形肿者，加杏仁主之。其证应内麻黄，以其人遂痹，故不内之。若逆而内之者，必厥。所以然者，以其人血虚，麻黄发其阳故也。

注解：本条是接前苓甘五味姜辛夏汤方证而说，服该汤后，则水饮去而呕即止，因患者身体浮肿，故加杏仁治疗。值得注意的是，本证是水饮外溢的浮肿，一般多用麻黄发表行水，但患者有手足痹血虚证，故不用麻黄而用杏仁。如果误用麻黄发汗，则加重血虚，使患者出现厥逆，这是因为麻黄损伤了人体津液的缘故。

按：这里又出现"发其阳"，从文义上看，就是发其津液。夺汗则亡血，故血虚者不可发汗（发其阳、津液），麻黄尤当严禁。由本条说明，可知杏仁有代麻黄以驱水气治浮肿作用。

【临床应用】本方应用与苓甘五味姜辛夏汤相似，而以见头面、四肢浮肿为辨证要点。本方证常见于急慢性咳喘。

经方大师胡希恕医案

黄某，女，38岁，1966年2月12日初诊。咳嗽已半月不愈，咳吐白痰，咽痒胸闷，口干不思饮，鼻流清涕，颜面浮肿，大便溏稀，日1～2行，舌苔白腻，脉滑右寸浮。

此属寒饮内盛，外溢于表之证，治以温中化饮，稍佐解表，与苓甘五味姜辛夏杏汤：

茯苓12克，炙甘草10克，细辛6克，干姜6克，五味子10克，清半夏12克，杏仁15克。

结果：上药服1剂，咳即止，3剂后浮肿消，他症也渐好转。

34. 苓甘五味姜辛夏杏大黄汤方（苓甘五味姜辛夏杏汤加大黄）

【辨证要点】苓甘五味姜辛夏杏汤证兼见上热而大便难者。

【方剂组成】茯苓12克，甘草9克，五味子15克，干姜9克，细辛9克，半夏15克，杏仁15克，大黄6克。

【用法】上八味，水煎温服。

【方解】本方即苓甘五味姜辛夏杏汤再加大黄而成。大黄苦寒清热、泻下攻实，有通便作用，这里主要用其通便作用，来治疗苓甘五味姜辛夏杏汤证兼见大便难者。

原文注释

《金匮要略·痰饮咳嗽病脉证并治》第 40 条：若面热如醉，此为胃热上冲熏其面，加大黄以利之。

注解：本条是接前苓甘五味姜辛夏杏汤方证而说，若兼见面色如醉状，这是因为里有寒饮又见胃热上冲熏蒸颜面的原因，故治疗在前方中加大黄以下其热。

【临床应用】本方证为太阴阳明合病，慢性支气管炎出现本方证的机会颇多，尤以老年患者更多见，也见于青壮年。

经方大师胡希恕医案

王某，男，43 岁，1966 年 1 月 31 日初诊。自幼咳喘，反复发作，今咳喘月余，吐白痰多，晚上喘重，不能平卧，胸闷心烦，口干不思饮，大便干结，小便如常，舌苔白腻，脉弦细。

证属寒饮内停，郁久化热，呈太阴阳明合病，治以温中化饮，佐清阳明，与苓甘五味姜辛夏杏大黄汤：

茯苓 12 克，炙甘草 10 克，五味子 10 克，干姜 6 克，细辛 6 克，半夏 12 克，杏仁 12 克，大黄 6 克。

结果：上药服 1 剂，自感喘已，继服 2 剂，咳痰大减。二诊改半夏厚朴汤加味 3 剂，自感无不适。

35. 茯苓杏仁甘草汤方

【辨证要点】短气胸闷、小便不利者。

【方剂组成】茯苓 18 克，杏仁 12 克，甘草 6 克。

【用法】上三味，水煎温服。

【方解】茯苓利尿驱饮，杏仁下气定喘，甘草缓急，故此治心下有水气、痰饮而短气喘急、小便不利者。

原文注释

《金匮要略·胸痹心痛短气病脉证并治》第6条：胸痹，胸中气塞，短气，茯苓杏仁甘草汤主之，橘枳姜汤亦主之。

注解：由于里虚寒致气逆满于胸中则胸中气塞，里寒水阻于上心下则短气，这种情况可用茯苓杏仁甘草汤治疗，亦可用橘枳姜汤治疗。前者着重利水偏于治短气，后者着重行气偏于治气塞，临证据主从择一而用之。

这里要明白，胸中气塞，当亦必短气，而短气亦必有胸中气塞，故临床须审其主从，即气塞而短气者，宜橘枳姜汤以行气，气平则短气亦自己。短气而胸中气塞者，宜茯苓杏仁甘草汤以利水，水去短气止，而胸中气塞亦自消。

【临床应用】不论感冒，还是气管炎、冠心病，凡见胸闷、短气、小便不利者，可选用本方。

36. 旋覆代赭汤方

【辨证要点】心下痞、噫气呕逆者。

【歌诀】旋覆代赭枣生姜，半夏人参甘草藏，
　　　　安中降逆除噫气，呕哕噎膈用无妨。

【方剂组成】旋覆花9克，人参6克，生姜15克，赭石12克，甘草（炙）9克，半夏（洗）15克，大枣（擘）4枚。

【用法】上七味，水煎温服。

【方解】旋覆花温中健胃而下结气，代赭石镇虚逆，半夏、生姜降饮逆，人参、甘草、大枣安中养正，故此治胃虚有饮而有诸呕逆证者。

原文注释

《伤寒论》第161条：伤寒发汗、若吐、若下，解后，心下痞硬，噫气不除者，旋覆代赭汤主之。

注解：伤寒经过发汗或攻下等法治疗，伤寒证虽解，但胃气大虚，故心下痞硬。噫气不除者，是说服其他药而噫气还不除，宜以旋覆代赭汤主之。

【临床应用】胃虚极，客气结于心下，大便不通，气逆不降者，不限于噫气一症，呕哕噎膈诸症本方亦有良效。但心下不痞硬者，用之则不验。常以本方加乌贼骨，治十二指肠溃疡心下痞硬、疼痛、噫气而大便秘者亦验。

经方大师胡希恕医案

白某，男，48岁，病历号17044，1965年1月17日初诊。胃脘痛胀、心下堵闷已3年，经检查诊为"十二指肠溃疡""胃下垂"，经多治不效。现症有噫气、呕吐、口干不思饮，苔白腻，脉沉弦细。

知为胃虚有饮，故以益胃化饮治之，与旋覆代赭汤加味：

旋覆花10克（包），生赭石10克，党参10克，生姜15克，炙甘草6克，半夏15克，大枣4枚，乌贼骨15克，川贝母10克。

结果：服3剂知，6剂诸症减轻。

37. 橘皮汤方

【辨证要点】干呕，纳差者。

【方剂组成】橘皮12克，生姜24克。

【用法】上两味，水煎温服。

【方解】橘皮温中理气，利水谷，止呕咳。生姜温中祛寒。两者为伍，治胃中冷、干呕哕甚而手足厥者。

原文注释

《金匮要略·呕吐哕下利病脉证治》第22条：干呕哕，若手足厥者，橘皮汤主之。

注解：有声无物为干呕，哕即呕逆。干呕哕甚，气逆而不下，因致手足厥冷者，橘皮汤主之。

【临床应用】本方是治呕逆、噫气的常用药剂，凡病程短、病轻用之多有效，如病久、胃虚明显见心下痞者，要加用人参，或选茯苓饮、橘皮竹茹汤等适证用之。

38. 橘皮枳实生姜汤方

【辨证要点】胸痹、短气、堵闷者。

【方剂组成】橘皮48克，枳实9克，生姜24克。

【用法】上三味，水煎温服。《肘后备急方》《千金要方》云：治胸痹、胸中愊愊如满、噎塞习习如痒、喉中涩唾燥沫。

【方解】此于橘皮汤增量橘皮，更加消胀破结的枳实，故治橘皮汤证逆满剧甚而心胸痞塞者。

原文注释

《金匮要略·胸痹心痛短气病脉证治》第6条：胸痹，胸中气塞，短气，茯苓杏仁甘草汤主之；橘枳姜汤亦主之。

注解：胸痹为病名，《金匮要略·胸痹心痛短气病脉证治》第1条曰："师曰：夫脉当取太过不及，阳微阴弦，即胸痹而痛，所以然者，责其极虚也。今阳虚知在上焦，所以胸痹心痛者，以其阴弦故也。"大意是说：心阳上虚，寒邪下乘，因致胸痹心痛，故脉亦应之寸微而尺弦。胸痹病，若其人胸中气塞，呼吸困难而短气者，此为气壅饮逆所致，可适证选用茯苓杏仁甘草汤主之，或橘枳姜汤主之。

【临床应用】短气胸闷不明显，属茯苓杏仁甘草汤。气塞胸闷明显，宜橘枳姜汤，临证宜审主客择一而用之。本方证可见于由胃引起胸闷气短，也可见于由心肺疾病引起的胸闷气短。

39.橘皮竹茹汤方（橘皮汤加竹茹甘草人参大枣）

【辨证要点】胃虚哕逆，呕哕咳逆者。

【歌诀】橘皮竹茹汤大枣，人参生姜和甘草，
　　　　重用橘皮治哕逆，健胃降气咳逆好。

【方剂组成】橘皮96克，竹茹15克，大枣10枚，甘草15克，人参3克，生姜24克。

【用法】上六味，水煎温服。

【方解】橘皮汤重用橘皮，复加治咳逆上气的竹茹，和甘草、人参、大枣安中缓急，故治橘皮汤证哕逆剧烈而急迫者。

原文注释

《金匮要略·呕吐哕下利病脉证治》第23条：哕逆者，橘皮竹茹汤主之。

注解：胃气虚则客邪乘之，故哕，橘皮竹茹汤主之。

【临床应用】本方加半夏治呕哕诸逆尤妙，百日咳哕逆者用之亦验。

40.《外台》茯苓饮方（橘皮枳实生姜汤加人参茯苓白术）

【辨证要点】胸满、腹胀、心下痞、纳差、小便不利者。

【歌诀】外台茯苓饮白术，橘枳姜加人参服，

中寒停饮心下痞，嗳气纳差咳逆除。

【方剂组成】茯苓9克，人参9克，白术9克，枳实6克，橘皮9克，生姜12克。

【用法】上六味，水煎温服。

【方解】本方是橘皮枳实生姜汤加健胃的人参、利尿的茯苓白术，故治橘枳姜汤证心下痞硬、小便不利或有停饮者。

原文注释

《金匮要略·痰饮咳嗽病脉证并治》附方：《外台》茯苓饮：治心胸中有停痰宿水，自吐出水后，心胸间虚，气满不能食，消痰气，令能食。

注解：心胸中有停痰宿水，即指胃中有水饮。胃中有宿饮，因常自吐水，但吐出水后，心胸间仍有气胀而不能食，本方有驱水饮消胀、进食的作用，故治之。

【临床应用】本方加半夏则效尤捷，不问其吐水与否，若以心胸满不能食为目的活用于胃炎、胃下垂以及溃疡诸病，均有良验。此与旋覆代赭汤均属常用的治胃良方。本方证亦常有噫气，但患者以噫气为快，且大便多溏，与旋覆代赭汤证苦于噫气不除、大便虚秘者显异。心胸满甚，可酌增橘枳用量；痛剧可加延胡索。

经方大师胡希恕医案

宋某，女，44岁，病历号71969，1965年10月29日初诊。腹胀、纳差已多年，经针灸、中药理气等法治疗，症或有减，但停药后，腹胀、纳差如前。近状：腹胀、纳差、乏力、短气、下肢浮肿、小便短少、大便溏，苔薄少，脉沉细弦。

证属胃虚饮停，治以温胃化饮，与茯苓饮加味：

党参10克，陈皮30克，枳实10克，茯苓15克，苍术10克，生姜10克，半夏12克。

结果：上方服1月余，腹胀消，纳如常。1966年3月11日随访如常人。

41. 甘草小麦大枣汤方

【辨证要点】无故哭笑、呵欠难以自控而偏虚者。

【方剂组成】甘草9克，小麦30克，大枣10枚。

【用法】上三味，水煎温服。

【方解】三药皆味甘缓急之品，主在温中养胃以生津血，故治津血虚的精神失常而急迫者。

原文注释

《金匮要略·妇人杂病脉证并治》第6条：妇人脏躁，喜悲伤欲哭，像如神灵所作，数欠伸，甘麦大枣汤主之。

注解：喜悲伤欲哭，即屡有悲伤欲哭的意思，像如神灵所作，是说其言行动作，像有神灵凭依的样子。欠伸即呵欠，数欠伸，是说呵欠频频不断。此宜甘草小麦大枣汤主之。

【临床应用】脏躁所指不明，多认为是津血虚脏腑失养，通过实践，凡无故哭笑，情难自已的神经症、精神病，不论男女用之多验。虚证小儿夜哭用之也效。

42. 苦酒汤方

【辨证要点】咽干痛，声嘶哑表证不明显者。

【方剂组成】半夏（洗，破如枣核）14枚，鸡子（去黄，内上苦酒，着鸡子壳中）1枚。

【用法】上两味，内半夏着苦酒中，以鸡子壳置刀环中，安火上，令三沸，去滓。少少含咽之，不差，更作三剂。

【方解】《神农本草经》谓："半夏，辛平，主喉咽肿痛。"《本草图经》谓："主胃冷，呕哕。"后世多认为是温中化饮药。本方用其主治咽喉肿痛，是因寒痰所致。复以苦酒之酸以敛疮疡，蛋清之润以利音声，少少咽之。不但易下，而且使溃患处，实治咽中生疮的妙法。

原文注释

《伤寒论》第312条：少阴病，咽中伤、生疮、不能语言、声不出者，苦酒汤主之。

注解：冠之以少阴病，是说人正气本虚，病在表很快传半表半里和里，并出现咽中伤、生疮，以至不能语言、声不出者，此是痰饮阻滞咽喉，故以苦酒汤主之。

【临床应用】这里所称的少阴病，并非真是少阴病，而所以冠之以少阴病者，与半夏散及汤方证的取意同，可互参。

本方常用于治疗外感后或多语而致声音嘶哑。煎药可改用搪瓷勺、砂锅（更好），先用米醋适量煎半夏15克约5分钟，然后加入等量鸡子清，看变白浊即离火，放瓷碗中，放冷，频频呡服，治愈尤多，不再举例。

43. 甘草粉蜜汤方

【辨证要点】胃脘疼痛、急迫而胀满不甚者。

【方剂组成】甘草6克，粉3克，蜜12克。

【用法】上三味，水三杯，先煮甘草，取两杯，去滓，内粉、蜜，搅令和，煎如薄粥，温服一杯，瘥即止。

按：原书只谓粉，为治蛔虫，当是铅粉，不过铅粉有毒，肝肾功能不全者忌用。

【方解】铅粉杀虫，甘草、蜂蜜既能止痛，又以甘草而诱杀之，实治虫痛的妙法。

原文注释

《金匮要略·趺蹶手指臂肿转筋阴狐疝蚘虫病脉证治》第6条：蚘虫之为病，令人吐涎，心痛，发作有时，毒药不止，甘草粉蜜汤主之。

注解：吐涎、心腹痛发作有时，为有蛔虫，用其他毒药而痛不止者，以甘草粉蜜汤主之。

【临床应用】甘草蜂蜜治心腹痛有奇效，临床应用常去铅粉，而加白及10克，治溃疡病剧痛者，屡用皆验。

经方大师胡希恕医案

夏某，女，52岁，病历号35866，1980年4月17日初诊。反复发作胃脘疼痛已10多年，经钡剂造影检查诊断为"十二指肠球部溃疡"，近1周来痛如刀割，夜晚尤甚，用中西药多治无效，苔白微腻，脉弦细沉。

证属中寒急迫，急以温中缓急，与甘草粉蜜汤加减：

甘草18克，白蜜45克，白及10克。

结果：当日服1煎痛未作，夜得安眠，第2天服第2煎尽，自觉如常人，又继服小建中汤3剂，疗效巩固，停药1周也未见不适。

44. 排脓汤方（桔梗汤加生姜大枣）

【辨证要点】咳唾浊痰、胸痛而病久者。

【方剂组成】甘草6克，桔梗9克，生姜6克，大枣4枚。

【用法】上四味，水煎温服。

【方解】此于桔梗汤增量桔梗，加强排脓的作用，复加姜枣辅甘草安中以养正，疮痈耗人气血，排脓养正是为要法。

【临床应用】此方见于《金匮要略·疮痈肠痈浸淫病脉证并治》篇，但有方无证，就其方名，知为疮痈排脓而设，由于来源于桔梗汤，若参照桔梗汤证而活用之，可无大错。

45.枳术汤方

【辨证要点】心下坚满而边界清楚又见小便不利者。
【方剂组成】枳实20克，白术9克。
【用法】上两味，水煎温服。
【方解】枳实行气、破结而消胀满，伍以温中逐饮利尿的白术，故治里寒有水饮、心下坚满而小便不利者。

原文注释

《金匮要略·水气病脉证并治》第32条：心下坚，大如盘，边如旋盘，水饮所作，枳术汤主之。

注解：旋盘为何物不明，胡希恕老师认为是古人做凉粉的盘子。但谓边如旋盘明明是边缘界限分明。心下坚满，其大如盘，按之边缘分明，此为水饮所作，宜以枳术汤主之。

【临床应用】根据条文所述，该方证当是腹部软组织水肿之类病变，急慢性皆可见，依证用之多验。

鲍艳举医案

徐某，女，25岁，个体户，2007年1月4日初诊。左下腹包块8年余。患者诉8年前曾去广东打工，由于不习惯南方水土以及饮食，出现习惯性便秘，自服果导片（2片/日）以通便。服用100片，左下腹出现一个良性包块，大小约3.5cm×5.0cm，质软，按之可移动或缩小，但不久又出现。后患者调动工作，习惯性便秘好转，但左下腹包块仍旧存在。

腹部 B 超及腹部立卧位 X 片均未见异常，其余生化检查均正常，患者为求中医治疗，慕名请冯老师诊治。刻诊：形体偏胖，精神可，左下腹可见 1 个 3.5cm×5.0cm 大小包块，质软，按之移动并呃逆，偶有牵拉感，余未见异常，食纳可，眠安，二便调，舌质淡，苔薄白腻，脉沉细。

请教冯老师，老师认为证属太阴病兼有水饮，与枳术汤：

枳实 10 克，白术 15 克，苍术 15 克。5 剂，水煎服。

结果：患者服用 2 剂后，自觉包块明显减小，包块牵拉感消失，又继服 3 剂，左下腹包块消失，随访至今未再复发。

按：该患者左下腹包块，现代医学通过各种检查均未明确诊断，而患者却有明显的不适，这就靠中医的辨证论治了。当时患者叙述完症状后，冯老师立刻就背出了《金匮要略·水气病脉证并治》第 32 条的原文："心下坚，大如盘，边如旋盘，水饮所作，枳术汤主之。"冯老师认为原文中的"旋盘"为古代做凉粉的盘子，但谓"边如旋盘"则说明边缘界限分明，再结合该患者的具体症状、体征，以及舌脉可判断此包块为水饮所作。由于患者当年打工时，水土不服，且又久用果导片，导致脾胃功能受损，运化失常，水饮内停而致包块内生。故用枳术汤，枳实行气、破结而消胀满；白术、苍术温中逐饮。方子虽小，但切合病机，用之神效，8 年之疾得以速愈。

46. 瓜蒌薤白白酒汤方

【辨证要点】胸闷、胸背痛、短气或喘息者。

【方剂组成】瓜蒌实（捣）30 克，薤白 15 克，白酒 7 杯。

【用法】上三味，同煮，取两杯，分温再服。

按：不能饮白酒者，可以黄酒代之。

【方解】瓜蒌开胸逐痰止嗽，薤白味辛，温，散结止痛，合以为方，故治胸痹痛而喘息咳唾者。煎以白酒，更使药力畅行无阻也。

> 原文注释

《金匮要略·胸痹心痛短气病脉证治》第3条：胸痹之病，喘息咳唾，胸背痛，短气，寸口脉沉而迟，关上小紧数，瓜蒌薤白白酒汤主之。

注解：寸口以候胸中，今关脉沉而迟，知为胸中的气虚。关上以候心下，今关上小紧弦，知为心下寒饮盛，寒饮乘虚逆迫于胸中，因致喘息咳唾、胸背痛而短气，此胸痹之病，宜以瓜蒌薤白白酒汤主之。

按：心一动则三部脉皆动，寸关尺可有形象的不同，但绝无至数的互异。若寸脉迟，关上亦不可能数，数当是弦之误，宜改之。

【临床应用】本方证多见于哮喘、胸膜炎、冠心病而属痰饮阻滞者。

47. 瓜蒌薤白半夏汤方（瓜蒌薤白白酒减薤白量加半夏）

【辨证要点】胸闷心痛、咳逆短气甚者。

【方剂组成】瓜蒌实（捣）30克，薤白9克，半夏15克，白酒10杯。

【用法】上四味，同煮，取四杯，温服一杯，日三服。

按：不能饮白酒者，可以黄酒代之。

【方解】此于瓜蒌薤白白酒汤减少薤白量，而加大量温中下气逐饮的半夏，故治瓜蒌薤白白酒汤证，饮逆较甚而喘息咳唾更剧者。

> 原文注释

《金匮要略·胸痹心痛短气病脉证治》第4条：胸痹不得卧，心痛彻背者，瓜蒌薤白半夏汤主之。

注解：不得卧，是说胸闷心痛，或喘息咳唾剧甚而致不得卧。心痛彻背，即从心到背俱疼的意思，此为寒饮阻胸，宜以瓜蒌薤白半夏汤主之。

【临床应用】本方证多见于冠心病心绞痛、胸膜炎等病。

安某，女，74岁，病历号162346，1965年6月14日初诊。患心绞痛1年多，常胸前剧痛，每发作则不能平卧，呼吸困难，大汗出，经常服用硝酸甘油、氨茶碱，大便干，口干不思饮，苔白厚，脉弦细。

证属痰阻胸阳、瘀血阻络，治以化痰通阳、祛瘀通脉，与瓜蒌薤白半夏汤加味：

瓜蒌45克，薤白27克，半夏70克，白酒60毫升，桂枝10克，枳实10克，桃仁10克，陈皮30克，白芍12克。以水煎服。

结果：上药服3剂，痛减，但小有劳则发心区痛，上方加茯苓12克，继服6剂，胸痛时作时休，仍以上方稍加减，服1个月后，胸痛不再发作。

48. 枳实薤白桂枝汤方（瓜蒌薤白白酒汤加枳实厚朴桂枝）

【辨证要点】瓜蒌薤白白酒汤证胸腹逆满明显者。

【方剂组成】枳实12克，厚朴12克，薤白24克，桂枝3克，瓜蒌实（捣）30克。

【用法】上五味，水煎温服。

【方解】本方是瓜蒌薤白白酒汤加行气消胀的枳实、厚朴，降冲气的桂枝，故治瓜蒌薤白白酒汤证而胸腹逆满者。

原文注释

《金匮要略·胸痹心痛短气病脉证治》第5条：胸痹，心中痞气，留气结在胸，胸满胁下逆抢心，枳实薤白桂枝汤主之，人参汤亦主之。

注解：心中痞气，指心中有痞塞感；气结在胸，指气充塞于胸中而不去；胸满胁下逆抢心，为气自胁下逆抢于心而胸胀满。胸痹见此证时，为痰阻气逆，宜以枳实薤白桂枝汤主之。如里虚寒心下痞硬明显者，可用人参汤主之。

【临床应用】本方重于理气降冲，凡胸痹胃脘胀满者可适证应用。

49. 猪苓散方

【辨证要点】呕渴而小便不利者。

【方剂组成】猪苓、茯苓、白术各等份。

【用法】上三味，研为细末，开水送服3克，日三服。

【方解】三物均为利水药，但茯苓、白术均主温利水胃，而猪苓则主利水除水郁之热而有止渴作用，合而为方温中利水，故治胃中有水饮渴而小便不利者。

原文注释

《金匮要略·呕吐哕下利病脉证治》第13条：呕吐而病在膈上，后思水者，解，急与之。思水者，猪苓散主之。

注解：饮上于膈则呕吐，故谓呕吐而病在膈上。吐后胃中干则思水，此时则呕亦必解，应急给少量水喝以和其胃。如果思水喝少量水仍不愈者，用猪苓散治疗。

【临床应用】呕吐后，饮去胃中干则思水而呕止，如果饮多水聚则呕易反复发作，以是呕渴往复，无有已时。猪苓散止渴逐饮，为此证最理想的治疗手段，此即所谓治属饮家者是也。

50. 泽泻汤方

【辨证要点】心下停饮见眩晕、小便不利者。

【方剂组成】泽泻15克，白术6克。

【用法】上两味，水煎温服。

【方解】泽泻与白术虽均属利尿健胃药，但泽泻性寒，宜于热证，而白术性温，宜于寒证。泽泻较白术尤长于治水毒性的头冒眩，今取二药合用，故治里虚胃中有水饮，小便不利而冒眩者。

原文注释

《金匮要略·痰饮咳嗽病脉证并治》第25条：心下有支饮，其人苦冒眩，泽泻汤主之。

注解：心下有支饮，即胃中有水饮，谓为支饮者，以头冒眩，为水上迫的证候也，泽泻汤主之。

【临床应用】头目眩晕是常见证，本方证常见于内分泌功能失调、动脉硬化、高血压等病。

51.皂荚丸方

【辨证要点】里寒咳逆上气吐痰者。

【方剂组成】皂荚（刮去皮，酥炙）24克。

【用法】上一味，研细末，蜜丸如梧子大，以枣糕和汤服三丸，日三夜一服。

【方解】皂荚辛温，下水利窍，佐用枣糕以缓其峻猛，故治里虚寒饮阻滞而咳逆上气者。

原文注释

《金匮要略·肺痿肺痈咳嗽上气病脉证并治》第7条：咳逆上气，时时吐唾浊，但坐不得眠，皂荚丸主之。

注解：里有痰饮故时时吐浊痰，坐位时饮气能舒，卧则饮逆气迫，故呈但坐不得眠状态。此咳逆上气为痰饮所引起，宜用皂荚丸治疗。

【临床应用】多见于急慢性咳喘病，吐痰多者。

52. 蜀漆散方

【辨证要点】疟寒多热少者。

【方剂组成】蜀漆（洗去腥）、云母（烧二日夜）、龙骨等份。

【用法】上三味，研为细末，未发前以浆水（米汤、面汤）服1～2克。温疟加蜀漆2克，临发时服3克。

【方解】蜀漆，味辛，平。为常山的嫩枝叶，即常山苗。其功能为引吐除饮，为截疟要药。云母，《神农本草经》谓："味甘，平。主身皮死肌，中风寒热，如在车船上，除邪气，安五脏，益子精，明目。"为补中镇静之药。龙骨，味甘，平。《神农本草经》谓："主咳逆……小儿热气惊痫。"《名医别录》谓："疗心腹烦满……养精神，定魂魄，安五脏。"可知亦为补中镇静之药。故本方治里虚寒饮的牝疟胸腹动悸，或烦惊者。

原文注释

《金匮要略·疟病脉证并治》第5条：疟多寒者，名曰牝疟，蜀漆散主之。

注解：心为牝脏，心为痰阻，则多寒少热，因称之为牝疟，宜以蜀漆散主之。

【临床应用】本方与牡蛎汤、柴胡桂枝干姜汤都治牝疟、疟多寒或但寒不热，但三方主治功能各不相同，本方主在逐饮化痰；牡蛎汤主在解表化饮；而柴胡桂枝干姜汤主在和解半表半里而祛寒饮。可见疟病的治疗，因表现的病位不同而用不同的方药。

53. 柏叶汤方

【辨证要点】吐衄下血、烦热腹痛而脉无力者。

【方剂组成】柏叶9克,干姜9克,艾叶15克。

【用法】上三味,以水五杯,取马通汁一杯,合煮,取一杯,分温再服。

按:《外台秘要》引张仲景《伤寒论》作:青柏叶三两,干姜二两切,艾三把,右三味以水五升,煮取一升,去滓,别绞取新马通汁一升,相合煎,取一升,绵滤之,温分再服。马通汁是马屎汁也,一方有阿胶,无艾。

【方解】柏叶为止血药。马通汁即马粪取水化开,以布滤汁澄清,此物亦善治吐衄,故本方实为强有力的止血药,但性偏温,宜于寒证,而不宜于热证。又马通汁秽臭难服,可以黄土汁代之,或加阿胶更佳。

原文注释

《金匮要略·惊悸吐衄下血胸满瘀血病脉证治》第14条:吐血不止者,柏叶汤主之。

注解:服诸止血药而吐血不止者,多为虚寒血证,故宜以本方主之。

【临床应用】各种原因引起的吐衄下血,证属虚寒者,可适证应用。

54. 蛇床子散方

【辨证要点】妇人阴部寒湿肿痛,或瘙痒下白浊者。

【方剂组成】蛇床子仁。

【用法】上一味,研细末,以白粉(即铅粉)少许,和令相得,如枣大,绵裹内之,自然温。

【方解】蛇床子苦平，有温子脏、逐寒湿、疗阴中肿痛等作用。铅粉杀虫、杀菌，合为坐药，当治阴中寒湿下白物或阴中痒，今所知滴虫、真菌等引起的阴道炎有验。

原文注释

《金匮要略·妇人杂病脉证并治》第20条：妇人阴寒，温阴中坐药，蛇床子散主之。

注解：阴寒，即阴中寒，暗示有白物或湿痒诸症，宜温中坐药，本方主之。

按：张仲景对外用药亦注意辨证，苦参属阳明，本方属太阴，对比研究可自明。

【临床应用】阴道滴虫、真菌性阴道炎本方有效。改用蛇床子煎汤坐浴效也佳。

55. 肘后獭肝散方

【辨证要点】虚劳证属虚寒者。

【方剂组成】獭肝一具。

【用法】炙干，研细末，每服3克，日三服。

【方解】獭肉皆寒，唯肝独温，故尤宜冷劳，又主鬼疰一门相染，总属阴邪，须以正阳化之耳。

原文注释

《金匮要略·血痹虚劳病脉证并治》附方（二）:《肘后》方獭肝散：治冷劳。又主鬼疰，一门相染。

注解：冷劳所指何证不明，由一门相染来看，似指肺结核之类病，昔某老中医曾制为丸药治疗是病，但疗效并不理想。

【临床应用】可试用于肺结核等虚寒性疾病。

56. 诃梨勒散方

【辨证要点】虚寒性咽痛、腹泻。

【方剂组成】诃梨勒（煨）10 枚。

【用法】上一味，研细末，粥饮和顿服。

【方解】诃梨勒，又名诃子，为温性收敛药，有止下利、除冷气的作用，故宜于里虚寒胃肠气虚、消化不良而下利气者。

原文注释

《金匮要略·呕吐哕下利病脉证并治》第 47 条：气利，诃梨勒散主之。

注解：气利是指下利而矢气并作，也即水与气并下，是胃肠虚寒的原因，故用性温收敛的诃子治疗。

【临床应用】从本条可知诃子常用于虚寒性腹泻，是为人皆知的。而藏医广用诃子治许多病，如感冒、咳嗽等都离不开诃子。临床常用于虚寒性的咳嗽、咽痛等疗效确佳。

57. 鸡屎白散方

【辨证要点】虚寒转筋腹痛。

【方剂组成】鸡屎白。

【用法】上一味，研为细末，每服 3 克，温水送服。

按：关于本方的服法，张仲景未曾提及煎煮，可能是生用，而《肘后备急方》云："以水六合，煮三沸，顿服之。"《外台秘要》同。可供参考。

【方解】鸡屎白，《神农本草经》记载"主消渴、伤寒、寒热"，可见其为滋润性解热药。于本方之用，更知有治转筋的特能。

原文注释

《金匮要略·趺蹶手指臂肿转筋阴狐疝蛔虫病脉证治》第3条：转筋之为病，其人臂脚直，脉上下行，微弦，转筋入腹者，鸡屎白散主之。

注解：其人臂脚直，是形容转筋症状表现。脉上下行，微弦，是转筋的脉象表现。转筋入腹者，是说转筋甚者则自脚上入于腹。这种转筋可用鸡屎白散治疗。

【临床应用】乍冷乍热的刺激，或汗出多，或腹泻，或缺钙等原因，使局部筋脉失调均可致转筋发作，轻者不久自已，剧者上入腹急痛不已者可服本方治疗。惜鸡屎白城市药房多不备，因而本方用之甚少。农村有自喂高粱米于鸡，收集鸡屎白用之者，不但治疗转筋，还用于治疗肝硬化腹水等，后世仿《素问》鸡屎醴治鼓胀，与此相类，其药用值得进一步探讨。

58. 蜜煎导方

【辨证要点】热不明显的便秘。

【方剂组成】蜜30克。

【用法】上一味，于铜器内，微火煎之，当须凝如饴状，搅之勿令焦著，欲可丸，并手捻作挺，令头锐，大如指，长二寸许。当热时急作，冷则硬。以内谷道中，以手急抱，欲大便时乃去之。

【方解】原方后说明有："凝非仲景意，已试甚良。"以蜜做栓剂，可润滑大肠、肛门，用于非热结，不可苦寒攻下的大便难者。

原文注释

《伤寒论》第233条：阳明病，自汗出，若发汗，小便自利者，此为津液内竭，虽硬不可攻之，当须自欲大便，宜蜜煎导而通之。若土瓜根及大猪胆汁，皆可为导。

注解：阳明病，本自汗出，即便微恶寒而表未解，亦宜桂枝汤微汗解之。若复以麻黄汤发其汗，则益使津液亡失。汗出多者，小便当少，今反自利，此为津液内竭，胃中干，故令大便硬，此与热盛于里的燥结不同，大便虽硬，亦不可攻之，当须使其自欲大便，宜蜜煎导而通之。如热明显者，可用土瓜根或大猪胆汁导之。

【临床应用】本方适宜里虚寒大便硬结者。

59. 烧裈散方

【辨证要点】房劳后见头重、头晕、少腹拘急者。

【方剂组成】妇人中裈，近隐处，取烧作灰。

【用法】上一味，温开水送服3克，日三服，小便即利，阴头微肿，此为愈矣。妇人病取男子裈烧服。

【方解】以证测药，本方当有强壮利湿作用。有人推理，烧灰中含有激素样物质，当否，待进一步研究。

原文注释

《伤寒论》第392条：伤寒阴阳易之为病，其人身体重、少气、少腹里急，或引阴中拘挛、热上冲胸、头重不欲举、眼中生花、膝胫拘急者，烧裈散主之。

注解：伤寒病新愈，里虚而多停饮，余热未尽，若男女相交，则男病可传于女，女病可传于男，谓开阴阳易。其人身重为有湿；少气、少腹里急为有水；或引阴中拘挛、膝胫拘急，为津血虚于下。热上冲胸，为水和热伴气上冲之故；头重不欲举、眼中生花，为水热冲逆、冒眩之征象。此证可用烧裈散治之。

【临床应用】伤寒新愈，身犹带菌、病毒，男女亲密接触或可传染，古代用烧裈散治疗，1973年长沙出土的《汉墓帛书》也有记载，近代亦有不少报道，其科学性有待考证。

60. 头风摩散方

【辨证要点】偏头疼恶寒者。

【方剂组成】大附子（炮）1枚，盐等份。

【用法】上两味，研为细末，沐了，取3克，摩病灶上。

【临床应用】此方亦林亿等所附。出于《金匮要略·中风历节病脉证并治》篇，方后无说明。从临床来看，偏头风（偏头痛）有用本方的机会，然与中风病无关。

61.《外台》走马汤方

【辨证要点】胃腹剧烈疼痛、大便不通呈里寒实者。

【方剂组成】杏仁2枚，巴豆（去皮心，熬）2枚。

【用法】上两味，以绵缠捶令碎，热汤小半杯，捻取白汁饮之，当下。

【方解】巴豆为温性峻下药，合以杏仁尤能开通闭塞而得快下，此为卒病暴疾胀满闭塞的急救方，而适用于里阴证。方后说明"老小量之，通治飞尸鬼击病"，当指急性、烈性传染病。

原文注释

《金匮要略·腹满寒疝宿食病脉证治》附方（三）:《外台》走马汤:治中恶，心痛，腹胀，大便不通。

注解：中恶、飞尸、鬼击，都不外是卒然发作的暴病。其实凡剧烈的心痛、腹胀、大便不通，无热候者，即可用之，不必眩惑于此等病名也。

【临床应用】 中恶之证，俗称绞肠痧，或称干霍乱，为臭秽恶毒之气，直从口鼻入于心胸，肠胃脏腑壅塞，正气不行，故心腹胀痛。大便不通为实证，非似六淫侵入，而有表里虚实清浊之分，故用巴豆极大毒猛峻之剂急攻其邪，佐杏仁以利肺与大肠之气，使邪从后阴一扫而尽除，则病得尽解，若缓须臾，正气不通，营卫阴阳机息则死，是取通则不痛之义也。本方是简而行的急救方，适用于中毒性痢疾等急性传染病、疫病。但要注意病情属寒证、大便不通者。

62. 三物备急丸方

【辨证要点】 心腹诸暴百病、心腹胀满卒痛、里寒实者。

【方剂组成】 大黄3克，干姜3克，巴豆（去皮心，熬，外研如脂）3克。

【用法】 上药各须精新，先研大黄、干姜为细末，再加入巴豆细研为末，或炼蜜合丸如黄豆大，密器中贮之，莫令泄气。每用三四丸。

【方解】 大黄、巴豆合用攻下至猛，伍以干姜更利驱寒，故治里实满无热而有寒者。

按:《千金要方》云：张仲景三物备急丸司空裴秀为散用，治心腹诸卒暴百病方。即用散灌服亦可。

原文注释

《金匮要略·杂疗方》第3条:(三物备急丸方)主心腹诸卒暴百病。若中恶、客忤、心腹胀满、卒痛如锥刺、气急口噤、停尸卒死者,以暖水、若酒服大豆许三、四丸,或不下,捧头起,灌令下咽,须臾当差;如未差,更与三丸,当腹中鸣,即吐下,便差;若口噤,亦须折齿灌之。

注解:大意是说,凡突然发作的暴病,若心腹胀满,卒痛如锥刺,或呼吸迫促,或口噤不开,甚至假死者,本方均治之。

【临床应用】巴豆为吐下快药,古人于卒暴诸病多用之。

以上二方药味虽有出入,但主治很相似。凡卒中风、急惊风、脚气冲心、痘疮内陷、癣疥内攻、干霍乱、痢疾以及一般杂病,若病势险恶迫于胸咽不得息者,均可用之。《千金要方》于走马汤更加代赭石、赤石脂米糊为丸命名紫圆,虽下之不至虚人,更属广用良方。

63. 桔梗白散方

【辨证要点】胸满、胸痛、咽痛、咳唾脓浊而属寒实证者。

【方剂组成】桔梗9克,贝母9克,巴豆(去皮心,熬黑,研如脂)3克。

【用法】上两味,研为细末,内巴豆,更于臼中杵之,以白饮和服。强人1克,羸者减之。病在膈上必吐,在膈下必利。不利,进热粥一杯;利不止,进冷粥一杯。

【方解】桔梗、贝母排脓,伍以温下的巴豆,故治痰饮凝结的寒实结胸,如肺痈、白喉以及其他咽喉肿痛、痰阻胸咽,或有痈脓之变,以至呼吸困难、饮食不下而无热证者。

按:桔梗白散,出《外台秘要》第十卷肺痈门引张仲景《伤寒论》第十八卷,故有的书方名为《外台》桔梗白散。

原文注释

《伤寒论》第141条：寒实结胸，无热证者，与三物小陷胸汤，白散亦可服。

注解：寒实结胸，即指寒饮聚结成实的结胸证，若确审其无热证者，宜与桔梗白散温下其寒饮。

按：三物小陷胸汤当是三物白散之误，因小陷胸汤治热不治寒，其中必有错简，不少注家如章太炎等已考证其误，宜改之。

《金匮要略·肺痿肺痈咳嗽上气病脉证并治》附方（五）:《外台》桔梗白散：治咳而胸满、振寒、脉数、咽干不渴、时出浊唾腥臭、久久吐脓如米粥者，为肺痈。

注解：咳而胸满即因咳而致胸满之意。振寒脉数为有痈脓之候，多咳唾故咽干，但无热故不渴。时吐浊痰腥臭，以至吐脓如米粥，故宜本方祛其痰和脓。

【临床应用】本条文与桔梗汤条条文同，都有排脓作用，但证有虚实，本方证以实为主宜攻，桔梗汤方证以虚为主则不可攻，临证须细辨。

64. 赤石脂禹余粮方

【辨证要点】急慢性腹泻属虚寒者。

【方剂组成】赤石脂（碎）48克，禹余粮（碎）48克。

【用法】上两味，水煎温服。

【方解】本方的赤石脂、禹余粮均有收敛、止血、止利的作用，合以为方，故治大便滑泻而久久不止者。

原文注释

《伤寒论》第159条：伤寒服汤药，下利不止，心下痞硬，服泻心汤已，复以他药下之，利不止，医以理中与之，利益甚。理中者，理中焦，此利在下焦，赤石脂禹余粮汤主之。复不止者，当利其小便。

注解：伤寒误以汤药下之，因胃虚邪陷，致使下利不止、心下痞硬。服泻心汤已，是说服甘草泻心汤后，而上证已也。医又与他药误下，重虚其里，遂致下利不止，此时医者投以理中剂，不但未愈，则下利益甚，因为理中剂，是调理中焦的虚寒，然此利是一再误下所致，因下焦虚衰以致不能自禁，故非理中所宜，宜用赤石脂禹余粮汤主之。

【临床应用】急慢性腹泻，属虚寒者。

65. 桃花汤方

【辨证要点】虚寒久痢，或见脓血者。

【方剂组成】赤石脂48克（一半全用，一半筛末），干姜3克，粳米30克。

【用法】上三味，以水煮米令熟，去滓，内赤石脂3克，日三服。若一服愈，余勿服。

【方解】赤石脂固脱止利，佐干姜以温中，粳米治腹痛，故治虚寒下利、便脓血而腹痛者。

原文注释

《伤寒论》第306条：少阴病，下利便脓血者，桃花汤主之。

注解：少阴病转属太阴而下利，以致便脓血者，桃花汤主之。

《伤寒论》第 307 条：少阴病，二三日至四五日，腹痛、小便不利、下利不止、便脓血者，桃花汤主之。

注解： 少阴病，二三日至四五日，即常传里并发太阴病。腹痛为里有寒。小便不利，又复有水，大肠失收因而下利不止，终于便脓血者，桃花汤主之。

【临床应用】一般脓血痢疾多为湿热，治以清热凉血燥湿之法，如确实为慢性虚寒腹泻见脓血者，可试用本方。

以上二条所述的下利，都属虚寒阴证，故以温中固脱的本方主之。不过一般便脓血的痢疾，多见于里急后重的阳热证，宜早期以适证下之，用本方的机会反少，宜注意。

第八章 养血利水类方

1. 当归芍药散方

【辨证要点】腹痛拘急、头晕心悸、小便不利者。

【歌诀】当归芍药散茯苓，白术泽泻和川芎，
　　　　血虚水盛腹中痛，养血利水此为宗。

【方剂组成】当归10克，川芎10克，茯苓12克，白术12克，泽泻24克，芍药48克。

【用法】以上为散，每服6克，酒和服，日三服。作煎剂可取半量。腹不剧痛，芍药量宜更减之。

【方解】芍药缓挛急而治腹痛，当归、川芎调经血并兼补虚，茯苓、白术、泽泻利小便而逐水气，故治血虚血瘀及水湿停滞的腹中急痛症，其人或冒眩，或心下悸，或小便不利而有血虚水盛的表现。

原文注释

《金匮要略·妇人妊娠病脉证并治》第5条：妇人怀妊，腹中绞痛，当归芍药散主之。

注解：妇人怀孕而腹中急痛，当亦胞阻为患，但不下血，故不与芎归胶艾汤而以本方主之。

《金匮要略·妇人杂病脉证并治》第17条：妇人腹中诸疾痛，当归芍药散主之。

注解： 妇人腹中诸疾痛，多属虚寒痰饮瘀血所致，宜本方主之。

【临床应用】 以上二条所述证治，很不完备。本方主用芍药，伍以当归、川芎，其治瘀血性和腹中急痛当无问题。因本方有大量苍术、泽泻等利尿药，应有头冒眩、心下悸和小便不利等痰饮证候，不可不知。

经方大师胡希恕医案

刘某，女，50岁，病历号14938，1965年10月27日初诊。47岁时行子宫切除术除，术后时腹胀汗出，或腹痛，屡经中西医治疗未愈。近头晕、心悸、失眠明显，大便色黑不畅，全身不适，血压200/110mmHg，苔白润，脉沉细。

证属瘀血内阻，痰饮上犯，拟以活血祛饮，与当归芍药散加减：

白芍24克，当归10克，川芎10克，茯苓30克，泽泻5克，白术10克，桂枝12克，桃仁10克，牡丹皮10克。

结果：上药服5剂，诸症均减，血压亦下降为180/102mmHg。继加减服用，11个月自感无不适，血压为128/85mmHg。

2. 温经汤方

【辨证要点】 里虚寒兼血虚血瘀者。

【歌诀】 温经吴萸芍归芎，参丹夏胶姜麦冬，
　　　　　桂枝甘草驱胃寒，养血祛瘀为调经。

【方剂组成】 吴茱萸10克，当归6克，川芎6克，芍药6克，人参6克，桂枝6克，阿胶6克，牡丹皮（去心）6克，生姜6克，甘草6克，半夏15克，麦冬（去心）15克。

【用法】 上十二味，水煎温服。亦主妇人少腹寒久不受胎，兼取崩中去血，或月水来过多及至期不来。

【方解】 既用吴茱萸汤去大枣加桂枝降逆止呕以驱胃之寒，又用麦

门冬汤去大枣滋枯润燥以补胃之虚，另以当归、川芎、芍药、阿胶、牡丹皮行瘀和血以调经脉。胃为生化之本、气血之源，胃气利则津血生，此为生新祛瘀兼备的治剂，故带下崩中、月事不调、久不受孕者，并皆主之。

原文注释

《金匮要略·妇人杂病脉证并治》第9条：问曰：妇人年五十，所病下利（血）数十日不止，暮即发热，少腹里急，腹满，手掌烦热，唇口干燥，何也？师曰：此病属带下。何以故？曾经半产，瘀血在少腹不去。何以知之？其证唇口干燥，故知之。当以温经汤主之。

注解：《医宗金鉴》谓"病下利"之"利"字，当是"血"字。就前后文义看，此说可信。带下，即指崩淋下血病。

大意是说，妇人年已五十，经血当止，今下血数十日不止，暮即发热，为瘀血的表现。少腹里急、腹满，不只是虚寒，而亦有少腹急结瘀血的腹证在。手足烦热、唇口干燥亦不只津枯血燥，而必有瘀血的关系，故肯定此属带下之病。其所以病此，是因其人曾经半产，瘀血在少腹久久不去的缘故，当以温经汤主之。

【**临床应用**】本方的应用面很广，并不限于此证。以其含有芎归胶艾汤、当归芍药散、吴茱萸汤、麦门冬汤诸方义及诸方的合并证，即本方的适应证。证情相当复杂，宜参照各方证而活用之，则可不误。

经方大师胡希恕医案

刘某，女，23岁，病历号139194，1964年9月23日初诊。左手麻木、无力1年余，伴见头晕、身倦、时欲呕，口咽干不思饮，面色苍白无华，舌红无苔，脉细滑稍数。

证属津血不足、瘀血阻滞、筋脉失养之证，为温经汤的适应证：

吴茱萸6克，当归10克，川芎6克，党参10克，桂枝10克，阿胶

10克，牡丹皮6克，生姜10克，炙甘草6克，半夏10克，麦冬18克。

结果：上药服3剂，头晕、呕逆好转，继服10剂，诸症已。

3. 薯蓣丸方

【辨证要点】慢性气血俱虚者。

【方剂组成】薯蓣9克，当归3克，桂枝3克，曲3克，干地黄3克，豆黄卷3克，甘草6克，川芎2克，芍药2克，白术2克，麦冬2克，杏仁2克，人参2.1克，柴胡1.5克，桔梗1.5克，茯苓1.5克，阿胶2.1克，干姜0.9克，白蔹0.6克，防风1.8克，大枣百枚（为膏）。

【用法】上二十一味，末之，炼蜜和丸，如弹子大，空腹酒服一丸，一百丸为剂。

【方解】重用薯蓣、大枣、甘草补中之虚，又用人参、白术、干姜、茯苓理中之气，虚劳诸不足，以建中最为重要。另以当归、地黄、川芎、芍药、麦冬、阿胶补血滋阴，以桂枝、曲、杏仁、柴胡、桔梗、白蔹、防风解风气诸邪，炼蜜为丸，治宜缓图也。

原文注释

《金匮要略·血痹虚劳病脉证并治》第16条：虚劳诸不足，风气百疾，薯蓣丸主之。

注解：虚劳气血诸不足，又兼见风气各种疾病，即常见一些外感症状，这些慢性虚损病宜用薯蓣丸治疗。

【临床应用】本方适应于各种慢性虚劳病气血俱不足者。虚劳体弱，最易感受外邪，虚邪相搏，久难自已，既不可峻补其虚，更不可着意驱邪，这种情况，唯有以本方补虚祛邪缓缓图治。

4. 胶艾汤方（胶艾四物汤）

【辨证要点】 诸失血症属虚证而见腹中痛者。

【歌诀】 胶艾汤本四物汤，甘草加入治血忙，
　　　　　腹痛脱血心中烦，补血祛瘀体可康。

【方剂组成】 川芎6克，阿胶6克，甘草6克，艾叶10克，当归10克，芍药12克，干地黄。

按：干地黄原无剂量，可能其意为据证而定，一般应以18～24克为宜。

【用法】 上七味，以水五杯，清酒三杯合煮，取三杯，去滓，内阿胶令消尽，温服一杯，日三服，不瘥，更作。

【方解】 干地黄、阿胶、艾叶协力以止血，当归、川芎、芍药、甘草调血脉而治腹痛，故本方用于里虚血虚或失血证腹中痛而有脱血的虚候者。

原文注释

《金匮要略·妇人妊娠病脉证并治》第4条：师曰：妇人有漏下者，有半产后因续下血都不绝者，有妊娠下血者。假令妊娠腹中痛，为胞阻，胶艾汤主之。

注解：妇人漏下即子宫出血，半产即流产。妇人有漏下者，有因半产续下血不绝者，亦有妊娠下血者。假令妊娠腹中痛，是子宫有瘀血的阻碍，故谓为胞阻，此均宜芎归胶艾汤主之。

【临床应用】 本方的应用并不限于以上所述妇人诸病，凡诸失血，属虚而腹中痛者，不问男女均可用之。又川芎、当归、生地黄、芍药四味，后世名之为四物汤，认为是补血的要药。芍药除血痹而主腹痛，已屡言之，至于当归、川芎、生地黄，均不外是强壮性的祛瘀药。不过川

芎、当归性温宜于虚寒，生地黄性寒宜于虚热。补虚定痛则川芎较逊于当归，行瘀开郁则当归稍次于川芎。生地黄除烦热，并有止血的特能。

经方大师胡希恕医案

宋某，女，17岁，某医院会诊病例，病历号114533，1982年10月11日会诊。患者出生时即有唇、腭裂，2岁时将唇裂缝合。因有"先天性肝糖原累积症"、GPT经常高，一直未进行腭裂缝合，直至上月经内科多方检查，认为可以手术，方于1982年9月25日全麻下进行了腭裂修复术（兰氏＋咽后壁瓣），术中输少量血，手术顺利。术后第一二天除低热（37.5℃）外无不良反应，但于第三天伤口开始渗血，用碘条填塞无效。继用止血敏、维生素C、维生素K、6-氨基己酸、抗血纤溶芳酸等皆无效。又服益气止血中药数剂也无效。因失血过多，不得不输新鲜血液维持生命。第一二天尚能维持24h，但自第三天起，仅能维持12h，因此每天输血，至今输血已逾3000mL，故请胡老紧急会诊。会诊时实验室检查所见：GPT 111U，血红蛋白94g/L，白细胞总数 10.4×10^9/L，血小板 126×10^9/L，血钾4.1mmol/L，血钠140mmol/L，血氨100μmol/L，出血时间1min，凝血时间1min，凝血象检查：复钙时间2min（对照2.30min），凝血酶原时间15s（对照14.5s），第V因子19s（对照21s），第Ⅶ因子19.5s（对照20.5s），凝血酶凝固试验21s（对照18s），血清剩余凝血3H 22s，第Ⅷ因子不少。会诊时症状：神志尚清，但目喜闭合而不愿看人，烦躁汗出，面色苍白，双鼻孔见黑紫血块，口干思饮，常有饥饿感而思食（因伤口渗血未敢让其进食），大便溏稀而色黑，一日一行，舌质红无苔而见血染，脉细滑数。

证属血虚热扰，急补血清热，方用胶艾汤加减：

生地黄30克，当归10克，川芎10克，阿胶10克，艾叶10克，党参10克，白芍10克，炙甘草10克，生石膏50克，白术6克。

结果：服药1剂血即止，第2天进流食，停止输血。第3天因感食欲较差，而改生地黄为15克，加生地炭15克，继服3剂，食欲如常，停止输液。至10月18日复诊时，面色红润，两眼有神，除稍有汗出外，别无不适，继服2剂痊愈出院。

5. 当归生姜羊肉汤方

【辨证要点】里虚寒、血虚、腹痛、里急者。

【方剂组成】当归6克，生姜15克，羊肉48克。

【用法】上三味，水煎温服。

【方解】当归活血定痛，生姜、羊肉温中养正补虚，故治血虚津枯而腹中痛者。

原文注释

《金匮要略·妇人产后病脉证治》第3条：产后腹中（绞）痛，当归生姜羊肉汤主之，并治腹中寒疝、虚劳不足。

注解：产后由于亡血而里虚寒致腹中绞痛者，当归生姜羊肉汤主之。以其有养正补虚作用，故亦治虚劳不足。又因能温中养血活血，故也治寒疝腹痛。

《金匮要略·腹满寒疝宿食病脉证治》第18条：寒疝，腹中痛及胁痛里急者，当归生姜羊肉汤主之。

注解：此里急与小建中汤证的里急同，为里虚寒血虚津枯的应证，故此腹中痛及胁痛，主要是血虚津枯所致，与乌头所主之沉寒疝痛不同，故以本方主之。

【临床应用】本方实是食补方，病后恢复期或慢性病虚寒腹痛可适证应用，实热腹痛不能用之。

6. 赤小豆当归散

【辨证要点】诸疮有痈脓恶血者。

【方剂组成】赤小豆（浸令发芽，曝干）90克，当归10克。

按：当归原无剂量，《千金要方》《外台秘要》为三两（10克）。

【用法】上两味，研细末，浆水服3克，日三服。

【方解】赤小豆，《神农本草经》谓："甘酸，平。"《养生要集》谓："味苦，温。"主为排痈肿脓血。当归，《神农本草经》谓："味甘，温。"主以养血祛瘀，此治诸疮有痈脓恶血者。

原文注释

《金匮要略·百合狐惑阴阳毒病脉证治》第13条：病者脉数，无热，微烦，默默但欲卧，汗出。初得三四日，目赤如鸠眼，七八日目四眦黑，若能食者，脓已成也，赤小豆当归散主之。

注解：病者脉数，谓患狐惑病人的脉数。脉数主热，但热不在表，故外无热，内有虚热，故只微烦而汗出，默默但欲卧，即默默欲眠目不得闭，卧起不安的简词。初得三四日，炎热初起，故目赤如鸠眼，七八日则已化脓，故目四眦黑。狐惑病本不欲饮食、恶闻食臭，若能食者，即脓已成之候也，赤小豆当归散主之。

按：此述狐惑病，亦有蚀疮在目者。

《金匮要略·惊悸吐衄下血胸满瘀血病》第16条：下血，先血后便，此近血也，赤小豆当归散主之。

注解：下血，若先见血而大便后下者，此血来自肛门近处，故谓近血，赤小豆当归散主之。

【临床应用】近血在肛门属痔，以本方治其疮，故能治愈。本方利湿活血排脓排毒，不但能治肛门病，也能治泌尿系病、皮肤病。

7. 芍药甘草汤方

【辨证要点】四肢、胃腹等处挛急疼痛者。

【方剂组成】芍药、12克，甘草（炙）12克。

【用法】上两味，水煎温服。

【方解】此于甘草汤加芍药，故治甘草汤证腹挛痛，或其他体部挛急者。甘草，《神农本草经》谓："味甘，平。主五脏六腑寒热邪气，坚筋骨，长肌肉。"《名医别录》称："甘草温中下气……通经脉，利血气，解百毒。"《药性论》谓："主腹中冷痛。"可见是补中益气、温中、解毒之药，与芍药伍用更能温中养血，缓急止痛。

原文注释

《伤寒论》第29条：伤寒脉浮、自汗出、小便数、心烦、微恶寒、脚挛急，反与桂枝汤欲攻其表，此误也，得之便厥、咽中干、烦躁吐逆者，作甘草干姜汤与之，以复其阳。若厥愈足温者，更作芍药甘草汤与之，其脚即伸；若胃气不和谵语者，少与调胃承气汤；若重发汗，复加烧针者，四逆汤主之。

注解：发汗过多，伤人体津液，亦即伤及血液，血不养肌则腹痛、脚挛急，这种情况可用芍药甘草汤补中益气、生津养血治之。见甘草干姜汤方证。

【临床应用】本方不只治脚挛急，脚弱无力、行步困难者，用之亦验，古人名为去杖汤即由于此。

经方大师胡希恕医案

刘某，男，50岁，初诊日期1968年9月21日。前阴抽痛，伴经常胃脘痛半年，经补肾养肝等法治疗不效，经友人介绍来会诊，舌苔薄白，脉沉细弦。

证属津血虚而筋脉失养，为芍药甘草汤的适应证。

白芍 18 克，炙甘草 18 克。

结果：服 3 剂前阴抽痛好转，服 6 剂诸症已。

8.芍药甘草附子汤方

【辨证要点】芍药甘草汤证更见里虚寒证者。

【方剂组成】芍药 12 克，甘草（炙）12 克，附子（炮，去皮，破八片）10 克。

【用法】上三味，水煎温服。

【方解】此于芍药甘草汤更加附子，故治芍药甘草汤证而更里虚寒者。

原文注释

《伤寒论》第 68 条：发汗病不解，反恶寒者，虚故也，芍药甘草附子汤主之。

注解：发汗表解，则不恶寒，今反恶寒者，是因发汗不合法，亡失津液，使其陷于阴虚寒证，故用芍药甘草附子汤治之。

【临床应用】本宜桂枝汤以解肌，而反用麻黄汤以发汗，或本宜小发汗而反大发其汗等，均属发汗不合法，易使津液大量亡失而陷于阴证，现芍药甘草汤证而更恶寒者，宜本方主之。论中只言反恶寒，亦简文，不可不知。

9.酸枣仁汤方

【辨证要点】因血虚见心悸虚烦不得眠者。

【方剂组成】酸枣仁60克,甘草3克,知母6克,茯苓6克,川芎6克。

【用法】上五味,水八杯,先煮酸枣仁得六杯,内诸药,煮取三杯,分温三服。

【方解】酸枣仁为收敛性的强壮药,尤其有强壮神经安神作用,本方用为主要药,取其补虚敛神以安眠,复以川芎、甘草、茯苓补中和血缓急,知母、茯苓解烦安悸,故治里虚而致血亏的虚烦不得眠而心悸者。

原文注释

《金匮要略·血痹虚劳病脉证并治》第17条:虚劳,虚烦不得眠,酸枣仁汤主之。

注解:虚劳虚烦,暗示血虚而致的心烦悸,因致不得眠,这种失眠症宜用酸枣仁汤治疗。

【临床应用】失眠的原因多种,猪苓汤证的失眠因水郁化热上扰而致神不安,利水则安。本方证是血虚,故养血则已。又本方证的虚烦不得眠,与栀子豉汤证形似而实非。本方证的虚烦,虽烦而无热或少热,而栀子豉汤证的虚烦,为阳明里热尚未结实的虚烦,则烦而多热。又本方证确属虚证,而栀子豉汤证只是胃中不实而其人并非真虚也,临证时须细辨之。

经方大师胡希恕医案

张某,女,65岁,病历号16248,1965年12月13日初诊。失眠多年,久治无效。现症:头晕、口干、心悸、心烦、汗出,轻时虽得暂时入睡,但梦扰连绵,重时则连续一两日不得入眠,苔白,舌质红而少津,脉象虚数,左脉为甚。

证属血虚,阳不得入于阴,治以养血安神,与酸枣仁汤加生龙骨、生牡蛎:

酸枣仁30克，知母12克，茯苓15克，川芎10克，炙甘草6克，生牡蛎24克，生龙骨12克。

结果：上药服3剂后，睡眠已稍安，但心悸烦、自汗出、头晕口干不欲饮等仍明显，上方加当归10克、白芍12克、桂枝10克、白术10克。继服3剂，一切症状均消。

10. 红蓝花酒方

【辨证要点】腹痛、身痛属刺痛，疼有定处者。

【方剂组成】红蓝花3克。

【用法】上一味，以酒一杯，煎减半，顿服一半，未去再服。

【方解】红蓝花即红花，有西红花（又称藏红花）、草红花之分。为辛温活血药，用酒煎则活血作用更强，因此本方有活血通经止痛作用。

原文注释

《金匮要略·妇人杂病脉证并治》第16条：妇人六十二种风，及腹中血气刺痛，红蓝花酒主之。

注解：六十二种风不详。魏念庭谓："此六十二种之风名，不过风之致证多端，为百病之长耳！不必拘于其文而凿求之。"腹中血气刺痛是其主症，红蓝花有活血止痛作用，用治血气腹中痛当有验。

【临床应用】本方用于虚寒性腹痛有效，但常配于补血、活血方中应用。

11. 旋覆花汤方

【辨证要点】胸闷、胸痛而无热象者。

【方剂组成】旋覆花10克，葱14茎，新绛少许。

【用法】上三味，水煎顿服。

【方解】旋覆花，《神农本草经》谓："味咸，温。主结气，胁下满，惊悸，除水，去脏间寒热，补中，下气。"为温中下气药。葱，辛，温散寒。新绛行血。三药协力，温中下气活血，治肝着气血郁结而胸中痞满者。

按：方中新绛一味，药未详，据说是猩猩血染茜草而成，当以活血行血为功。

原文注释

《金匮要略·五脏风寒积聚病脉证并治》第7条：肝着，其人常欲蹈其胸上，先未苦时，但欲饮热，旋覆花汤主之。

注解：肝主血，性喜疏泄，肝着者，气郁血结，着而不行也。其人常欲蹈其胸上者，胸中痞满，是肝着的证候也。先未苦时，但欲饮热者，是说病之初，还无其他苦痛，仅但欲热饮也，知中寒所致，以旋覆花汤主之。

【临床应用】无论肝炎，或神经症、心脏病等病，凡见胸闷、胸痛而偏寒者可试用本方。

第五部分
少阴病(表阴证)篇

人患病后症状反应于表,以八纲分类,其阳热实者为太阳病,已如前述,其寒虚者为少阴病。判定少阴病主要依据的经文有《伤寒论》第7条:"病有发热恶寒者,发于阳也;无热恶寒者,发于阴也。"《伤寒论》第281条:"少阴之为病,脉微细,但欲寐也。"这是说,表证有两类,一者为"病有发热恶寒者,发于阳"为太阳病,已在前述。二者为无发热恶寒者,发于阴为少阴病表阴证。少阴病的主要特征,除无发热恶寒与太阳病发热恶寒显然不同外,更突出的特点是,由于虚衰,脉浮之中而有微细之象,而且精神不振,故其人但欲寐也。

少阴病病位在表,治当汗解,但因其虚寒,故治疗必强壮解表,本篇探讨的是有关少阴病的常见方证。

1. 麻黄附子甘草汤方（甘草麻黄汤加附子）

【辨证要点】表虚寒证见恶寒、无汗、脉微细者。

【歌诀】麻黄附子甘草汤，是治少阴表证方，

麻黄量小附子温，微汗解表神能强。

【方剂组成】麻黄（去节）6克，甘草（炙）6克，附子（炮，去皮，破八片）10克。

【用法】上三味，以水七杯，先煮麻黄一两沸，去上沫，内诸药，煮取三杯，去滓，温服一杯，日三服。

【方解】本方是甘草麻黄汤加附子而成，附子温阳强壮祛寒，加于甘草麻黄汤中，故治甘草麻黄汤证而陷于阴证者。方中麻黄只取原量之半，是因少阴病宜微发汗之故。本方温阳益气发微汗，能改变神疲无力状态，故为温阳强壮解表，是单纯少阴病的治剂。

原文注释

《伤寒论》第302条：少阴病，得之二三日，麻黄附子甘草汤微发汗，以二三日无里证，故微发汗也。

注解：少阴病，这里当指病人具有"脉微细，但欲寐"症状。本条又强调：初得二三日的时期内，在没有传里并发太阴病的里证时，则呈现典型的少阴病，即在表的虚寒阴证，治疗宜用麻黄附子甘草微发汗以解表。

应当指出，本方证是单纯的少阴病证。此所谓得之二三日无里证，而用麻黄附子甘草汤微发汗，可见此二三日时纯属表证甚明。二三日后传里，而始有里证，但不是说少阴病根本属里。这里首先弄清少阴病提纲。

【临床应用】体弱或老年人若患伤寒或感冒，往往表现为少阴病。

但也见于青壮年，如治验。

冯世纶医案

许某，男，47岁，病历号3752，1978年5月4日初诊。右头痛2天，自感无精神，两手逆冷，恶寒无汗，口中和，不思饮，舌质淡，苔薄白，脉沉细，咽红多滤泡增生。

此属虚寒表证，治以温阳解表，与麻黄附子甘草汤加味：

麻黄10克，炮附子10克，炙甘草6克，川芎10克。

结果：上药服1煎，微汗出，头痛解，未再服药，调养2天，精神如常。

2. 麻黄附子汤方（麻黄附子甘草汤增量麻黄）

【辨证要点】少阴病兼见浮肿明显、无汗恶寒者。

【歌诀】麻黄附子同前方，只是增加麻黄量，
发散水气有侧重，制因证异细端详。

【方剂组成】麻黄10克，甘草6克，附子（炮）10克。

【用法】上三味，以水七杯，先煮麻黄，去上沫，内诸药，煮取三杯，温服一杯，日三服。

【方解】此即麻黄附子甘草汤而增量麻黄，亦和桂枝去芍药加附子汤与桂枝附子汤的组方相类，只增一二味药用量而已，似无另立方名的必要，不过上方是为少阴病微发汗，麻黄的用量须小；本方是为发散水气，麻黄的用量须大。制因证异，岂可苟同，学制方者，应用经方加减，宜留意于此。

原文注释

《金匮要略·水气病脉证并治》第26条：水之为病，其脉沉小，属

少阴，浮者为风。无水虚胀者，为气。水发其汗即已，脉沉者，宜麻黄附子汤；浮者宜杏子汤。

注解：水之为病，指身肿的水气病而言。脉沉则为水，少阴脉本微细，今其脉沉小，知属少阴证。若脉不沉小而浮，则为前述之风水。若形似肿而内无水者，则为气胀。水肿发汗即愈，脉沉小属少阴者，故宜麻黄附子汤；脉浮之风水者，宜杏子汤。

按：杏子汤未见，注家谓恐是麻黄杏仁甘草石膏汤；《医宗金鉴》则谓甘草麻黄汤加杏仁。我们认为，若就风水的外证骨节疼痛，则以大青龙汤更加合理。

【临床应用】临床可见各种虚寒浮肿、关节痛、身痛，年老、体质虚寒者常呈现本方证。

3. 白通汤方

【辨证要点】少阴病表证明显又见下利者。

【歌诀】白通汤里姜附葱，辛温发汗称白通，
　　　　发汗解表治下利，少太合病有奇功。

【方剂组成】葱白4茎，干姜3克，附子（生，去皮，破八片）10克。

【用法】上三味，水三煎温服。

【方解】葱白为一辛温发汗药，配伍干姜、附子使皮肤汗出，故称白通。本方配伍干姜、附子亦和麻黄附子甘草汤、麻黄附子细辛汤等同属少阴病的发汗剂。由于本方可作用于下利，故少阴病下利宜本方，而不用前二方。

原文注释

《伤寒论》第314条：少阴病，下利，白通汤主之。

注解：既有少阴病的外证，而同时又有下利里证，此亦少阴、太阴

合病、表里合病之属，宜白通汤主之。

按：下利而有表证，现太阳病者，宜葛根汤；现少阴证者，宜白通汤，其理同，可互参。

【临床应用】体质虚寒每于外感见下利者，胃肠感冒、急性传染病多见本方证。

4. 白通加猪胆汁汤方

【辨证要点】参见通脉四逆加猪胆汁汤方证。

【方剂组成】葱4茎，干姜3克，附子（生，去皮，破八片）10克，人尿半杯，猪胆汁（五分之一人尿量）。

【用法】上五味，以水三杯，煮取一杯，去滓，内胆汁、人尿，和令相得，分温再服。若无胆，亦可用。

【方解】人尿咸寒，有解热降逆、止血等作用，于白通汤加猪胆汁、人尿，当治白通汤证，呕而烦逆者。

原文注释

《伤寒论》第315条：少阴病，下利，脉微者，与白通汤；利不止、厥逆无脉、干呕、烦者，白通加猪胆汁汤主之。服汤，脉暴出者死，微续者生。

注解：胡老初读该条以为如是，而晚年方悟条文有误，认为：白通加猪胆汁汤主之，当是通脉四逆加猪胆汁汤主之。那么该条文的主旨应是：少阴病下利，虽宜白通汤主之，但少阴病脉微者，为亡阳，不可发汗，《伤寒论》有明文（如第285、286条）。若少阴病下利而脉微者，不可与白通汤，今误与之，不但利不止，更致厥逆无脉、干呕、烦等虚脱恶候，此时应该用通脉四逆加猪胆汁汤主之。服药后，若脉暴出者，为烛欲熄焰反高的凶兆，主死。若脉微续而出者，为正气渐复，故生。

按：对于本条的解释，历来注家多以为不是白通汤药有所误，认为阴寒盛极，初服药热反而拒格，以是则利不止，厥逆无脉而干呕烦，宜以热因寒用之法，乃以白通加猪胆汁汤主之。胡老初读是书亦信其说，但经长期的体验研究乃知其非，今就所见，述之于下，以供参考。

首当讨论一下白通汤究竟是属于哪一类的治剂。葱白为辛温发汗药，乃众所周知的常识，佐以干姜、附子辛温热药，当更能致汗，此与麻黄附子汤、麻黄附子甘草汤等配伍的大意同，虽主治有所出入，但均属少阴病的发汗剂，这是可以肯定的。有的注家为了附会条文，或谓葱白通阳，或谓能升下陷的阳气，而避言其发汗作用。谓其温中逐寒的作用较四逆汤、通脉四逆汤等更为有力，是毫无道理的。温中逐寒振兴沉衰，须赖干姜、附子的作用。白通汤干姜、附子的用量，还不及四逆汤，更不说通脉四逆汤了，何况主用发汗的葱白，虚寒盛极于里者，依法势在必禁，试看下利清谷、四肢厥冷、脉微欲绝诸治，均用无葱白的四逆汤，或通脉四逆汤，而无一用有葱白的方，就是这个道理。葱白通阳原无可非议，但通阳是谓通津液以致汗，名之为白通汤意即在此。上条少阴病下利的白通汤主之，为下利而同时见少阴病者，即所谓表里合病的一种，用白通汤温中发汗，则表里当均治，此与太阳阳明合病而下利者，用葛根以发汗，是同样的治疗手段。

白通汤的功用即明，兹再进一步探讨本条与白通汤后的结果，是不是药有所误。少阴病下利，似与上条的证候同，但明明提出"脉微者"三字，哪能看作是无关紧要的浮词！论中原有少阴病脉微者，不可发汗的明文，白通汤是一发汗剂，少阴病下利，白通汤主之，当然是脉不微者。今少阴病下利，而脉微，则不可与白通汤汗以解之。若误与之，则不但利不止，而且由于误治，更必致厥逆无脉、干呕烦的虚脱险证。有的注家只看到干姜、附子的辛温，而忽视了葱白的发汗，并把前后为病看作同证，因而说药无所误，是因证极阴寒，初服热药反而拒格云云，是很值得再探讨的。

基于以上的说明，可知与白通畅利不止、厥逆无脉、干呕烦者，显系误与白通汤治成的坏病，最后更有脉暴出者死，微续者生的说明，这是何等严重的虚脱险证！猪胆汁虽有较强的亢奋作用，但加于白通汤的发汗剂中反攻其表，势必益其虚脱，而速其死亡。厥逆无脉，只有通脉四逆的一法，加猪胆汁亦只能加于通脉四逆汤中才较合理，故谓"白通加猪胆汁汤"主之，当是"通脉四逆加猪胆汁汤"主之。原文可能传抄有误。

【临床应用】白通加猪胆汁汤应为通脉四逆加猪胆汁汤，参见通脉四逆加猪胆汁汤方证。

5. 麻黄附子细辛汤方（麻黄附子甘草汤去甘草加细辛）

【辨证要点】少阴病兼寒饮，即恶寒、无汗、脉沉者。

【歌诀】麻黄附子细辛汤，解表祛饮好商量，
　　　　少阴表证反发热，外寒内饮两解良。

【方剂组成】麻黄（去节）6克，细辛6克，附子（炮，去皮，破八片）10克。

【用法】上三味，以水十杯，先煮麻黄减两杯，去上沫，内诸药，煮取三杯，去滓，温服一杯，日三服。

【方解】本方是麻黄附子甘草汤去甘草，加细辛而成。甘草有缓急迫作用而对逐饮不利，细辛驱寒逐饮，故本方治麻黄附子甘草汤证里有寒饮而不急迫者。

原文注释

《伤寒论》第301条：少阴病始得之，反发热，脉沉者，麻黄附子细辛汤主之。

注解：少阴病是阴寒表证，应以无热为常。始得之病在表，脉也不

应沉，今既发热而脉又沉，故谓反发热。沉脉是寒饮在里的反应，脉沉者，这也是外邪内饮之证，故以麻黄附子细辛汤主之。

按： 此和麻黄附子甘草汤均属少阴病无汗的治剂，若自汗出者，宜桂枝加附子汤或桂枝去芍药加附子汤等，读者可前后互参。

【临床应用】本方证在临床最为多见，不论是感冒，还是急慢性气管炎、关节炎等病，常可见本方证，亦可治疗哮喘。

经方大师胡希恕医案

唐某，女，40岁，病历号81486，1980年1月19日初诊。1979年3月出现哮喘，经中西药治疗不缓解。前医诊为三阳合病用大柴胡汤加生石膏加减，服38剂不效。近症：白天无咳喘，但有鼻塞流涕、头痛、口干不思饮、背恶寒、但欲寐，晚上胸闷喘息，喉中痰鸣，吐少量白痰，口干不思饮，大便干，脉沉弦细，苔白根腻。变态反应检查对尘土、螨、花生、大豆等八种物质过敏；血流变学检查：全血比黏度6.25mPa·s，血浆比黏度1.98，全血还原黏度11.17，红细胞电泳16.70/s，血细胞比容47%；免疫球蛋白检查：IgG 1.24g/L，IgA 1.10g/L，IgM 1.38g/L；血乙酰胆碱44.9μg%。西医诊断：支气管哮喘。

中医辨证为少阴表证夹饮。治以温阳解表、祛寒化饮，与麻黄附子细辛汤：

麻黄6克，细辛6克，炮附子6克。

结果：上药服3剂，鼻塞明显好转，头痛减，增加附子用量，经服2个多月，喘平。复查血流变学：全血比黏度4.86mPa·s，血浆比黏度1.94，全血还原黏度9.74，红细胞电泳15.03/s，血细胞比容40%；免疫球蛋白：IgG 2.34g/L，IgA 0.99g/L，IgM 2.11g/L；血乙酰胆碱63.60μg%。随访3年未见复发。

6. 桂枝去芍药加麻黄附子细辛汤方

【辨证要点】手足逆冷、恶寒、身痛者。

【方剂组成】桂枝10克，生姜10克，甘草6克，大枣4枚，麻黄6克，细辛6克，附子（炮）10克。

【用法】上七味，以水七杯，煮麻黄，去上沫，内诸药，煮取两杯，分温三服，当汗出，如虫行皮中，即愈。

【方解】此即桂枝去芍药汤与麻黄附子细辛汤合方，故治二方的合并证。

原文注释

《金匮要略·水气病脉证并治》第31条：气分，心下坚，大如盘，边如旋杯，水饮所作，桂枝去芍药加麻黄附子细辛汤主之。

注解：《医宗金鉴》谓："气分以下十六字，当是衍文，观心下坚之本条自知（即枳术汤条）。桂枝去芍药加麻黄附子细辛汤主之十五字，当在上条气分之下，义始相属，正是气分之治法，必是错简在此。"此说可信，今照《医宗金鉴》气分条文于下，供参考。

"师曰：寸口脉迟而涩，迟则为寒，涩为血不足。趺阳脉微而迟，微则为气，迟则为寒，寒气不足，则手足逆冷。手足逆冷，则荣卫不利，荣卫不利，则腹满胁鸣相逐，气转膀胱，荣卫俱劳，阳气不通则身冷，阴气不通即骨疼；阳前通则恶寒，阴前通则痹不仁。阴阳相得，其气乃行，大气一转，其气乃散。实则矢气，虚则遗尿，名曰气分。"

【临床应用】以上词义费解，各家说法不一，亦难为据。但根据对气分的描述，实质是外有手足逆冷、身冷骨痛、恶寒、麻痹，内有腹满胁鸣相逐、气转膀胱，这些不外是荣卫外虚、寒邪内客，以致痹痛胀满，即桂枝去芍药汤证和麻黄附子细辛汤证的合并证，以本方主之，未为不可。

7. 桂枝芍药知母汤方

【辨证要点】关节肿痛、表虚寒明显者。

【歌诀】桂枝芍药知母汤，桂枝去枣增桂姜，

加入麻防为解表，术附逐痹知母尪。

【方剂组成】桂枝12克，芍药10克，甘草6克，麻黄6克，生姜15克，白术15克，知母12克，防风12克，附子（炮）10克。

【用法】上九味，水煎温服。

【方解】本方是由桂枝汤增桂枝、生姜用量，去大枣，加麻黄、防风、白术、附子、知母而成。增加桂枝、生姜用量并加入麻黄、防风旨在发汗解表并治呕逆。加入白术、附子功在利湿祛寒除痹，佐以知母消肢体肿，故全方用以治疗风湿关节痛、肢体肿而气冲呕逆者。

原文注释

《金匮要略·中风历节病脉证并治》第8条：诸肢节疼痛、身体尪羸，脚肿如脱，头眩短气，温温欲吐，桂枝芍药知母汤主之。

注解：诸肢节疼痛，即四肢关节都疼痛。身体尪羸，即言身体瘦之甚而关节肿大的样子。脚肿如脱，即言脚肿之甚。头眩短气、温温欲吐，为气冲饮逆的结果，这是桂枝芍药知母汤的适应证，故用本方主之。

【临床应用】慢性关节炎下肢或腕指关节肿痛者，用本方有良验。本方加石膏治年余不解的风湿热有奇效。本方与桂枝茯苓丸合用，治疗下肢肿的脉管炎亦验。

经方大师胡希恕医案

徐某，男，19岁，病历号189520，1966年2月15日初诊。左足肿疼已五六年，近两年加重。经拍片证实为跟骨骨质增生。现症：左足肿

疼，怕冷，走路则疼甚，口中和，不思饮，苔薄白，脉沉弦。

此属风寒湿客表，为少阴表证，治以强壮发汗驱湿，与桂枝芍药知母汤：

桂枝10克，白芍10克，知母12克，防风10克，麻黄10克，生姜12克，苍术12克，川附子6克，炙甘草6克。

结果：上药服7剂，左足跟疼减，走路后仍疼，休息后较治疗前恢复快。增川附子为9克继服，1个月后左足跟肿消，疼痛已不明显。

8. 桂枝加附子汤方（桂枝汤加附子）

【辨证要点】桂枝汤证更见恶寒、关节痛、小便难、四肢微急者。

【歌诀】桂枝汤中加附子，加重温阳祛寒力，
　　　　太阳已转少阴病，强壮解表是玄机。

【方剂组成】桂枝（去皮）10克，芍药10克，甘草（炙）10克，生姜（切）10克，大枣4枚，附子（炮，去皮，破八片）10克。

【用法】上六味，以水七杯，煮取三杯，去滓，温服一杯。本云：桂枝汤，今加附子，将息如前法。

【方解】附子辛温，为一有力的温中、祛寒、逐湿药。尚有亢奋、振兴代谢机能的作用，无论表里证，若陷于阴证者，多适宜配以本药治之。桂枝汤是治太阳表虚证者，如陷入表阴证即少阴病，则应加附子以温阳解表。即桂枝加附子汤为治桂枝汤证而变为少阴证者。

原文注释

《伤寒论》第20条：太阳病，发汗，遂漏不止，其人恶风，小便难，四肢微急，难以屈伸者，桂枝加附子汤主之。

注解：本来是太阳病的桂枝汤证，由于医生误用麻黄汤大发其汗，遂使汗流似漏而不止。其人恶风，半由于桂枝汤证未解，半由于已陷入

阴证（少阴病）。小便难，是由于汗漏不止、体液大量亡失的结果。四肢微急、难以屈伸，亦是津液亡失、筋肌失和的极虚证候。以上种种，纯属于误治，使太阳表虚证还未解而陷入阴证少阴病，故以桂枝加附子汤主之。

按：桂枝加附子汤为少阴病的发汗剂，本条是说误治可造成本方证，但不因误治而呈现本方证者，临床更为多见。

【临床应用】桂枝汤治太阳病即表阳证，桂枝加附子治少阴病即表阴证，有关太阳病和少阴病的概念参看六经提纲。本方证常见于急慢性关节病和风湿病。

经方大师胡希恕医案

任某，女，33 岁，首都机场门诊患者，初诊日期 1966 年 3 月 25 日。因腰背疼在积水潭医院、北京中医药大学附属医院检查均诊断为"脊椎骨质增生"。近来头晕、头痛、目胀，下肢关节胀疼，手麻，乏力，四肢逆冷，易汗出，恶寒，舌苔白舌质淡，脉沉细。

证属在表之阴证，为桂枝加附子汤证：

桂枝 10 克，白芍 10 克，炙甘草 10 克，生姜 10 克，大枣 4 枚，制附片 10 克。

结果：上药服 3 剂，痛减，四肢逆冷好转。服 1 个月后全身症状好转。

9. 乌头汤方

【辨证要点】关节疼甚、屈伸不利、四肢厥冷者。

【歌诀】乌头汤自乌头煎，麻黄黄芪芍药甘，
　　　　脚气历节关节肿，发汗解表重祛寒。

【方剂组成】麻黄 10 克，芍药 10 克，黄芪 10 克，甘草（炙）10 克，

川乌 50 克（切片，以蜜两杯，煎取一杯，即出乌头）。

【用法】上五味，以水三杯，煮取一杯，去滓，内蜜煎中，更煎之，服半杯，不知，尽服之。

【方解】本方主用乌头煎，合以麻黄、黄芪、芍药、甘草发汗解表药，故与乌头桂枝汤同属里寒外邪的治剂，不过此用麻黄治肢节肿痛。

原文注释

《金匮要略·中风历节病脉证并治》第 10 条：病历节，不可屈伸，疼痛，乌头汤主之。

注解：历节为一身关节俱疼的病名，病历节疼痛，以至不可屈伸者，此是外寒重的少阴病，故治宜温阳强壮解表，宜用乌头汤。

《金匮要略·中风历节病脉证并治》第 11 条：乌头汤方，治脚气疼痛，不可屈伸。

注解：此亦属于正虚寒重的脚气肿痛，因风寒湿困表，致关节不可屈伸，此亦表阴寒重证，宜乌头汤治之。

按：本条与上条可能是一条，程本、金鉴删去方以下九字。

《金匮要略·腹满寒疝宿食病脉证治》附方（一）:《外台》乌头汤：治寒疝腹中绞痛，贼风入攻五脏，拘急不得转侧，发作有时，使人阴缩，手足厥逆。

注解：这是《外台秘要》也记载的乌头汤方证，其适证是：病寒疝而腹中绞痛，更由于贼风入攻五脏，以至身体拘急不得转侧，发作有时，令人阴缩、手足厥冷。"贼风入攻五脏"，古人以外邪伤人称贼风，入攻五脏是说邪甚而伤于内，即内外皆寒，这种外内皆寒证因以表寒为主，仍属少阴病，故用乌头汤发汗解表。

【临床应用】本方以乌头煎为主药，若只寒气内盛而腹中痛者，为乌头煎证；若兼外邪而身体疼痛或肢节痛者，则宜适证选用本方。要注意乌头有毒（尤其草乌），必须依法蜜煎。乌头桂枝汤后注"知者如醉状，得吐者为中病"，其他两方虽未明言，亦不例外，可见是经常瞑眩的峻药，用时当慎，并宜详告病家。

10. 乌头桂枝汤方（大乌头煎合桂枝汤）

【辨证要点】大乌头煎证与桂枝汤证并见者。

【方剂组成】乌头。

【用法】上一味，以蜜120克，煎减半，去滓，以桂枝汤半杯解之，得一杯后，初服五分之一杯，不知渐加（约服三分之一），又不知，复加至半杯，其知者，如醉状，得吐者，为中病。

【方解】此即大乌头煎与桂枝汤的合方，故治两方的合并证。

按：乌头桂枝汤方仅举乌头，未言枚数，《千金要方》记载："秋干乌头实中者五枚，除去角。"《外台秘要》又载："秋乌头实中大者十枚，去皮生用。"《医心方》也作五枚。乌头的治疗成分主要是乌头碱，其毒性也主要是乌头碱，因此非和平之药，性极猛烈，当以五枚为是。古人总结经验，为了用其毒治病而防其中毒，主要掌握在服法，"以知为度"是关键。又方后有"其知者如醉状，得吐为中病"，是药已中病所发生的瞑眩现象。

原文注释

《金匮要略·腹满寒疝宿食病脉证治》第19条：寒疝，腹中痛，逆冷，手足不仁，若身疼痛，灸、刺，诸药不能治，抵当乌头桂枝汤主之。

注解：腹中痛、逆冷、手足不仁，此疝之寒甚于里。若身疼痛，更兼外邪，宜以乌头桂枝汤主之。而非灸刺和诸药等一般常法所能治。

【临床应用】腹痛里寒重而外证也明显，也即关节痛明显者，可试用本方。

11. 桂枝去芍药加附子汤方

【辨证要点】桂枝去芍药汤证又见脉细、恶寒明显者。

【歌诀】桂枝去芍加附子，只因表寒邪未去，
　　　　病从太阳转少阴，加强温散解表力。

【方剂组成】桂枝（去皮）10克，生姜（切）10克，大枣（擘）4枚，甘草（炙）6克，附子（炮，去皮，破八片）10克。

【用法】上五味，以水七杯，煮取三杯，去滓，温服一杯。本云：桂枝汤，今去芍药加附子，将息如前法。

【方解】本方是桂枝汤去芍药加附子而成，去芍药之凉，增附子之温，使温散祛寒解表力量加强，尤其附子有温阳亢奋作用，更有助于扶正祛邪。故本方适用于桂枝去芍药汤证而陷于少阴病者。

原文注释

《伤寒论》第21条：太阳病，下之后，脉促胸满者，桂枝去芍药汤主之。

《伤寒论》第22条：若（脉）微，恶寒者，桂枝去芍药加附子汤主之。

注解：第21条解读请参阅太阳病篇。第22条原文是"若微恶寒者"，应是"若脉微，恶寒者"，否则下后微恶寒，是属太阳证未罢的证候，如何能加附子，明明漏去"脉"字，应补上。

桂枝去芍药汤已如前述，若更见脉微、恶寒者，则说明病已由阳性证变阴性证，即由太阳病变为少阴病，故治疗宜用桂枝去芍药加附子汤。

【临床应用】常见于急性病后期，或慢性病中，以风湿和类风湿病多见。寒与湿常密不可分，有寒往往有湿，故治疗往往加茯苓、白术或

苍术，旨在祛寒祛湿。

12. 桂枝附子汤方

【辨证要点】虚寒关节痛，风湿痹证属虚寒者。

【歌诀】桂枝附子即前方，增加桂枝附子量，
　　　　药味虽同量不同，祛除湿痹是特长。

【方剂组成】桂枝（去皮）12克，生姜（切）10克，大枣4枚，甘草（炙）6克，附子（炮，去皮，破八片）30克。

【用法】上五味，水煎温服。

【方解】本方即桂枝去芍药加附子汤的变方，药味没变，只不过增加桂枝、附子用量而已。由于附子擅长除湿痹，桂枝尤善利关节，增加二味用量，更专于治疗风湿关节痛，改名为桂枝附子汤，以标明与桂枝去芍加附子汤方主治有别。古方立法之长如此，学者宜细寻味。

原文注释

《伤寒论》第174条：伤寒八九日，风湿相搏，身体疼烦，不能自转侧，不呕、不渴、脉浮虚而涩者，桂枝附子汤主之。若其人大便硬、小便自利者，去桂加白术汤主之。

注解：本来有湿，又被风邪所伤，故称风湿相搏。太阳伤寒已八九日，又相继发风湿相搏证。身体疼烦，是说全身痛剧，以至烦躁不宁。不能自转侧，是由于肢体痛剧，而不能自己翻身转动的意思。因未传少阳故不呕；因未传阳明故不渴；虽病还在外，但已虚极变为阴证，故脉浮虚而涩，这是桂枝附子汤方证，故用该方治疗。如果患者大便硬，而小便频利，则津液绝于里，不宜再用桂枝发汗治疗，只宜用生姜附子解表，故改用去桂加白术汤主之（参见下）。

按：小便自利，宜作小便频数解，茯苓、白术等利尿药与附子为伍

反治虚衰的小便失禁。本条所述即由于小便失于收摄而自利，水分被夺，大便因而成硬。水湿在表之证，本宜发汗治疗，但渴而下利，小便数者，皆不可发汗，《金匮要略·水气病脉证并治》有详细论述，可互参。

【临床应用】本方常用于风湿关节疼痛而寒湿重者。

13. 桂枝附子去桂加白术汤方

【辨证要点】桂枝附子汤证，无气上冲而见小便自利、大便偏干者。

【歌诀】去桂加白术汤方，桂枝附子去桂汤，
只因津伤大便硬，加术逐湿二便畅。

【方剂组成】附子（炮，去皮，破八片）30克，生姜（切）10克，大枣4枚，甘草（炙）6克，白术12克。

【用法】上五味，以水六杯，煮取两杯，去滓，分温三服。初一服，其人身如痹，半日许服之，三服都尽，其人如冒状，勿怪，此以附子、白术并走皮内，逐水气未得除，故使之耳。法当加桂枝12克，此本一方二法，以大便硬，小便自利，去桂枝也；以大便不硬，小便不利，当加桂枝。附子三枚（30克）恐多也，虚弱家及产妇，宜减服之。

【方解】白术、附子配伍，不但逐湿解痹，而且治小便频数。于桂枝附子汤去桂枝代之以白术，故治桂枝附子汤证，大便硬而小便数、气上冲不明显者。

按：桂枝附子汤为少阴太阴合病而表证明显者，因用桂枝、生姜解表；去桂加白术汤亦为少阴太阴合病而表证轻里证重者，故但用生姜解表，此是两方证的异同。

由此两方证可悟到：白术治太阴虚寒性便秘，临床屡用皆效。

原文注释

《伤寒论》第174条：伤寒八九日，风湿相搏，身体疼烦，不能自

转侧,不呕、不渴、脉浮虚而涩者,桂枝附子汤主之。若其人大便硬、小便自利者,去桂加白术汤主之。

注解: 见桂枝附子汤条。

【临床应用】 本方证常见于老年体虚骨节疼痛、风湿痹痛,偏虚寒又见大便干、小便频者。

14. 甘草附子汤方(桂枝甘草加白术附子)

【辨证要点】 表虚寒证见关节疼痛、汗出恶风、小便不利者。

【歌诀】 甘草附子汤方温,术附同用最要紧,
温中利湿兼解表,善治寒湿痹痛甚。

【方剂组成】 甘草(炙)10克,附子(炮,去皮,破)20克,白术10克,桂枝(去皮)12克。

【用法】 上四味,以水六杯,煮取三杯,去滓,温服一杯,日三服。初服得微汗则解,能食,汗止复烦者,将服半杯。恐一杯多者,宜服半杯左右为妙。

【方解】 本方是由桂枝附子汤去生姜、大枣,加白术而成,没有了生姜则不治呕,无大枣则缓中力差,但白术和附子同用,则温中利湿作用强,故本方用于寒湿痹痛疗效佳。

原文注释

《伤寒论》第175条:风湿相搏,骨节疼烦,掣痛不得屈伸,近之则痛剧,汗出短气,小便不利,恶风不欲去衣,或身微肿者,甘草附子汤主之。

注解: 掣痛,是说疼痛如掣,形容痛的剧烈。近之则痛剧,是说以手触近,即感疼痛加剧,形容疼痛的敏感,骨节疼烦掣痛不得屈伸,近之则痛剧,较前之桂枝附子汤证,不但剧烈,而且急迫。因水伴气上冲,故短

气而小便不利。汗出恶风，是病还在表，但恶风以至不欲去衣，是说明变为表阴证少阴病，呈现表虚寒湿重或身微肿。此证宜用甘草附子汤治疗。

按：由以上可知，白术（或苍术）、附子合用为治寒湿痹痛的要药，加入适证的解表剂中，用来治疗风湿关节痛，均有捷效，如桂枝加术附汤、葛根加术附汤、越婢加术附汤等皆为常用之良方，宜注意。

【临床应用】本方证常见于风湿、类风湿、强直性脊柱炎、老年性关节炎、骨质疏松症等病。

经方大师胡希恕医案

任某，女，33 岁，某厂医院会诊病例，1966 年 3 月 25 日初诊。八九年来腰背疼痛，经 X 线拍片确诊为脊椎骨质增生、椎间盘退行性改变。近症：常有头昏头痛、目胀、下肢关节疼、手麻木、全身无力、四肢逆冷，舌苔白润，脉沉细。

此属少阴风寒湿痹痛，治以温化寒湿，与桂枝加术附汤：

桂枝 10 克，白芍 10 克，生姜 10 克，大枣 4 枚，炙甘草 6 克，苍术 10 克，炮附子 12 克。

结果：上药服 6 剂，腰痛稍减，他症无变化，上方加茯苓 12 克继服。1 周后痛麻皆减，继服原方，1966 年 4 月 15 日来诊时，痛麻已不明显，天气变化时也不加重。

按：本例是桂枝汤加术附，实际也是甘草附子汤加芍药、大枣。临床痹证多长期不愈，往往有血虚血瘀，故加芍药补血活血，以利于通痹活络，临床桂枝汤加茯苓白术附子更为常用。

15. 天雄散方

【辨证要点】虚劳寒湿痹痛、汗出怔悸等。

【方剂组成】天雄（炮）10 克，白术 24 克，桂枝 18 克，龙骨 10 克。

【用法】上四味，研细末，酒服2克，日三服，不知，稍增之。

【方解】本方主药为天雄，《神农本草经》谓天雄："味辛，温。主大风，寒湿痹，历节痛，拘挛缓急，破积聚邪气，金疮，强筋骨，轻身健行。"可知其为温阳强壮药。一般认为，天雄、附子、乌头，实为一物。《广雅》云："奚毒，附子也，一年生为侧子，二年生为乌喙，三年为附子，四年为乌头，五年为天雄。"时珍云："天雄有二种，一种是蜀人种附子而生出长者，或种附子而尽变成长者，即如种芋形状不一之类，一种是他处草乌头之类自生成者。"故《名医别录》注乌喙云："长三寸以上者名天雄是也。"

按：该方有方无证，后世注家认为可能为宋人所附。又本方附于《金匮要略·血痹虚劳病脉证并治》桂枝龙骨牡蛎汤方后，可知与其有类似证治。又《外台秘要》载："范汪疗男子虚失精，三物天雄散，即本方无龙骨，云张仲景方存龙骨，文仲同，可知非宋人所附也。"又《千金要方》记载："天雄散，治五劳七伤，阴痿不起衰损方。"据药物分析，方中白术治湿痹；桂枝解表；龙骨敛津液。以药测证，当知本方适应于寒湿痹痛汗出多，或失精，或见头眩、气上冲、小便不利的少阴证。

【临床应用】慢性虚寒痹证汗出多、心悸、头晕、小便不利者。

16. 真武汤方（附子汤去人参加生姜）

【辨证要点】头晕心悸，下肢浮肿或痛，脉沉者。

【方剂组成】茯苓10克，芍药10克，生姜（切）10克，白术6克，附子（炮，去皮，破八片）10克。

【用法】上五味，水煎温服。

【方解】本方是附子汤去人参而加生姜而成，故治附子汤证心下不痞硬，有表证而呕者。既用茯苓、白术以利水，复用附子温中，又用生姜温中兼解表。中寒有水，转入太阴则下利，用芍药治腹痛下利。此本表不解，心下有水气，少阴与太阴合病的治剂。本条所述，为表不解，心下有水气，误用汗法，而陷入少阴太阴合病。

原文注释

《伤寒论》第82条：太阳病发汗，汗出不解，其人仍发热，心下悸、头眩、身𥆧动、振振欲擗地者，真武汤主之。

注解： 振振欲擗地，是说身体振振而欲仆于地，即比身振振摇更剧者。太阳病，本宜发汗，但心下有水气，若不兼驱其水，单纯发汗，汗出伤津液虚其表，使阳证变为阴证，并激动里饮，饮郁于表，故其人仍发热；水停心下则心悸，水气冲逆则头眩；动及经脉则身动、振振欲擗地，此少阴太阴合病证，宜真武汤主之。

按： 此与苓桂术甘汤证甚相似，不过前者为阳证，为太阳太阴合病，故只身为振振摇而已。而本方证虚极陷于阴，呈少阴太阴合病，不但身动而且呈现振振欲擗地。

《伤寒论》第316条：少阴病，二三日不已，至四五日，腹痛、小便不利、四肢沉重疼痛、自下利者，此为有水气。其人或咳，或小便利，或下利，或呕者，真武汤主之。

注解： 前即有"自下利"，后之"或下利"，当是"或不下利"，前后文始相应，必是传抄有误，应改之。

少阴病二三日不已，暗示已服麻黄附子甘草汤而病还不见好转。至四五日又并发腹痛自下利的里证。由小便不利、四肢沉重疼痛的证候观之，可知前之病不已，和今之腹痛自下利，都是由于里有水气的关系。或以下皆属不定的客证，但均宜本方主之。

按： 前82条是说由太阳病而转变为真武汤证，本条是由少阴病变成的真武汤证，本条冠首以少阴病，是说本来是少阴病，因里有水饮而误发汗，由于误治并于太阴，而成腹痛自下利的真武汤方证。

【临床应用】 本方为少阴太阴合病的治剂。上条之心下悸、头眩、身动、振振欲擗地和下条之四肢沉重疼痛、小便不利、腹痛下利或呕者，都是应用本方的重要依据。参照以上证候，可适证用于痿躄、麻痹、浮肿、心衰等病，有效。曾见一呼吸科主任，虽未系统学习中医，但在会诊肺心病有心衰浮肿时，常于会诊记录中写：建议服真武汤加减。可见本方用于肺心病浮肿的机会较多，但应注意：必是少阴太阴合病方可用，如是太阳阳明合病，则不可用本方，应依证选越婢加术汤等方剂。

经方大师胡希恕医案

陈某，男，41岁，病历号189395，初诊日期1966年2月8日。头晕、左肩背疼3月余，经X线摄片提示第6颈椎增生。近头晕、心悸、左肩背疼，左手拘急疼，肘上下部亦酸疼，夜尿较频，苔白根腻，脉沉滑。

此属少阴太阴合病，寒湿痹阻、阳虚水气上犯，为真武汤方证：

茯苓12克，白芍10克，生姜10克，白术10克，炮附子6克。

结果：上药服3剂，头晕减，他症变化不明显，前方加桂枝10克、炙甘草10克，增炮附子为10克，服1周，肩背疼减。继渐增附子用量至15克，服2个月诸症皆消。

第六部分
厥阴病（半表半里阴证）篇

以八纲分析，厥阴病即病位在半表半里的阴证。判定厥阴病主要依据的经文有《伤寒论》第326条："厥阴之为病，消渴，气上撞心，心中痛热，饥而不欲食，食则吐蛔，下之利不止。"《伤寒论》第329条："厥阴病，渴欲饮水者，少少与之愈。"厥阴病与少阳病病位皆属半表半里，治都须和解为本，但病在半表半里，邪无直接出路，很易出现寒热错杂症情，尤其半表半里阴证厥阴病还会出现寒饮化热证，表现为上热下寒证，因此治疗多以苦辛开降、清上温下，本篇讨论的是厥阴病的常见方证。

1. 乌梅丸方

【辨证要点】厥逆，烦躁，或腹痛、呕吐时缓时作，或虚寒久利者。

【歌诀】乌梅丸有姜附辛，蜀椒桂枝加人参，
　　　　黄连黄柏除上热，本寒标热病厥阴。

【方剂组成】乌梅300枚，细辛48克，干姜90克，黄连134克，当归42克，附子（炮，去皮）48克，蜀椒（出汗）48克，桂枝（去皮）48克，人参48克，黄柏48克。

【用法】上十味，异捣筛，合治之，以苦酒渍乌梅一宿，去核，蒸之捣成泥，和药令相得，内臼中，与蜜杵二千下，丸如梧桐子大，先食饮服十丸，日三服，稍加至二十丸。禁生冷、滑物、臭食等。

【方解】本方集干姜、附子、细辛、蜀椒辛温驱寒，温里温下，以黄连、黄柏清在上之热，另以人参、当归补其气血，桂枝降其冲气。妙在主用乌梅渍之苦酒，大酸大敛，一方面有助人参、当归以补虚，一方面有助黄连、黄柏以治泄，并制细辛、附子、干姜、蜀椒的过于辛散。此是治半表半里虚寒证，为里虚寒自下迫、虚热上浮、固脱止利的治剂，酸苦辛甘并用，亦是驱虫的妙法。

原文注释

《伤寒论》第338条：伤寒，脉微而厥，至七八日肤冷，其人躁，无暂安时者，此为脏厥，非蛔厥也。蛔厥者，其人当吐蛔。今病者静，而复时烦者，此为脏寒。蛔上入其膈，故烦，须臾复止。得食而呕，又烦者，蛔闻食臭出，其人常自吐蛔。蛔厥者，乌梅丸主之。又主久利。

注解：脉微而厥，为虚寒之候，至七八日更进而周身肤冷，不烦而躁，无暂安时者，此为纯阴的脏厥，而非寒热错杂的蛔厥。蛔厥者，其人当常吐蛔虫，这种病表现安静，不似脏厥的躁无暂安时，其所以复时

烦者，是因胃中寒，蛔虫上入膈故烦，须臾蛔虫得暖而安，则烦亦即止。得食而呕又烦者，是因蛔虫闻食臭出，故使呕且烦，也因此患者当自吐蛔虫，乌梅丸主之。本方不仅治上述的蛔厥，对久利不止者，亦主之。

《金匮要略·趺蹶手指臂肿转筋阴狐疝蛔虫病脉证治》第7条：蛔厥者，当吐蛔，今病者静而复时烦，此为脏寒，蛔上入膈，故烦，须臾复止，得食而呕又烦者，蛔闻食臭出，其人常自吐蛔；第8条：蛔厥者，乌梅丸主之。

注解：此即《伤寒论》第338条重出，只是去掉了对脏厥的论述，他则大致同，这里也强调了治蛔厥。

【临床应用】本方证似重在治蛔厥，实际是通过蛔厥标明厥阴病的证治。半表半里阴证为三阴之一，阴不得有热，少阴在表，太阴在里，皆邪有出路即从汗、从便出，故皆无热症。半表半里阴证则邪无直接出路，故易郁久化热，呈现虚寒为本，虚热为标的上热下寒之证。本方正是治疗这种寒热错杂证。

本方证常见于胆囊炎、胆道蛔虫症、慢性肠炎等病，适证应用，疗效颇佳。

经方大师胡希恕医案

索某，男，57岁，初诊日期1965年7月16日。胃脘疼，心下痞满，腹疼腹泻2年余，西医诊断为过敏性结肠炎，长期服中西药物皆罔效，近服香砂六君子汤加减，诸症加重。近1周来每日大便2～3次，质溏，伴见肠鸣、头疼、口苦、咽干、思饮、四肢逆冷，苔白腻，脉沉弦细。

证属半表半里虚寒证，寒热交错，为乌梅丸的适应证，给与汤剂：

乌梅15克，细辛6克，干姜6克，黄连6克，当归6克，制附片10克，川椒10克，桂枝10克，党参10克，黄柏6克。

结果：上药服6剂，口苦减，四肢觉温，大便日1～2行。上药继服 14 剂，胃腹疼消除。

冯世纶医案

王某，女，51 岁，病例号 205096，初诊日期 1987 年 7 月 7 日。星期三下午 3 点，突发呕吐，右上腹攻痛，每 5 分钟呕吐 1 次，为胃内容物及黄水，于本单位（农科公司）肌肉注射阿托品及杜冷丁，腹痛暂缓解，但不久痛又作。4 点来本院急诊做 B 超，诊断为"胆道蛔虫症"，注射阿托品及吗啡腹痛缓解。10 点又痛难忍，故来急诊输液，青霉素滴注，效不显，准备手术治疗。第 2 天又恶心呕吐黄水，右上腹痛甚，要求中医会诊。症见：口苦，咽干，不思饮，自觉往来寒热，大便溏稀，右上腹压痛，舌暗舌苔白润，脉沉细。

此属上热下寒的半表半里阴证，与乌梅丸加减：

乌梅 15 克，党参 10 克，川椒 15 克，细辛 6 克，黄连 6 克，干姜 6 克，桂枝 10 克，制附片 6 克，当归 10 克，黄芩 10 克。

结果：午后 1 点服药，2 点痛止、吐止。继服 2 剂，痛未再发。B 超未见异常。

2.柴胡桂枝干姜汤方

【辨证要点】半表半里虚寒证而见四肢厥冷，口干或苦，心下微结者。

【歌诀】柴胡桂枝干姜汤，花粉牡蛎芩草唱，

寒多热少厥阴病，半表半里须强壮。

【方剂组成】柴胡 24 克，桂枝（去皮）10 克，干姜 6 克，瓜蒌根 12 克，黄芩 10 克，牡蛎（熬）6 克，甘草（炙）6 克。

【用法】上七味，水煎温服，初服微烦，复服汗出便愈。

【方解】本方是小柴胡去半夏加瓜蒌汤的变剂。黄芩苦寒，伍干姜

之辛温以理微结。瓜蒌根之润得牡蛎之收，更能止渴。桂枝甘草治气冲并兼和外。人参补中、大枣壅满均非微结所宜，故去之。故此治柴胡去半夏加瓜蒌汤证，气上冲有微结或外不和者。

本方虽由小柴胡汤变化而来，但因去了人参、生姜，加入了干姜、桂枝，使整个方剂重于祛寒逐饮，温下寒而清上热，故能治寒热往来、心下满微结。因此小柴胡汤治疗半表半里阳证即少阳病，而本方治疗半表半里阴证即厥阴病，其主要变化在干姜。

原文注释

《伤寒论》第147条：伤寒五六日，已发汗而复下之，胸胁满微结、小便不利、渴而不呕、但头汗出、往来寒热、心烦者，此为未解也，柴胡桂枝干姜汤主之。

注解： 伤寒五六日，虽已发汗，病不解则常转入少阳柴胡汤证。医不详查，而又误用下法，因使邪热内陷，虽胸胁满未去，但已津液微结。津液不下，故小便不利。津液虚少、热更伤津致燥，故渴而不呕。气冲于上，故但头汗出。往来寒热、心烦，为柴胡证还未解，宜以柴胡桂枝干姜汤主之。

按： 此微结是对大陷胸汤证说的，即是说此结轻微，与大陷胸汤证结如石硬者显异。

《金匮要略·疟病脉证并治》附方（三）：柴胡桂姜汤方：治疟寒多，微有热。

注解： 当疟发作时，若寒多微有热，或但寒不热者，宜本方治之。

按： 病欲自表解则恶寒，疟发作时寒多热少，或但寒不热，亦病有欲自表解之机。本方含有桂枝、甘草，有致汗解外的作用。试看方后初服微烦，复服汗出便愈的注语可证。

【临床应用】 从以上两条可看出，本方与小柴胡汤都用于半表半里病，但小柴胡汤治疗阳热证，而本方用于寒多微有热或但寒不热证，也就是半表半里阴证。

阴证不得有热，半表半里不同于少阴和太阴邪有直接出路，无热证出现。厥阴病邪无直接出路，故很容易寒郁化热，故常见上热下寒，而但寒不热者很少见，这就是本方治疟寒多，微有热，或但寒不热的主要原因。同学张秋水于江西时治疗疟疾，惯用本方随证加减治之，无不应手取效。虽谓服1剂如神之说似属夸张，但其有效性确可证信。不过临床不只用于治疟，一些慢性病常出现本方证，如见四肢发凉、厥冷而同时有口苦咽干者。久久不愈的无名低热，一般的慢性病，有用本方或其加味和合方的机会，宜注意。

经方大师胡希恕医案

胡某，男，14岁，病历号177285，1965年10月18日初诊。4年前曾患黄疸型急性传染性肝炎，经西药治疗黄退，但食纳不佳，肝功时有波动，时头晕目眩，近1年来大约每半月有1次癫痫发作，发作时先觉气上冲咽，旋即四肢抽搐，继则牙关紧闭，口吐白沫，不省人事，经常服用镇静药（西药），但仍每半月发作1次，常感乏力，每发作过后尤为明显，因食欲不振而现身体瘦弱，舌净无苔，脉弦微数。

证属半表半里阴证，合并血虚水盛，治以温下清上、养血利水，与柴胡桂枝干姜汤合当归芍药散：

柴胡12克，黄芩10克，天花粉12克，桂枝10克，赤芍10克，白芍10克，生龙骨、生牡蛎各15克，当归10克，川芎10克，生姜10克，苍术10克，茯苓10克，泽泻15克，炙甘草9克。

结果：上药服6剂食纳好转，他症如前，继服6剂头晕好转，未发癫痫，又服1周力气增加。仍宗原方稍增损，服1个月未见癫痫发作。又服1个月停药观察也未见发作。

3. 黄连汤方（半夏泻心汤去黄芩增量黄连）

【辨证要点】心烦、心下痞满、腹痛或干呕下利者。

【歌诀】黄连汤方桂干姜，半夏人参大枣藏，

腹痛烦悸因水气，上热下寒此方良。

【方剂组成】黄连10克，甘草（炙）6克，干姜10克，桂枝10克，人参6克，半夏（洗）15克，大枣（擘）4枚。

【用法】上七味，水煎温服。

【方解】本方为半夏泻心汤去黄芩，增量黄连，加强治心烦腹痛的作用，更加桂枝以降冲逆，故此治半夏泻心汤证心烦悸、腹中痛而气上冲者。

原文注释

《伤寒论》第173条：伤寒，胸中有热，胃中有邪气，腹中痛，欲呕吐者，黄连汤主之。

注解：胸中有热，指胸中烦热，为上热。胃中有邪气，指胃中、里、下有水气。腹中痛，欲呕吐，为热与水气相搏气上冲逆的结果，故以黄连汤主之。

【临床应用】本方证与半夏泻心汤证、甘草泻心汤证有相似处，而本方的桂枝有降冲逆作用，故长于治心烦悸，如把桂枝加量则治悸更佳。本条虽未言下利，但就药物论，治疗呕而下利当亦有验。

4. 干姜黄连黄芩人参汤方

【辨证要点】胸中烦热、恶心呕吐而大便溏者。

【方剂组成】干姜10克，黄连10克，黄芩10克，人参10克。

【用法】上四味,水煎温服。

【方解】干姜、人参理中焦之虚寒,黄连、黄芩解上亢之烦热,故此治上热下寒、呕吐、下利而心下痞硬者。

原文注释

《伤寒论》第359条:伤寒,本自寒下,医复吐下之,寒格,更逆吐下,若食入口即吐者,干姜黄芩黄连人参汤主之。

注解:伤寒应以汗解,以寒药攻下,使邪陷于里,这种情况尤其不可吐下,医者无知而复吐下之,因而出现寒格。寒格指上热下寒的证候而言,即是说,伤寒则上有热,本自寒下则下有寒,再逆之吐下,邪热内陷则上愈热,伤其中气则下愈寒。若食入口即吐者,宜干姜黄连黄芩人参汤主之。

【临床应用】依据经验,以本方治胸中烦热、吐逆不受食而下利者,确有验。以是可见,本自寒下,当指其人本有旧微溏的一类下寒证甚明。

5. 半夏泻心汤方

【辨证要点】上热下寒因见呕而肠鸣,心下痞硬者。

【歌诀】半夏泻心枣人参,干姜甘草黄连芩,
　　　　呕而肠鸣心下痞,上有虚热下有水。

【方剂组成】半夏(洗)15克,黄芩10克,干姜10克,甘草(炙)10克,人参10克,黄连3克,大枣(擘)4枚。

【用法】上七味,水煎温服。

【方解】半夏、干姜温阳建中驱饮止呕,黄芩、黄连解热而止利。饮留邪聚均由于胃气的不振,故补之以人参,和之以甘草、大枣,此治邪在半表半里阴证的上热下寒,证见呕而肠鸣、心下痞硬,或下利者。

原文注释

《伤寒论》第149条：伤寒五六日，呕而发热者，柴胡汤证具，而以他药下之，柴胡证仍在者，复与柴胡汤。此虽已下之，不为逆，必蒸蒸而振，却发热汗出而解。若心下满而硬痛者，此为结胸也，大陷胸汤主之；但满而不痛者，此为痞，柴胡不中与之，宜半夏泻心汤。

注解：伤寒五六日，病由太阳传入少阳，呕而发热者，柴胡汤证已经具备。可是医者未用柴胡汤治之，反而以他药下之，此为误下。误下后有三种情况：一者，若下后柴胡证仍在者，复与柴胡汤，这种情况虽经误下，治不为逆，然而必蒸蒸而振，却发热汗出而愈；二者，若误下后邪陷入里，心下满而硬痛者，此为结胸，应用大陷胸汤治之；三者，若误下后，但满而不痛者，此为心下痞，是因津液虚甚陷于半表半里阴证，故治疗半表半里阳证的柴胡汤已不适用，应该用治疗厥阴病的半夏泻心汤。

按：由本条可明确三方证辨别要点：小柴胡汤方证，为胸胁苦满；大陷胸汤方证，为心下满而硬痛；半夏泻心汤方证，为心下痞满而不痛。

《金匮要略·呕吐哕下利病脉证治》第10条：呕而肠鸣，心下痞者，半夏泻心汤主之。

注解：里虚胃寒故心下痞，寒饮郁而化热上泛则呕，热激饮于肠则肠鸣。这亦是上热下寒之证，宜以半夏泻心汤主之。

【**临床应用**】本方与生姜泻心汤、甘草泻心汤三方皆用于上热下寒而有心下痞证，本方重在呕而肠鸣，而常见于急慢性胃肠炎、肠功能紊乱等症。

经方大师胡希恕医案

程某，女，33岁，病历号37488，1967年3月7日初诊。原有肝炎，近 1 个月来恶心纳差，心下痞满，腹鸣便溏，舌糜且痛，苔黄，脉细弱。

证属上热下寒，治以苦辛开降，与半夏泻心汤：

半夏 12 克，党参 10 克，黄芩 10 克，黄连 6 克，干姜 10 克，大枣 4 枚，炙甘草 6 克，生石膏 45 克。

结果：药服 3 剂证愈。

6. 甘草泻心汤方（半夏泻心汤增量甘草）

【辨证要点】半夏泻心汤证中气更虚，或见口舌糜烂、肠鸣腹泻、前后阴溃疡者。

【方剂组成】甘草（炙）12 克，人参 10 克，黄芩 10 克，干姜 10 克，半夏（洗）15 克，黄连 3 克，大枣（擘）4 枚。

【用法】上七味，水煎温服。

【方解】此于半夏泻心汤增量缓急安中的甘草，故治半夏泻心汤证中气较虚而急迫者。

原文注释

《伤寒论》第 158 条：伤寒中风，医反下之，其人下利，日数十行，谷不化，腹中雷鸣，心下痞硬而满，干呕，心烦不得安。医见心下痞，谓病不尽，复下之，其痞益甚。此非结热，但以胃中虚，客气上逆，故使硬也。甘草泻心汤主之。

注解：伤寒或中风，均当汗以解之，而医反下之，误治的后果，在半夏泻心汤条已做说明（可能出现小柴胡汤方证、大陷胸汤方证、半夏泻心汤方证），这里又出现了不同于半夏泻心汤方证的证，即因虚其里则邪热内陷，因使下利日数十行，以致食物不得消化，水被热激，走于肠中则腹中雷鸣；胃虚邪凑则心下痞硬；水热壅逆则干呕心烦不得安。医见心下痞硬，又误认为病去未尽，而复下之，遂使痞硬益甚。因此心下痞硬并非里实之热结，而是胃中虚、客气上逆所致，愈下愈虚，痞亦愈甚，这是半表半里阴证的上热下寒证，宜以甘草泻心汤主之。

《金匮要略·百合狐惑阴阳毒病脉证并治》第 10 条：狐惑之为病，状如伤寒，默默欲眠，目不得闭，卧起不安，蚀于喉为惑，蚀于阴为狐，不欲饮食，恶闻食臭，其面目乍赤、乍黑、乍白，蚀于上部则声嗄，甘草泻心汤主之。

注解：形色善变，精神不安，有如神灵所作，因谓为狐惑病。此病亦常有烦热，状如伤寒，默默欲眠，目不得闭，卧起不安，为虚烦有热；不欲饮食，恶闻食臭为胃虚多湿。其有蚀疮在喉而致语声沙哑者，即称之为惑；其有蚀疮在阴者，即称之为狐。这种病是下有寒湿，上有虚热，宜以甘草泻心汤主之。

【临床应用】《金匮要略》关于狐惑病的证治，除本条外，还说："蚀于下部则咽干，苦参汤洗之""蚀于肛者，雄黄熏之。"又说："病者脉数，无热微烦，默默但欲卧，汗出，初得之三四日，目赤如鸠眼，七八日目四眦黑，若能食者，脓已成也。赤小豆当归散主之。"基于以上的说明，则古人所谓狐惑病，颇似今之白塞综合征。实践证明，甘草泻心汤对口腔溃疡确有明显疗效。胡老曾治一产后患者，口腔及舌全部烂赤，饮食不入，痛苦万状，与本方一剂，满口红赤均生白膜，即能进粥，3剂后痊愈。临床还常遇久久不愈的顽固重证，以本方加生石膏，或更加生地黄而多取捷效。并以本方治愈确诊为白塞综合征者一例。胡老讲述道："说起来亦很有趣，1970 年夏刚从河南归来，吕尚清院长告诉我，有一位解放军女同志曾几次来院找我，她说数年前曾患白塞综合征，经我治愈，但住意大利后病又复发，今特回国找我诊治。对于西医病名本无所知，乍听之下，不禁愕然，未久患者果然前来，但事隔多年，我已不复记忆。经过一番问答，乃知数年前曾以口腔溃疡来门诊，近在意大利经西医确诊为白塞综合征，口腔及前阴俱有蚀疮，与服甘草泻心汤加生石膏，另与苦参汤嘱其熏洗下阴，不久均治。"经方治今病，从中可得到一定启迪。

经方大师胡希恕医案

史某，男，42岁，住北京东四六条，1965年11月15日初诊。反复发作口舌溃疡2年，本次发作已半月。舌上舌下皆有巨大溃疡，因疼痛不能吃饭及说话，右胁微疼，大便少微溏，苔黄厚，脉弦滑。

证为上热下寒，治以苦辛开降，与甘草泻心汤：

炙甘草12克，黄芩10克，干姜6克，半夏12克，大枣3枚，黄柏10克，党参10克。

结果：上药服2剂，舌疼已，进食如常，继调半月诸症消除。

7. 生姜泻心汤方

【辨证要点】心下痞满、干噫食臭、肠鸣下利者。

【方剂组成】生姜（切）12克，甘草（炙）10克，人参10克，干姜3克，黄芩10克，半夏（洗）15克，黄连3克，大枣（擘）4枚。

【用法】上八味，水煎温服。

【方解】此于半夏泻心汤减干姜量，而加大量生姜，故治半夏泻心汤证寒饮较重，呕逆下利较甚者。

原文注释

《伤寒论》第157条：伤寒汗出解之后。胃中不和，心下痞硬，干噫食臭，胁下有水气，腹中雷鸣，下利者，生姜泻心汤主之。

注解：伤寒经过发汗汗出后，伤寒外证解，但又发作胃中不和的证候，这即是发汗后造成"血弱、气尽、腠理开"的病情，邪入于半表半里。噫气即嗳气，食臭即伤食的酸臭味。干噫食臭，即所谓消化不良、吞酸嘈杂的意思。胁下有水气，即胃中有水气。心下痞硬、腹中雷鸣、下利为下寒水饮在里，与前甘草泻心汤证同，此宜生姜泻心汤主之。

【临床应用】人有宿疾，常因新病而诱使发作，本条所述胃中不和，并不是药有所误，亦是早有的宿病，因新感后又诱使发作。又由于本条干噫食臭、胁下有水气的说明，则本方有用于胃下垂、胃扩张以及胃酸过多等疾患的机会甚明。并由于腹中雷鸣下利的说明，更可知亦有应用于胃肠炎的机会。

经方大师胡希恕医案

彭某，女，30岁，病历号31221，1965年8月26日初诊。因吃葡萄而患腹泻已3天，每日3次水样便，腹微疼，咽干不思饮，心下痞满，纳差，嗳气，腹时胀满而肠鸣辘辘，四肢乏力，苔白腻，脉弦滑。原本中寒，又值外邪相加，中阳不运，饮郁化热，与生姜泻心汤：

生姜12克，干姜3克，炙甘草10克，党参10克，半夏12克，黄芩10克，黄连10克，大枣4枚。

结果：上药服1剂，腹泻、腹疼止，服3剂诸症好转。

8.六物黄芩汤方

【辨证要点】干呕下利而心下痞硬、四肢不温者。

【歌诀】六物黄芩用人参，半夏干姜大枣桂，
　　　　干呕下利心下痞，上热下寒病厥阴。

【方剂组成】黄芩10克，人参10克，干姜10克，大枣4枚，桂枝3克，半夏15克。

【用法】上六味，水煎温服。

【方解】本方亦黄芩加半夏生姜汤的复制，不过以干姜易生姜，以人参易芍药，且加少量桂枝，其组合很似柴胡桂枝干姜汤治上热下寒，

治干呕下利偏于寒者。

原文注释

《金匮要略·呕吐哕下利病脉证治》附方（二）:《外台》黄芩汤：治干呕下利。

注解:《伤寒论》的黄芩汤与《外台》黄芩汤名同而药不同，为便于区别，故把《外台》的黄芩汤称之为六物黄芩汤。本方有治干呕下利的作用。

【临床应用】本方治干呕下利，虽与黄芩加半夏生姜汤同，但本方有人参，当有心下痞硬，无芍药则腹肌当虚软而不挛急，临证时宜细辨。本方与黄芩加半夏生姜汤最大的不同，是本方用干姜，是因寒甚，故临床见症当有四逆等。又本方有黄芩，因治上热。这里的黄芩和干姜与柴胡桂枝干姜汤所用黄芩和干姜同，是祛半表半里寒兼清上之标热。

9. 麻黄升麻汤方

【辨证要点】伤寒表不解，陷于厥阴病，上热下寒，症见咽喉不利、腹泻者。

【方剂组成】麻黄（去节）8克，升麻4克，当归4克，知母2克，黄芩2克，玉竹（一作菖蒲）2克，芍药1克，天冬（去心）1克，桂枝1克，茯苓2克，甘草（炙）1克，石膏（碎，绵裹）1克，白术1克，干姜1克。

【用法】上十四味，先煮麻黄一两沸，去上沫，内诸药，再煎，温服，汗出愈。

【方解】本方既用麻黄、升麻、桂枝发汗以解表，又用干姜、白术、茯苓、甘草温中利水以止泻；既以黄芩、知母、石膏除热去烦，又以白芍、当归、玉竹、天冬益血滋津，故此为表里不解，寒热虚实交错的治剂。方中升麻主解百毒，辟温疾、瘴邪，为治咽喉肿痛的要药。

原文注释

《伤寒论》第357条：伤寒六七日，大下后，寸脉沉而迟，手足厥逆，下部脉不至，咽喉不利，唾脓血，泄利不止者，为难治，麻黄升麻汤主之。

注解：伤寒六七日，表还未解，而医者用大的下法治疗，因虚其里，所以造成寸脉沉迟、手足厥逆、下部脉不至、泻利不止。又因为邪热不得外解而上攻，因致咽喉不利、唾脓血。正虚邪盛，表里俱困，已属误下的坏病，救表救里，补虚攻邪，颇难措手，故谓难治，因误治津伤正虚甚，陷于半表半里阴证，宜麻黄升麻汤主之。

【临床应用】本条所述症状寒热错杂，当属厥阴病。本方的组成也寒热错杂，也类似于柴胡桂枝干姜汤、乌梅丸、半夏泻心汤等方，不同的是本方还用麻黄大剂发表。临床应用有待进一步探索。

10. 鳖甲煎丸方

【辨证要点】慢性肝炎、疟疾等见面颊有瘀斑、肝脾肿大者。

【方剂组成】鳖甲（炙）3.6克，乌扇（烧）0.9克，黄芩0.9克，柴胡1.8克，人参0.3克，半夏0.3克，干姜0.9克，桂枝0.9克，芍药1.5克，牡丹皮（去心）1.5克，桃仁0.6克，赤硝3.6克，大黄0.9克，厚朴0.9克，瞿麦0.6克，石韦（去毛）0.9克，葶苈子（熬）0.3克，紫葳0.9克，阿胶（炙）0.9克，蜂巢（炙）1.2克，䗪虫（熬）1.5克，蜣螂（熬）1.8克，鼠粘子（熬）0.9克。

【用法】上二十三味，为末。取煅灶下灰10杯，清酒150杯浸灰，候酒尽一半，着鳖甲于中，煮令泛烂如胶漆，绞取汁，内诸药煎为丸，如梧子大，空心服七丸，日三服。

按：以上药量是折合现代用量，只是按比例折算，仅作参考，具体用法亦待探讨。

【**方解**】方用柴胡桂枝汤通津液，调荣卫，主治疟病，余含桃核承气汤等驱瘀逐水、攻坚行气之品，以治癥瘕。

原文注释

《金匮要略·疟病脉证并治》第2条：疟病，以月一日发，当以十五日愈，设不差，当月尽解。如其不差，当云何？师曰：此结为癥瘕，名曰疟母，急治之，宜鳖甲煎丸。

注解：疟疾病愈期常以月计，1日发者，当以15日愈，假设不愈，应该1个月自解。如果1个月还不愈，那就是已结为癥瘕，其名为疟母，应乘其未坚当急治之，宜用鳖甲煎丸。

【**临床应用**】古人所谓疟母，是指疟疾发作引起的肝脾肿大。近来北方疟疾较少见，其所引起的肝脾肿大也就少见，但慢性肝病引起的肝脾肿大多见，本方用之效也佳。本方制作方法较特殊，故文字照录附上。

11. 侯氏黑散方

【**辨证要点**】血虚水盛、四肢沉重、上热下寒者。

【**方剂组成**】菊花12克，白术3克，细辛1克，茯苓1克，牡蛎1克，桔梗2.4克，防风3克，人参1克，矾石1克，黄芩1.5克，当归1克，干姜1克，川芎1克，桂枝1克。

【**用法**】上十四味，杵为散，酒服3克，日一服。初服二十日，温酒调服。禁一切鱼肉大蒜。常宜冷食，自能助药力在腹中不下也，热食即下矣，冷食自能助药力。

【**方解**】桂枝、防风、桔梗解外，人参、白术、茯苓健中利湿，复以矾石燥湿，细辛化饮，黄芩、菊花、牡蛎清热，川芎、当归养血，以干姜温下祛寒，不失为治血虚水盛、上热下寒之剂。

原文注释

《金匮要略·中风历节病脉证并治》附方：侯氏黑散：治大风四肢烦重，心中恶寒不足者。《外台》治风癫。

注解：本方有养血祛湿、温中补虚、温下清上之功效，中风后肢体重着、血虚湿困、上热下寒者，以本方调理消息之，未尝不可，阳明里实者当然不能服用。

按：很多注家均疑本方为宋人所附，丹波元简谓："此方主疗文法，与前后诸条异，先揭方名而后治云云者，全似后世经方之例故程氏、尤氏、金鉴并云宋人所附。然《巢源》寒食散发侯云：仲景有侯氏黑散，《外台》风癫门载本方引《古今录验》，无桔梗有钟乳、矾石，乃知本方隋唐之人以为仲景方。"此说对考证本方有一定参考价值。

【临床应用】身体肿重，上热下寒者，可适证应用。

12. 黄土汤方

【辨证要点】大便溏而下血黑紫，兼见四肢冷痹、反心烦热者。

【歌诀】黄土汤把远血医，草地术胶芩附子，
　　　　寒热交错失血证，温敛凉补和解宜。

【方剂组成】甘草10克，干地黄10克，白术10克，附子（炮）10克，阿胶10克，黄芩10克，灶中黄土24克。

【用法】上七味，水煎温服。

【方解】灶中黄土，也称伏龙肝，为温性收敛药而有止血的特能，伍以生地黄、阿胶养血清热协力止血，佐以甘草、白术理中燥湿。既用附子之大温，又用黄芩之苦寒，故治诸失血阴阳寒热交错互见而陷于半表半里者。

原文注释

《金匮要略·惊悸吐衄下血胸满瘀血病脉证治》第 15 条：下血，先便后血，此远血也，黄土汤主之。

注解：下血，若先排便而后下血者，此血出自远处的胃肠，故谓远血，黄土汤主之。

【临床应用】本条述证亦很不备，远血在脏，虽以止血为先务，但不定即须本方。若就各药主证而言，生地黄、阿胶皆兼补虚，当有羸疲、面色苍白等极虚贫血等症，有大量附子可能有肢寒，或厥冷脉微等阴寒证候。附子伍白术当有水气痹痛或大便微溏等症。与生地黄为伍，亦或有麻木不仁。生地黄与黄芩合用而治热烦，尤其四肢当苦烦热以上诸症，虽未必一时俱见，但亦不能一无所见。应用时，伏龙肝常用至 50～150 克，可先煮数沸，澄清去滓留汤煎余药。本方不仅治下血，也主吐血、衄血。

经方大师胡希恕医案

王某，男，39 岁，病历号 185193，1968 年 6 月 12 日初诊。患胃脘痛，大便下血已 9 年未愈，经各种检查诊断为结肠炎出血。近症：时有黑便，或黑紫血，常左腹痛及胃脘隐痛，晚上心烦口干思饮，但饮不多，纳尚可，然食不香，时有头晕，自感四肢发凉，苔白腻，脉沉细。

证属饮久生热、伤络血溢，治以温化寒饮、养血止血，与黄土汤加减：

生地黄 24 克，党参 10 克，白芍 10 克，干姜 6 克，当归 10 克，川芎 6 克，艾叶 10 克，川附子 6 克，炙甘草 6 克，伏龙肝 60 克（煎汤代水）。

结果：上药服 9 剂，腹痛胃脘痛已，便血渐止。

13. 王不留行散方

【辨证要点】金疮痈肿见寒热错杂者。

【方剂组成】王不留行（八月八日采）10克，蒴藋细叶（七月七日采）10克，桑东南根白皮（三月三日采）10克，甘草10克，川椒（除目及闭口，去汗）10克，黄芩2克，干姜2克，芍药2克，厚朴2克。

【用法】上九味，桑根白皮以上三味烧灰存性，勿令灰过，分别杵筛，合制之为散，服3克。小疮即粉之，大疮但服之，产后亦可服。如风寒，桑东根勿取之，前三物皆阴干百日。

【方解】王不留行，《神农本草经》谓："味苦，平。主金疮，止血逐痛，出刺，除风痹内寒。"其为本方的主药，佐以桑根白皮、蒴藋细叶利气消瘀，烧灰存性者，为止血也。复用甘草解毒缓痛，芍药、黄芩以清血热，川椒、干姜、厚朴温中祛寒有助行瘀也，故为治血虚血瘀、寒热错杂的金疮之剂。

按：蒴藋为忍冬科植物蒴藋的全草，又名接骨木、排风草、小臭牡丹等，有祛风除湿、活血散瘀作用。

原文注释

《金匮要略·疮痈肠痈浸淫病脉证并治》第6条：病金疮，王不留行散主之。

注解：病金疮未，即刀斧箭枪等创伤病，王不留行散主之。这里显而文过简，金疮有实热壅脓者，有虚寒败脓者，有寒热错杂者，临证当细辨方证。

【临床应用】外伤、刀伤溃破感染后，又见寒热错杂证者，可试用之。